Imaging of the Upper Extremity:
Elbow, Wrist and Hand

上肢の
画像診断

岡本嘉一
筑波大学医学医療系臨床医学域 放射線診断学 講師

橘川　薫
聖マリアンナ医科大学 放射線医学講座 講師

メディカル・サイエンス・インターナショナル

Imaging of the Upper Extremity:
Elbow, Wrist and Hand
First Edition
by Yoshikazu Okamoto and Kaoru Kitsukawa

©2017 by Medical Sciences International, Ltd., Tokyo
All rights reserved.
ISBN 978-4-89592-870-0

Printed and Bound in Japan

序

　最初にこの教科書の執筆の話をいただいたのは，かれこれ 3 年以上も前のことである．ただテーマは「上肢の画像診断」で，私の得意分野ではあったが，上肢全体を網羅する教科書となると心もとなく，またすべてを一からやるのも初めての経験で不安だらけであった．そこで当時よく学会などで一緒に仕事をさせていただいていた橘川 薫 先生に声をかけ，共著という形で引き受けることとなった．結果的にこの選択は大正解であった．

　いざ制作を開始すると 2 人の原稿作成へのアプローチが正反対であることがわかった．私は「彫刻作成」（編集担当の後藤氏曰く）のように，章全体の大まかなイメージを最初に考え，それにそって思うがまま一気に章全体を書き上げ，それから何度も推敲を重ねて細かい修正を繰り返し，妥協点までもっていくという「感覚的」アプローチであったが，橘川先生の制作スタイルは「精密機械作成」のごとく，一テーマ，一段落ずつを無駄のない表現，理詰めで論理的かつ着実に一字一句を積み上げていく「理性的」アプローチであった．当初は文体でどちらが書いたものかすぐわかる内容であった．

　初稿が完成した際，どちらかのスタイルに合わせて文章変更するか，あるいはスタイルの違いはある程度そのままに，本全体の文言や語句のみを統一するか，という選択に迫られた．結果，われわれは後者のスタイルをとった．

　むろんこのような制作スタイルに賛否はあるだろうし，そもそも教科書作成にオリジナリティは必要ないのかもしれない．ただわれわれが目指したものは，文章・内容・構成において，いかに読者の興味を引き，面白く読んでいただくか，の一点だけであった．そして後者はそのスタイルにピタリと当てはまるものであったと確信している．

　本書の編集にあたり，われわれの間を行き来し，コンセプトを理解し，最高に満足できるものに仕上げていただいたメディカル・サイエンス・インターナショナル編集部の後藤亮弘氏には心より御礼を申し上げたい．

　最後に本書が「一施設一冊」の必携本として読み継がれていくものになれば，筆者としてこれ以上の喜びはない．

　　2017 年 2 月

筆者を代表して
岡本嘉一

謝辞

　本書を上梓するにあたりご協力いただいた筑波大学附属病院放射線科および放射線部スタッフの皆様に感謝申し上げます．特に，筑波大学医学医療系臨床医学域放射線診断学の南 学 教授には本書を出版する機会を与えていただき，また執筆時も度々貴重なアドバイスをいただきました．深く感謝申し上げます．
　また，以下の先生には貴重な症例画像をご提供いただきました．

　筑波記念病院 放射線科　鯨岡結賀 先生
　八王子スポーツ整形外科　中井大輔 先生

岡本嘉一

　本書を上梓するにあたり，多くの方々にお世話になりました．深く感謝申し上げます．聖マリアンナ医科大学放射線医学講座の中島康雄教授には多大なお力添えをいただき，本書執筆のために必要なすべての環境を与えてくださいました．また，聖マリアンナ医科大学整形外科学講座の先生方の長年にわたるご指導，特に講座代表の仁木久照教授のご理解とご協力に感謝いたします．聖マリアンナ医科大学病院画像センターの皆様には臨床に必要な画像を得ることにご協力いただき，検査法の工夫についてもご教示いただきました．
　以下の先生方には貴重な症例画像をご提供いただきました．

　日本医科大学 整形外科　北川泰之 先生
　沼津市立病院 放射線科　藤本 肇 先生
　自治医科大学とちぎ子ども医療センター 小児画像診断部　中田和佳 先生
　東邦大学医療センター佐倉病院 放射線科　稲岡 努 先生
　藤沢湘南台病院 放射線科　鈴木卓也 先生

橘川　薫

目　次

序 ……………………………………………………………………………………………… iii
謝　辞 ……………………………………………………………………………………………… iv

第1章　筋腱付着部と支配神経　　　　　　　　　　　　　　岡本嘉一・橘川　薫　1

1.1　上腕前面の筋・起始・停止・支配神経と作用 …………………………………… 2
1.2　上腕後面の筋・起始・停止・支配神経と作用 …………………………………… 4
1.3　前腕前面の筋・起始・停止・支配神経と作用 …………………………………… 6
1.4　前腕後面の筋・起始・停止・支配神経と作用 …………………………………… 8

第2章　MRI 断層解剖　　　　　　　　　　　　　　　　　　　　　　　　　　11

2.1　上肢（上腕から手関節までの連続画像）　軸位断 ……………………… 岡本嘉一　12
2.2　肘関節　軸位断 ……………………………………………………… 岡本嘉一　22
　　　　　　冠状断 ……………………………………………………… 岡本嘉一　29
　　　　　　矢状断 ……………………………………………………… 岡本嘉一　33
2.3　手関節　軸位断 ……………………………………………………… 橘川　薫　39
　　　　　　冠状断 ……………………………………………………… 橘川　薫　44
　　　　　　矢状断 ……………………………………………………… 橘川　薫　48
2.4　手　　　軸位断 ……………………………………………………… 橘川　薫　55
　　　　　　冠状断 ……………………………………………………… 橘川　薫　59
　　　　　　矢状断 ……………………………………………………… 橘川　薫　61
2.5　指　　　軸位断 ……………………………………………………… 橘川　薫　65
　　　　　　冠状断 ……………………………………………………… 橘川　薫　67
　　　　　　矢状断 ……………………………………………………… 橘川　薫　67

第3章　一般的な上肢 MRI 検査法　　　　　　　　　　　　　　　橘川　薫　69

3.1　表面コイルの選択 ……………………………………………………………… 70
3.2　撮像シーケンスの基本的考え方 ……………………………………………… 70
　　■BOX 3.1　MRI 撮像シーケンスの選択 ………………………………………… 71

vi 目 次

3.3 部位別撮像法 ·· 72

上腕・前腕 ·· 72

肘関節 ·· 72

手関節・手指 ·· 74

付表　MRI 撮像プロトコール例 ·· 77

第4章 スポーツ障害

岡本嘉一　79

4.1 側副靱帯の解剖 ·· 80

内側側副靱帯の解剖 ··· 80

内側側副靱帯の MR 画像 ·· 82

外側側副靱帯の解剖 ··· 83

外側側副靱帯の MR 画像 ·· 84

4.2. 野球肘 ··· 85

野球肘と画像診断 ·· 85

■BOX 4.1　野球肘の種類 ·· 86

投球動作のメカニズム ·· 86

■BOX 4.2　投球動作とおもな野球肘のタイプ ·· 87

野球肘における MRI の役割 ·· 87

外側型野球肘の臨床的事項 ··· 88

外側型野球肘の画像所見 ·· 89

内側型野球肘の臨床的事項 ··· 94

内側型野球肘の画像所見 ·· 95

■コラム 4.1　トミージョン手術と PRP 療法 ··· 97

後方型野球肘 ·· 98

複合損傷 ·· 98

4.3 テニス肘 ·· 101

外側型テニス肘（初心者テニス肘，上腕骨外側上顆炎）の臨床的事項 ················· 101

外側型テニス肘の画像所見 ··· 101

内側型テニス肘（上級者テニス肘，上腕骨内側上顆炎）の臨床的事項 ················· 103

内側型テニス肘の画像所見 ··· 103

4.4 ゴルフ肘 ·· 104

ゴルフ肘の臨床的事項 ·· 104

ゴルフ肘の画像所見 ··· 105

4.5 その他のスポーツ障害 ·· 106

本章の「あとがき」として ··· 108

第5章　神経絞扼
岡本嘉一　111

5.1. 神経絞扼の診断方法	112
■コラム 5.1　神経絞扼画像診断の「長い」撮像時間	112
5.2 肘部管症候群	115
5.3 前骨間神経麻痺	117
5.4 後骨間神経麻痺	120
5.5 手根管症候群	124
5.6 Guyon 管症候群	127

第6章　外　傷
131

■BOX 6.1　「手をついて転んだ」ときの骨折	橘川　薫	133
6.1 外傷における MRI の役割	橘川　薫	134
6.2 肘関節脱臼	橘川　薫	134
■コラム 6.1　手の外傷を理解するための解剖	橘川　薫	137
6.3 舟状骨骨折	橘川　薫	138
6.4 三角骨骨折と有鉤骨骨折	橘川　薫	142
6.5 月状骨脱臼と月状骨周囲脱臼	橘川　薫	144
6.6 三角線維軟骨複合体損傷と遠位橈尺関節不安定症	橘川　薫	148
6.7 手指の腱損傷	橘川　薫	154
■BOX 6.2　手関節の略語	橘川　薫	155
6.8 手指の側副靱帯損傷	橘川　薫	156
6.9 腕神経叢損傷	岡本嘉一	157
■BOX 6.3　腕神経叢損傷の高位による分類	岡本嘉一	158
■BOX 6.4　損傷部位による分類	岡本嘉一	158

第7章　腫瘍と腫瘍類似病変
163

7.1 神経原性腫瘍（神経鞘腫，神経線維腫）	岡本嘉一	164
7.2 脂肪腫	岡本嘉一	166
■BOX 7.1　脂肪腫の variant	岡本嘉一	167
7.3 腱鞘線維腫	岡本嘉一	169
7.4 血管平滑筋腫	岡本嘉一	170
7.5 結節性筋膜炎	岡本嘉一	172
7.6 腱鞘巨細胞種	岡本嘉一	174
7.7 Glomus 腫瘍	岡本嘉一	175

viii 目 次

7.8 痛風結節	岡本嘉一	176
7.9 アミロイドーシス	岡本嘉一	176
7.10 過誤腫	岡本嘉一	178
7.11 脈管奇形，血管性腫瘍	橘川　薫	179
7.12 転移性骨腫瘍	岡本嘉一	180

第8章　炎症性疾患，変性性疾患，その他の疾患 　　橘川　薫　187

8.1 関節リウマチおよび関連疾患	188
関節リウマチ	188
■BOX 8.1　手関節の略語	188
乾癬性関節炎	194
RS3PE 症候群	196
8.2 感染症	199
化膿性感染	199
結核性感染	203
猫ひっかき病	204
8.3 変形性関節症	206
8.4 手根不安定症	208
8.5 Kienböck 病	213
8.6 尺骨突き上げ症候群	217
8.7 骨表面に発生する反応性骨病変	219
8.8 腱鞘炎	221
和文索引	225
欧文索引	230

筋腱付着部と支配神経

1.1 上腕前面の筋・起始・停止・支配神経と作用……………………… 2
1.2 上腕後面の筋・起始・停止・支配神経と作用……………………… 4
1.3 前腕前面の筋・起始・停止・支配神経と作用……………………… 6
1.4 前腕後面の筋・起始・停止・支配神経と作用……………………… 8

この教科書の1, 2章は解剖についての記述となります．上肢の画像診断では，筋・腱・靱
帯・神経・神経支配領域などの知識と理解が必要です．またそれらの働きを知ることも大変
重要です．しかしこの領域の解剖を系統的に学ぶことは整形外科医を除いて時間対効果が高
いことではありません．そこでこれらの基礎知識を早見表のような形式で作成し，第1章
としてまとめました．これで検査や診断に必要な筋肉とそれを支配する神経およびそれらの
起始・停止をイラストとともにイメージし，理解していただき，実際の診断報告書は第2
章の画像解剖アトラスも参照して作成していただくような構成としました．これらが皆さん
の日常診療にて，検査・診断に少しでもお役立ていただければ幸いです．

岡本嘉一・橘川　薫

1.1 上腕前面の筋・起始・停止・支配神経と作用

筋	起始	停止	支配神経	作用
僧帽筋 trapezius muscle	後頭骨，項靱帯，C7〜T12 棘突起	肩甲棘，肩峰，鎖骨外側 1/2	副神経，頸神経叢，C2〜C4	上部：肩甲骨挙上，上方回旋 中部：肩甲骨内転 下部：肩甲骨下制，上方回旋
小胸筋 pectoralis minor muscle	第 2〜5 肋骨前面	烏口突起	内側外側胸筋神経，C6〜T1	肩甲骨下制，外転，下方回旋
烏口腕筋 coracobrachialis muscle	烏口突起	小結節下部	筋皮神経，C5〜C7	上腕の内旋と内転，前方挙上
大胸筋 pectoralis major muscle	鎖骨内側 2/3，胸骨前面と肋軟骨，腹直筋鞘前葉	大結節稜	内側外側胸筋神経，C5〜T1	上腕の内旋と内転，前方挙上
上腕二頭筋 biceps brachii muscle	長頭：肩甲骨関節上結節 短頭：烏口突起	橈骨粗面，前腕筋膜に放散	筋皮神経，C5〜C7	肘屈曲，前腕回外上腕の外転と内旋，前方挙上
広背筋 latissimus dorsi muscle	T7 以下の棘突起下位肋骨，腸骨稜	小結節稜	胸背神経，C6〜C8	上腕の内転，内旋，後方挙上骨盤の挙上
大円筋 teres major muscle	肩甲骨下角	小結節稜	肩甲下神経，C5〜C7	上腕の内転，内旋，後方挙上
肩甲下筋 subscapularis muscle	肩甲骨肋骨面（肩甲骨肩甲下窩）	小結節	肩甲下神経，C5〜C7	上腕の内旋
前鋸筋 serratus anterior muscle	第 1〜9 肋骨側面	肩甲骨内側縁全域	長胸神経，C5〜C7	肩甲骨外転，上方回旋
腕橈骨筋 brachioradialis muscle	上腕骨外側下部，外側筋間中隔	橈骨茎状突起	橈骨神経，C5〜C7	肘屈曲，前腕の回内・回外
長橈側手根伸筋 extensor carpi radialis longus muscle	上腕骨下端外側および外側上顆	第 2 中手骨底背側	橈骨神経，C5〜C8	手関節背屈・橈屈
上腕筋 brachialis muscle	上腕骨上腕筋間中隔，上腕骨前面	尺骨粗面，肘関節包	筋皮神経，C5〜C7	肘屈曲

1.1 上腕前面の筋・起始・停止・支配神経と作用　3

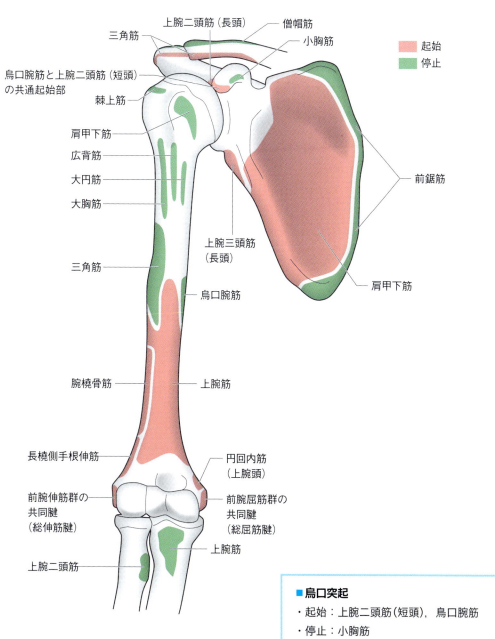

- **烏口突起**
  - 起始：上腕二頭筋(短頭), 烏口腕筋
  - 停止：小胸筋
- **上腕骨近位前面**
  - 停止：大胸筋, 広背筋, 大円筋
- **上腕骨内側上顆**
  - 起始：円回内筋, 屈筋群の共同腱

4　第1章　筋腱付着部と支配神経

1.2　上腕後面の筋・起始・停止・支配神経と作用

筋	起始	停止	支配神経	作用
棘上筋 supraspinatus muscle	棘上窩，棘上筋膜の内面	大結節	肩甲上神経，C4〜C6	上腕の外転
三角筋 deltoid muscle	鎖骨外側部 1/3，肩峰，肩甲棘	上腕骨三角筋粗面	腋窩神経，C5〜C6	鎖骨部：上腕の前方挙上 肩峰部：上腕の外転 肩甲棘部：上腕の後方挙上 全体として外転
棘下筋 infraspinatus muscle	肩甲骨棘下窩	大結節	肩甲上神経，C4〜C6	上腕の外旋
小円筋 teres minor muscle	肩甲骨外側縁上部 1/2	大結節	腋窩神経，C5	上腕の外旋
上腕三頭筋 triceps brachii muscle	長頭：肩甲骨関節下結節 内側頭：上腕骨後内面 外側頭：上腕骨後外側	肘頭	橈骨神経，C6〜T1	肘伸展，上腕の後方挙上と内転
肘筋 anconeus muscle	上腕骨外側上顆	肘頭外側面	橈骨神経，C6〜C8	肘伸展，肘関節包の緊張
菱形筋 rhomboid muscle	C6〜T4 棘突起	肩甲骨内側縁	肩甲背神経，C4〜C6	肩甲骨挙上，内転

1.2 上腕後面の筋・起始・停止・支配神経と作用　5

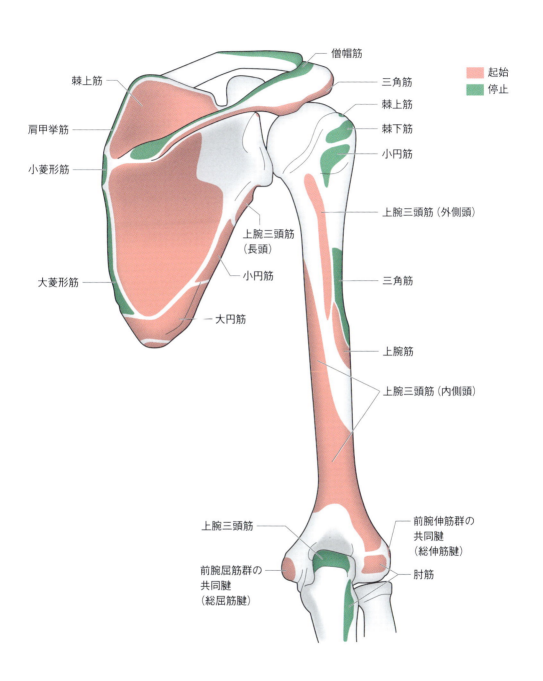

- **上腕骨大結節**
  - 停止：棘上筋，棘下筋，小円筋
- **上腕骨外側上顆**
  - 起始：肘筋，伸筋群の共同腱

1.3 前腕前面の筋・起始・停止・支配神経と作用

筋	起始	停止	支配神経	作用
浅指屈筋 flexor digitorum superficialis muscle	上腕骨内側上顆，尺骨粗面，橈骨上部前面	第2～5指の中節骨底	正中神経，C7～T1	第2～5指のPIP屈曲
深指屈筋 flexor digitorum profundus muscle	尺骨前面，前腕骨間膜	第2～5指の末節骨底	橈側部：正中神経，尺側部：尺骨神経，C7～T1	第2～5指のDIP屈曲
長母指屈筋 flexor pollicis longus muscle	橈骨前面，前腕骨間膜	母指末節骨底	正中神経，C6～T1	母指のIP・MP屈曲
方形回内筋 pronator quadratus muscle	尺骨下部前面	橈骨下端前面	正中神経，C7～T1	前腕回内
短母指屈筋 flexor pollicis brevis muscle	屈筋支帯，大小菱形骨，有頭骨	母指基節骨底	正中神経（浅頭），尺骨神経（深頭），C6～C7	母指MP屈曲，内転
母指対立筋 opponens pollicis muscle	大菱形骨結節，屈筋支帯	第1中手骨橈側縁	正中神経，C6～T1	母指対立
母指内転筋 adductor pollicis muscle	第3中手骨掌面，有頭骨，第2,3中手骨底掌側	尺側種子骨，母指基節骨底	尺骨神経，C8～T1	母指内転
小指外転筋 abductor digiti minimi muscle	豆状骨，屈筋支帯	小指基節骨底尺側と種子骨	尺骨神経，C7～T1	小指外転
短小指屈筋 flexor digiti minimi brevis muscle	有鉤骨，屈筋支帯	小指基節骨底尺側と種子骨	尺骨神経，C7～T1	小指MP屈曲
小指対立筋 opponens digiti minimi muscle	有鉤骨，屈筋支帯	第5中手骨尺側縁	尺骨神経，C7～T1	小指対立
円回内筋 pronator teres muscle	上腕骨頭：内側上顆，上腕骨内側筋間中隔 尺骨頭：鉤状突起内側	橈骨中央外側および後面	正中神経，C6～C7	肘屈曲，前腕回内
橈側手根屈筋 flexor carpi radialis muscle	上腕骨内側上顆	第2,3中手骨底	正中神経，C6～C8	前腕回内，手関節掌屈・橈屈
長掌筋 palmaris longus muscle	上腕骨内側上顆，前腕筋膜内面	手掌腱膜	正中神経，C6～T1	手関節掌屈
尺側手根屈筋 flexor carpi ulnaris muscle	上腕骨内側上顆，肘頭後面	豆状骨，有鉤骨，第5中手骨底	尺骨神経，C7～T1	手関節掌屈・尺屈
回外筋 spinator muscle	上腕骨外側上顆，尺骨後上面，肘関節包後面，橈骨輪状靱帯	橈骨上部外側面	橈骨神経，C5～C7	前腕回外

1.3 前腕前面の筋・起始・停止・支配神経と作用

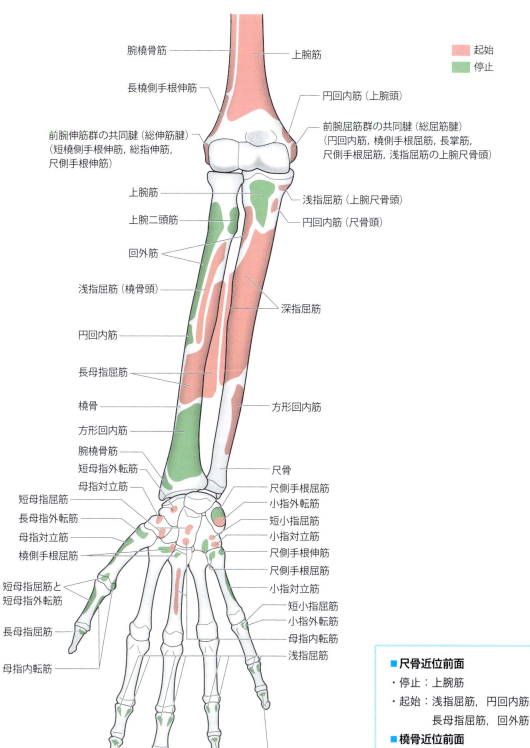

■ 尺骨近位前面
・停止：上腕筋
・起始：浅指屈筋，円回内筋，長母指屈筋，回外筋
■ 橈骨近位前面
・停止：上腕二頭筋，回外筋
・起始：浅指屈筋

1.4 前腕後面の筋・起始・停止・支配神経と作用

筋	起始	停止	支配神経	作用
尺側手根伸筋 extensor carpi ulnaris muscle	上腕骨外側上顆，尺骨上部後面	第5中手骨底	橈骨神経，C5〜C8	手関節の背屈・尺屈
長母指外転筋 abductor pollicis longus muscle	尺骨と橈骨の外側面，前腕骨間膜	第1中手骨底外側	橈骨神経，C6〜C8	手関節橈屈，母指外転
短母指伸筋 extensor pollicis brevis muscle	前腕骨間膜，橈骨背面	母指基節骨低背側	橈骨神経，C6〜C8	母指MP伸展，外転
長母指伸筋 extensor pollicis longus muscle	尺骨後面，前腕骨間膜	母指末節骨底背側	橈骨神経，C6〜C8	母指IP・MP伸展，橈側外転，尺側内転
示指伸筋 extensor indicis proprius muscle	尺骨後面下部，前腕骨間膜	第2指指背腱膜	橈骨神経，C6〜C8	第2指伸展
虫様筋 lumbrical muscle	深指屈筋（FDP）腱橈側，FDPの相対する面	第2〜5指，基節骨底橈側面，指背腱膜	第1,2は正中神経，第3,4は尺骨神経，C6〜T1	第2〜5指のMP屈曲，PIP・DIP伸展
掌側骨間筋 palmar interosseous muscle	第2中手骨尺側，第4,5中手骨橈側	第4,5指の基節骨底橈側，第2指基節骨底尺側	尺骨神経，C8〜T1	第2,4,5指のMP内転・屈曲，PIP・DIP伸展
背側骨間筋 dorsal interosseous muscle	第1〜5中手骨の相対する面	第2指は橈側，第3指は両側，第4指は尺側の基節骨底	尺骨神経，C8〜T1	第2,4指MP外転・屈曲，第3指MP橈屈・尺屈，屈曲，第2〜4指PIP・DIP伸展
短橈側手根伸筋 extensor carpi radialis brevis muscle	上腕骨外側上顆，橈骨輪状靱帯	第3中手骨底背側	橈骨神経，C5〜C8	手関節背屈・橈屈
総指伸筋 extensor digitorum muscle	上腕骨外側上顆	第2〜5指，中節骨底と末節骨底背側	橈骨神経，C5〜C8	第2〜5指の伸展，手関節の背屈
小指伸筋 extensor digiti minimi muscle	指伸筋下部から分離	第5指指背腱膜	橈骨神経，C5〜C8	第5指伸展

1.4 前腕後面の筋・起始・停止・支配神経と作用 9

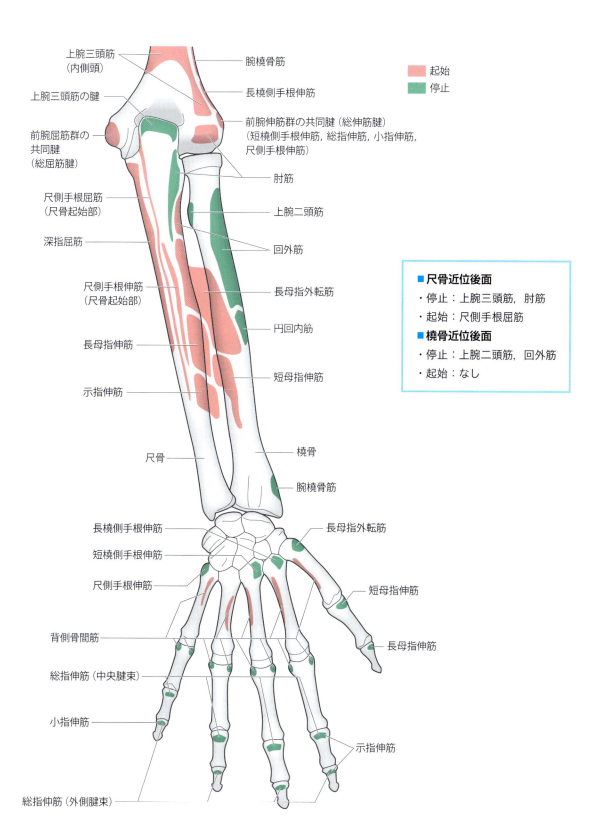

■ 尺骨近位後面
・停止：上腕三頭筋，肘筋
・起始：尺側手根屈筋
■ 橈骨近位後面
・停止：上腕二頭筋，回外筋
・起始：なし

■参考文献

・坂井建雄，松村讓兒・監訳：プロメテウス解剖学アトラス 解剖学総論 / 運動器系，第2版．医学書院，2011.
・日本手外科学会・編：手外科用語集，改訂第4版．ナップ，2012.
・Anderson MW, Fox MG：Sectional anatomy by MRI and CT, 4th ed. Philadelphia：Elsevier, 2017：1-218.

MRI 断層解剖

2.1	上 肢	軸位断	12
2.2	肘関節	軸位断	22
		冠状断	29
		矢状断	33
2.3	手関節	軸位断	39
		冠状断	44
		矢状断	48
2.4	手	軸位断	55
		冠状断	59
		矢状断	61
2.5	指	軸位断	65
		冠状断	67
		矢状断	67

この章は実際の MRI 断層画像の解剖アトラスです．上肢の画像診断で最重要な断面は，上肢の長軸に直行する方向すなわち軸位断です．したがってここでは最初に上腕から手指までの軸位断解剖画像を大まかに示し，続いて「肘関節」，「手関節」，「手」，「指」などのより細かい領域の解剖を，冠状断・矢状断を交えてさらに詳細に示します．また，普段あまりなじみがないが重要な構造である「骨間神経」の解剖も紹介しています．

岡本嘉一・橘川　薫

2.1　上肢（上腕から手関節までの連続画像）

軸位断（プロトン密度強調像）

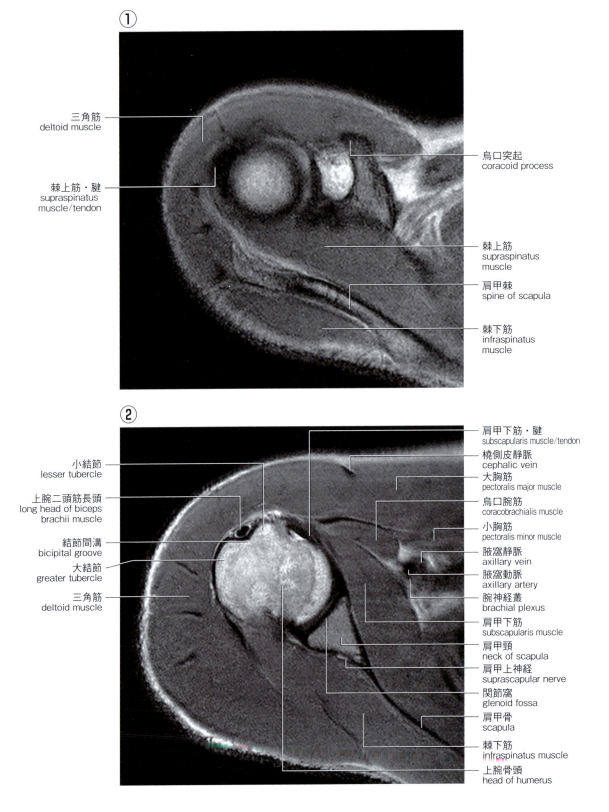

2.1 上　肢

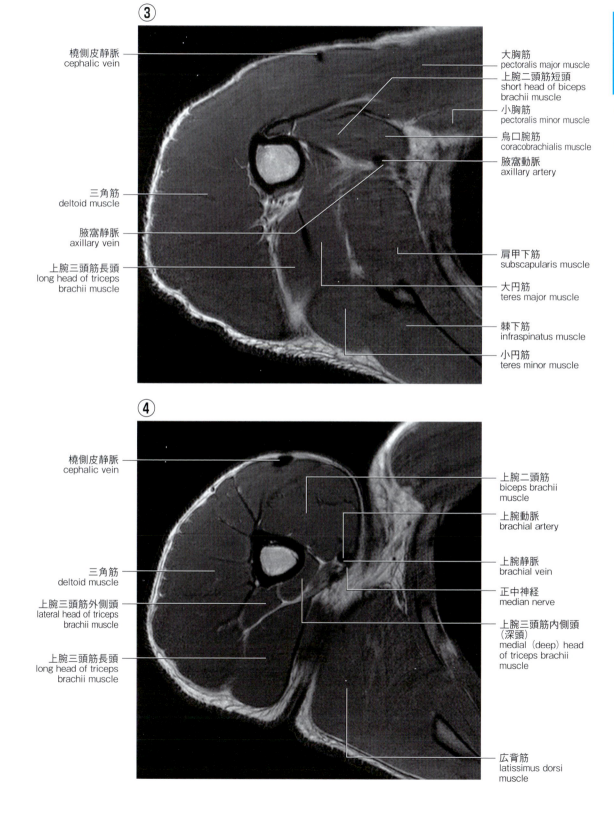

2.1 上　肢

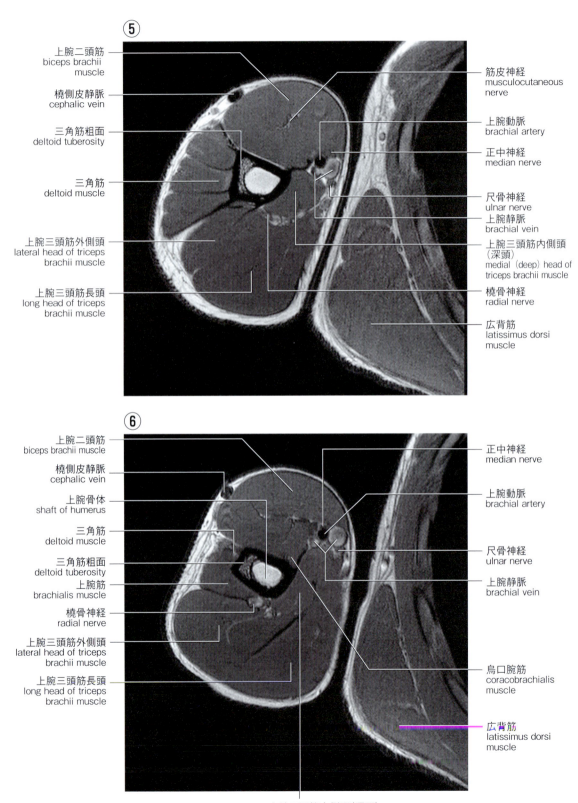

2.1 上 肢

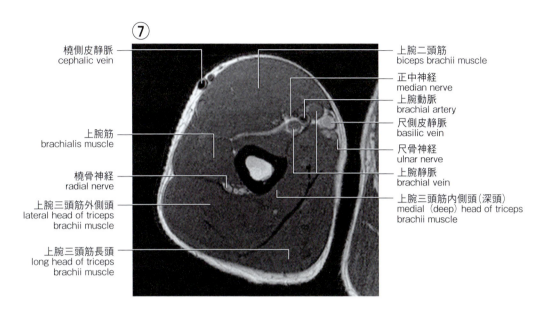

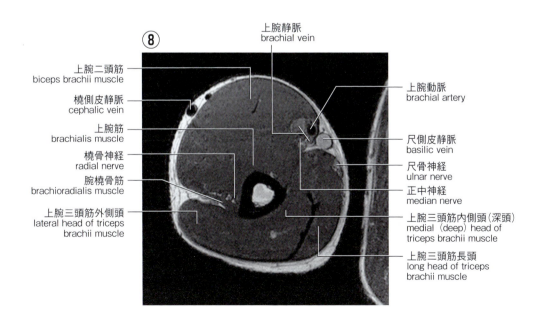

2.1 上 肢

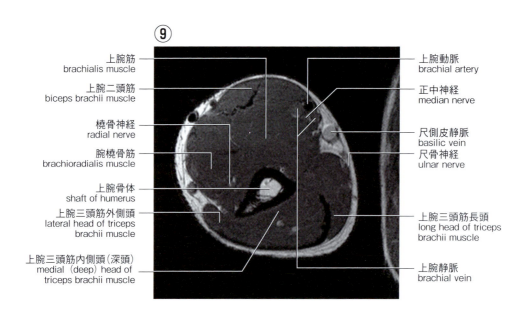

⑨ 上腕筋 brachialis muscle / 上腕二頭筋 biceps brachii muscle / 橈骨神経 radial nerve / 腕橈骨筋 brachioradialis muscle / 上腕骨体 shaft of humerus / 上腕三頭筋外側頭 lateral head of triceps brachii muscle / 上腕三頭筋内側頭（深頭） medial (deep) head of triceps brachii muscle / 上腕動脈 brachial artery / 正中神経 median nerve / 尺側皮静脈 basilic vein / 尺骨神経 ulnar nerve / 上腕三頭筋長頭 long head of triceps brachii muscle / 上腕静脈 brachial vein

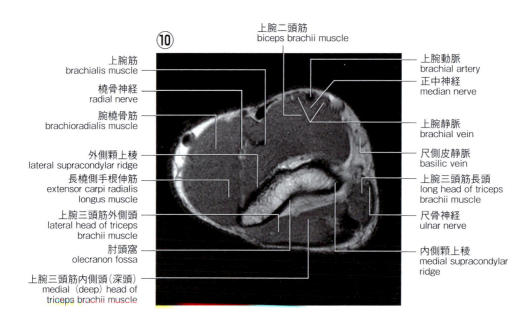

⑩ 上腕筋 brachialis muscle / 橈骨神経 radial nerve / 腕橈骨筋 brachioradialis muscle / 外側顆上稜 lateral supracondylar ridge / 長橈側手根伸筋 extensor carpi radialis longus muscle / 上腕三頭筋外側頭 lateral head of triceps brachii muscle / 肘頭窩 olecranon fossa / 上腕三頭筋内側頭（深頭） medial (deep) head of triceps brachii muscle / 上腕二頭筋 biceps brachii muscle / 上腕動脈 brachial artery / 正中神経 median nerve / 上腕静脈 brachial vein / 尺側皮静脈 basilic vein / 上腕三頭筋長頭 long head of triceps brachii muscle / 尺骨神経 ulnar nerve / 内側顆上稜 medial supracondylar ridge

2.1 上 肢

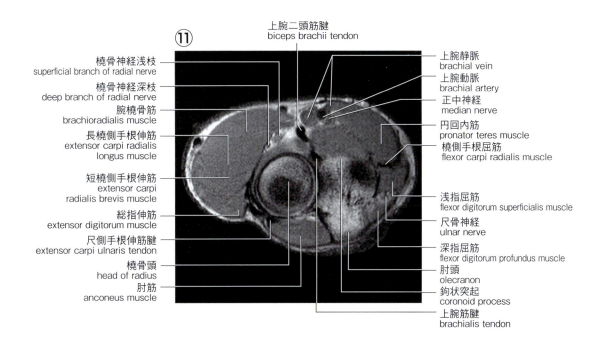

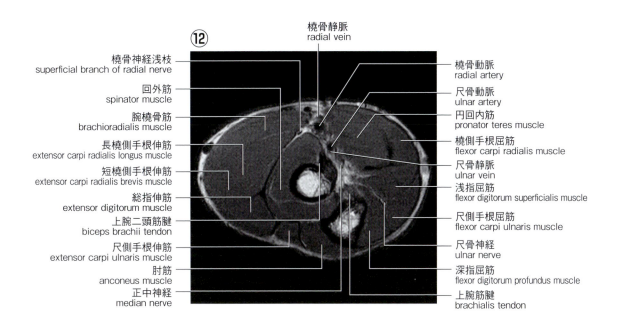

2.1 上 肢

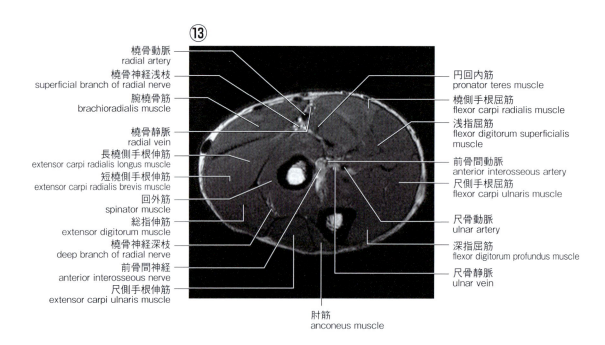

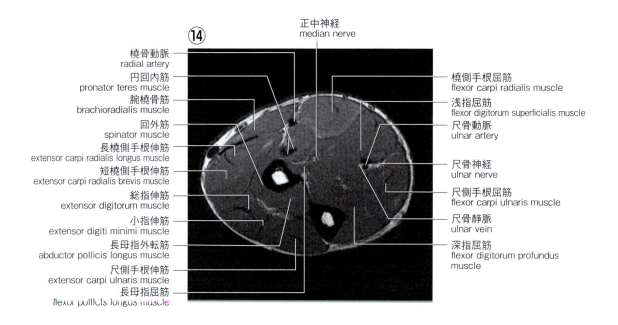

2.1 上肢

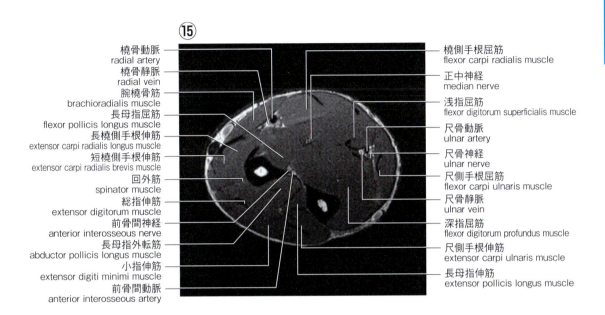

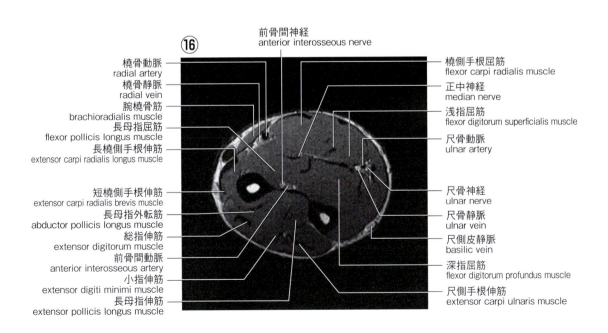

2.1 上　肢

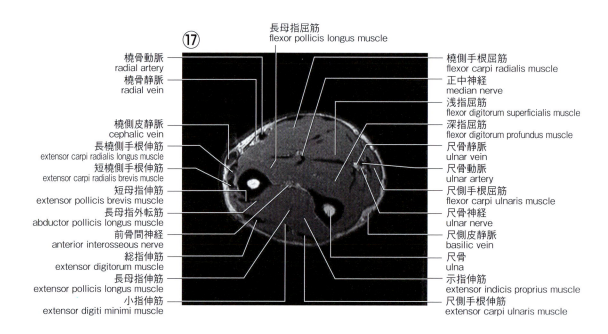

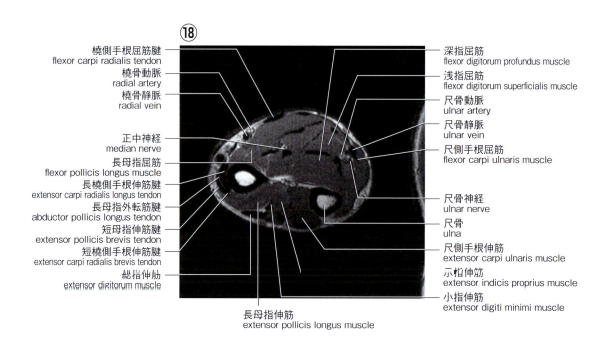

2.1 上 肢

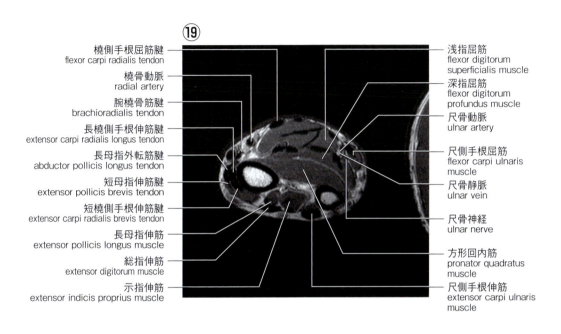

⑲
- 橈側手根屈筋腱 flexor carpi radialis tendon
- 橈骨動脈 radial artery
- 腕橈骨筋腱 brachioradialis tendon
- 長橈側手根伸筋腱 extensor carpi radialis longus tendon
- 長母指外転筋腱 abductor pollicis longus tendon
- 短母指伸筋腱 extensor pollicis brevis tendon
- 短橈側手根伸筋腱 extensor carpi radialis brevis tendon
- 長母指伸筋 extensor pollicis longus muscle
- 総指伸筋 extensor digitorum muscle
- 示指伸筋 extensor indicis proprius muscle
- 浅指屈筋 flexor digitorum superficialis muscle
- 深指屈筋 flexor digitorum profundus muscle
- 尺骨動脈 ulnar artery
- 尺側手根屈筋 flexor carpi ulnaris muscle
- 尺骨静脈 ulnar vein
- 尺骨神経 ulnar nerve
- 方形回内筋 pronator quadratus muscle
- 尺側手根伸筋 extensor carpi ulnaris muscle

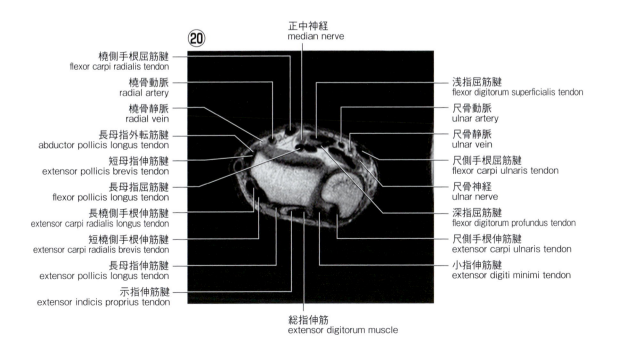

⑳
- 橈側手根屈筋腱 flexor carpi radialis tendon
- 橈骨動脈 radial artery
- 橈骨静脈 radial vein
- 長母指外転筋腱 abductor pollicis longus tendon
- 短母指伸筋腱 extensor pollicis brevis tendon
- 長母指屈筋腱 flexor pollicis longus tendon
- 長橈側手根伸筋腱 extensor carpi radialis longus tendon
- 短橈側手根伸筋腱 extensor carpi radialis brevis tendon
- 長母指伸筋腱 extensor pollicis longus tendon
- 示指伸筋腱 extensor indicis proprius tendon
- 正中神経 median nerve
- 浅指屈筋腱 flexor digitorum superficialis tendon
- 尺骨動脈 ulnar artery
- 尺骨静脈 ulnar vein
- 尺側手根屈筋腱 flexor carpi ulnaris tendon
- 尺骨神経 ulnar nerve
- 深指屈筋腱 flexor digitorum profundus tendon
- 尺側手根伸筋腱 extensor carpi ulnaris tendon
- 小指伸筋腱 extensor digiti minimi tendon
- 総指伸筋 extensor digitorum muscle

2.2 肘関節

軸位断（プロトン密度強調像）

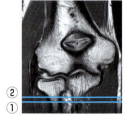

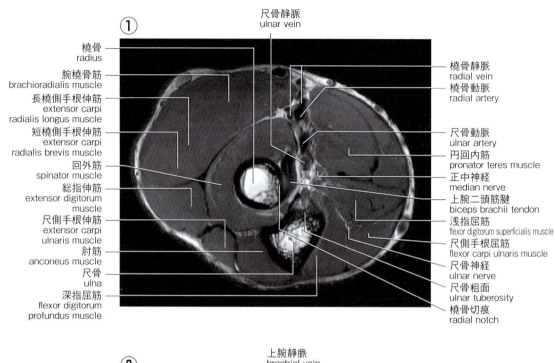

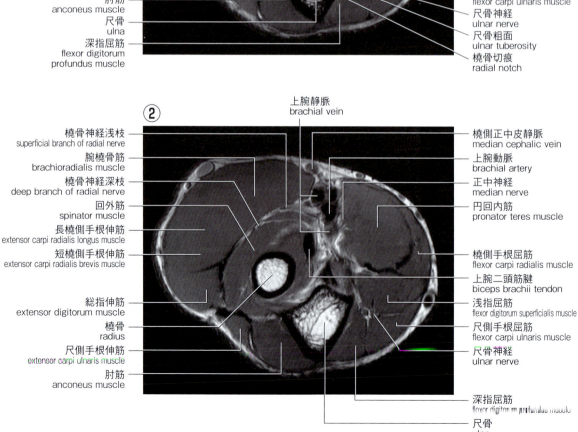

2.2 肘関節

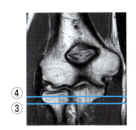

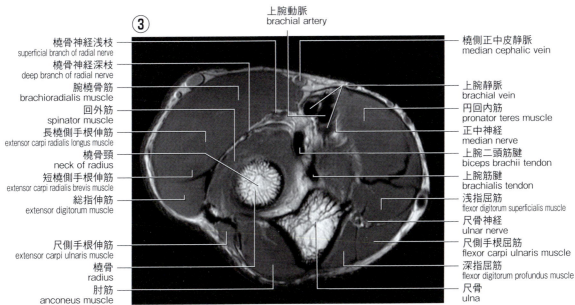

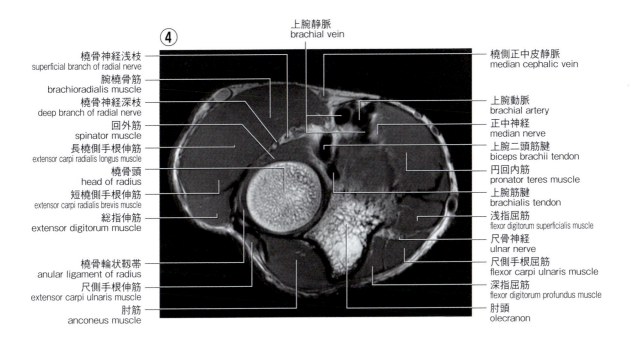

2.2 肘関節

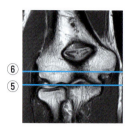

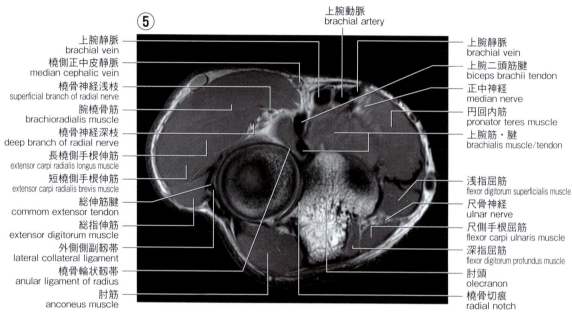

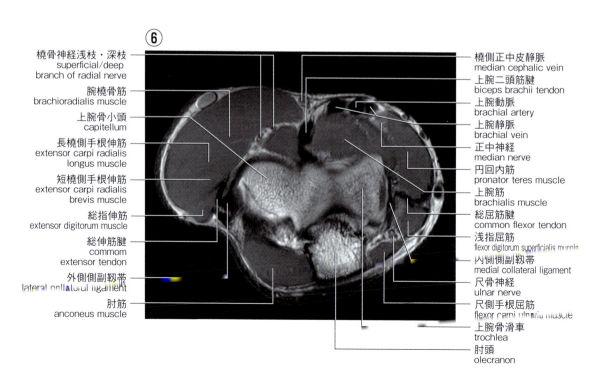

2.2 肘関節

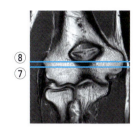

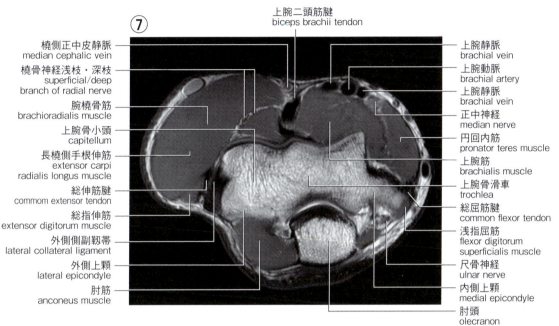

⑦ 上腕二頭筋腱 biceps brachii tendon
橈側正中皮静脈 median cephalic vein
橈骨神経浅枝・深枝 superficial/deep branch of radial nerve
腕橈骨筋 brachioradialis muscle
上腕骨小頭 capitellum
長橈側手根伸筋 extensor carpi radialis longus muscle
総伸筋腱 commom extensor tendon
総指伸筋 extensor digitorum muscle
外側側副靱帯 lateral collateral ligament
外側上顆 lateral epicondyle
肘筋 anconeus muscle
上腕静脈 brachial vein
上腕動脈 brachial artery
上腕静脈 brachial vein
正中神経 median nerve
円回内筋 pronator teres muscle
上腕筋 brachialis muscle
上腕骨滑車 trochlea
総屈筋腱 common flexor tendon
浅指屈筋 flexor digitorum superficialis muscle
尺骨神経 ulnar nerve
内側上顆 medial epicondyle
肘頭 olecranon

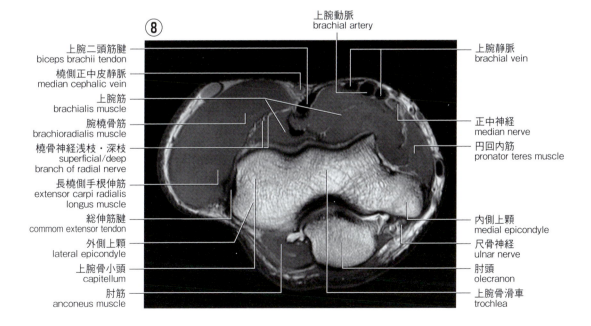

⑧ 上腕動脈 brachial artery
上腕二頭筋腱 biceps brachii tendon
橈側正中皮静脈 median cephalic vein
上腕筋 brachialis muscle
腕橈骨筋 brachioradialis muscle
橈骨神経浅枝・深枝 superficial/deep branch of radial nerve
長橈側手根伸筋 extensor carpi radialis longus muscle
総伸筋腱 commom extensor tendon
外側上顆 lateral epicondyle
上腕骨小頭 capitellum
肘筋 anconeus muscle
上腕静脈 brachial vein
正中神経 median nerve
円回内筋 pronator teres muscle
内側上顆 medial epicondyle
尺骨神経 ulnar nerve
肘頭 olecranon
上腕骨滑車 trochlea

2.2 肘関節

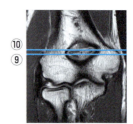

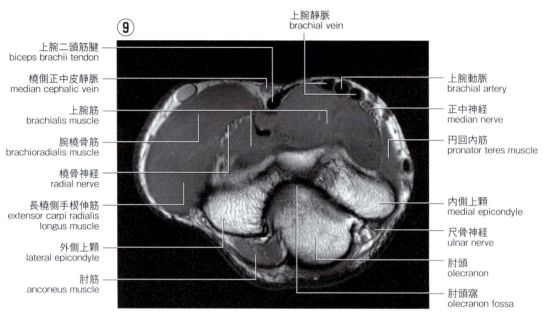

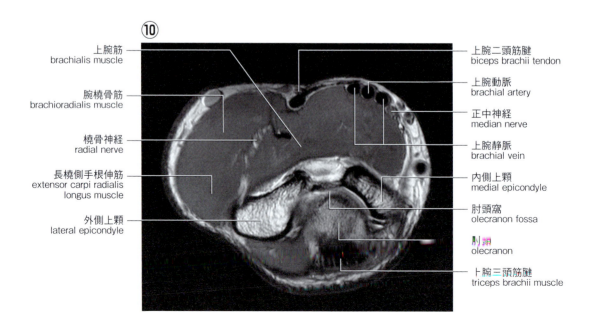

2.2 肘関節

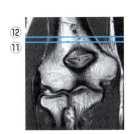

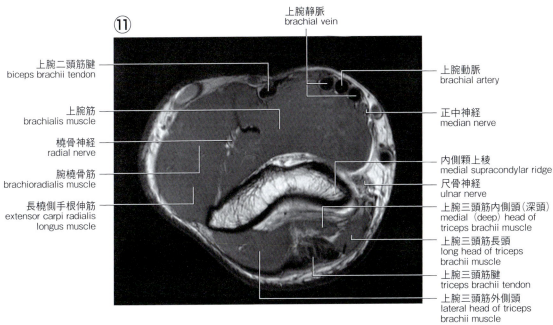

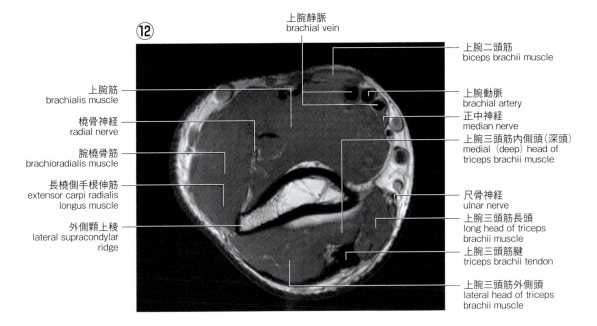

2.2 肘関節

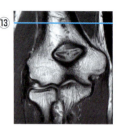

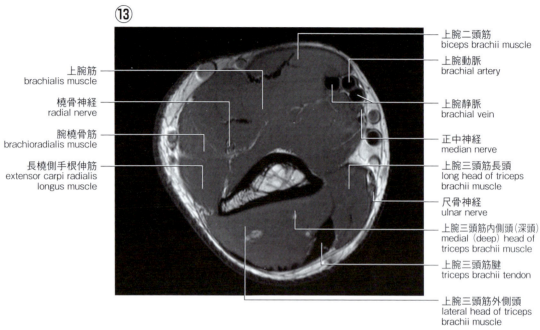

2.2 肘関節

冠状断（プロトン密度強調像）

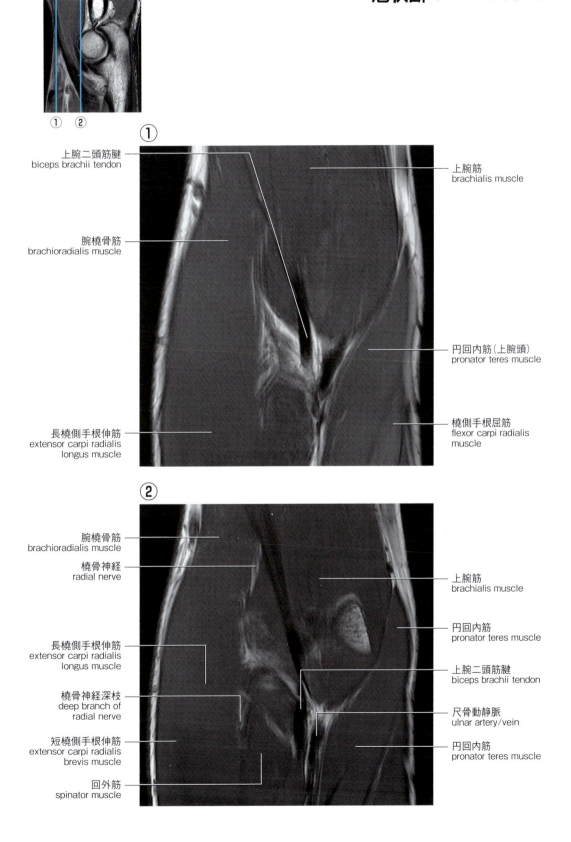

2.2 肘関節

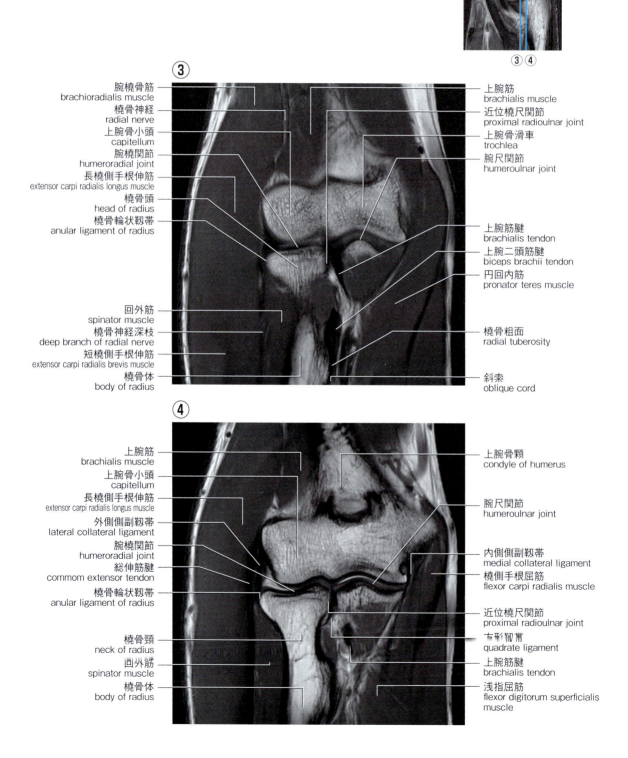

2.2 肘関節

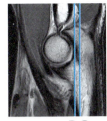

⑤⑥

⑤

- 上腕筋 brachialis muscle
- 外側上顆 lateral epicondyle
- 長橈側手根伸筋 extensor carpi radialis longus muscle
- 上腕骨小頭 capitellum
- 総伸筋腱 commom extensor tendon
- 外側側副靱帯 lateral collateral ligament
- 総指伸筋 extensor digitorum muscle
- 関節窩 articular fossa
- 橈骨輪状靱帯 anular ligament of radius
- 橈骨頭 head of radius
- 回外筋 spinator muscle

- 上腕三頭筋長頭 long head of triceps brachii muscle
- 上腕骨体 shaft of humerus
- 上腕骨顆 condyle of humerus
- 内側上顆 medial epicondyle
- 橈側手根屈筋腱 flexor carpi radialis muscle
- 腕尺関節 humeroulnar joint
- 内側側副靱帯 medial collateral ligament
- 近位橈尺関節 proximal radioulnar joint
- 浅指屈筋 flexor digitorum superficialis muscle
- 方形靱帯 quadrate ligament

⑥

- 上腕骨体 shaft of humerus
- 外側顆上稜 lateral supracondylar ridge
- 上腕骨顆 condyle of humerus
- 外側上顆 lateral epicondyle
- 腕橈関節 humeroradial joint
- 外側側副靱帯 lateral collateral ligament
- 橈骨頭 head of radius
- 回外筋 spinator muscle
- 総指伸筋 extensor digitorum muscle

- 上腕三頭筋長頭 long head of triceps brachii muscle
- 上腕三頭筋内側頭（深頭） medial (deep) head of triceps brachii muscle
- 橈骨切痕 radial notch
- 近位橈尺関節 proximal radioulnar joint
- 深指屈筋 flexor digitorum profundus muscle

2.2 肘関節

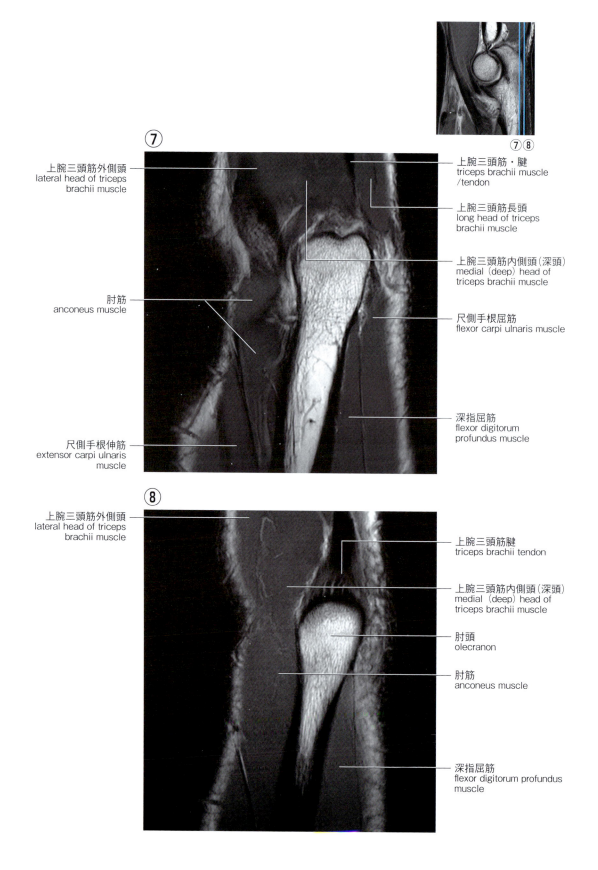

2.2 肘関節

矢状断（プロトン密度強調像）

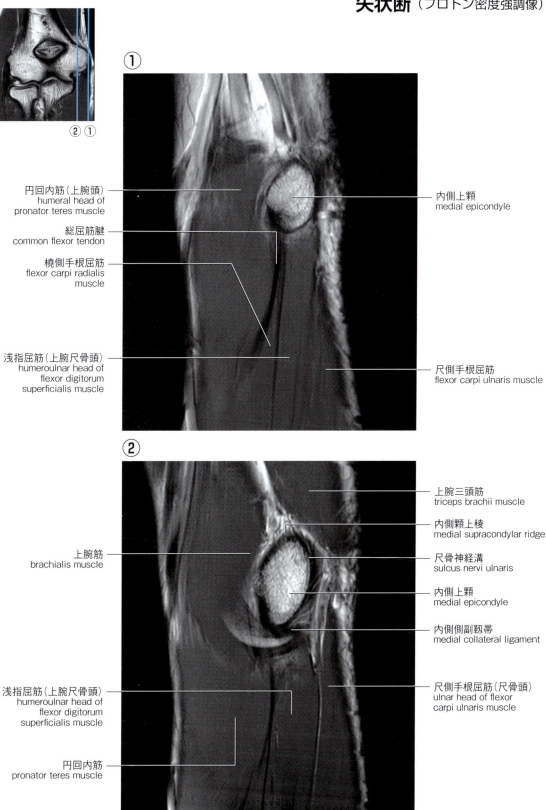

2.2 肘関節

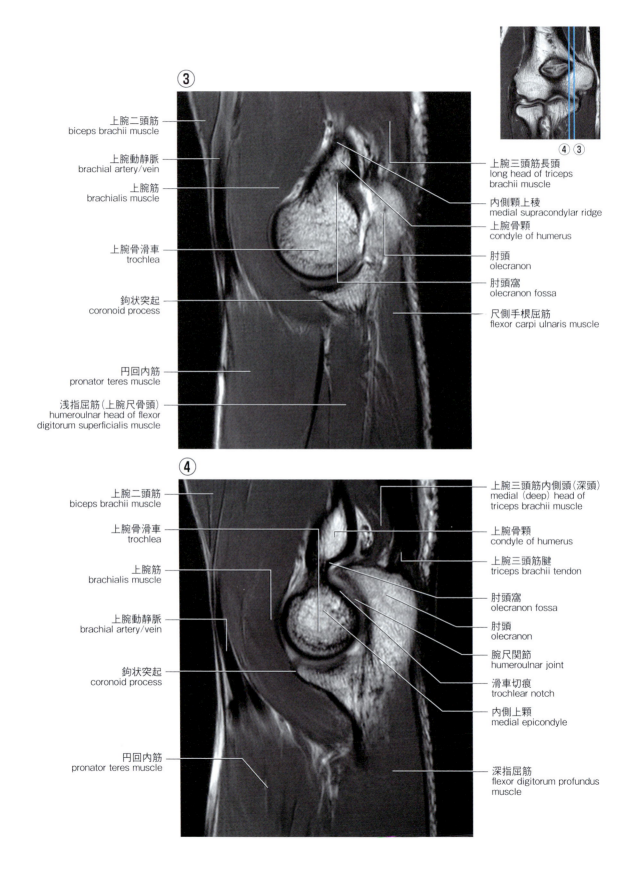

2.2 肘関節

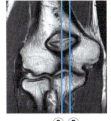

⑥ ⑤

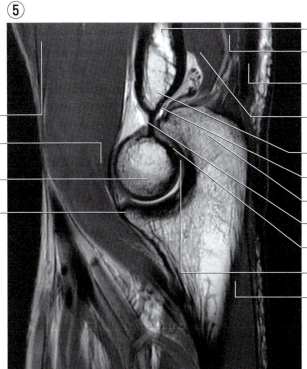

⑤

- 上腕二頭筋 biceps brachii muscle
- 上腕筋 brachialis muscle
- 上腕骨滑車 trochlea
- 鈎状突起 coronoid process

- 上腕骨体 shaft of humerus
- 上腕三頭筋外側頭 lateral head of triceps brachii muscle
- 上腕三頭筋腱 triceps brachii tendon
- 上腕三頭筋内側頭(深頭) medial (deep) head of triceps brachii muscle
- 上腕骨顆 condyle of humerus
- 肘頭窩 olecranon fossa
- 肘頭 olecranon
- 鈎突窩 coronoid fossa
- 腕尺関節 humeroulnar joint
- 滑車切痕 trochlear notch
- 深指屈筋 flexor digitorum profundus muscle

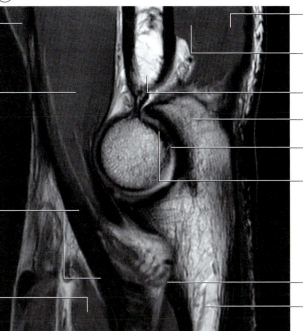

⑥

- 上腕二頭筋 biceps brachii muscle
- 上腕筋 brachialis muscle
- 上腕二頭筋腱 biceps brachii tendon
- 回外筋 spinator muscle
- 腕橈骨筋 brachioradialis muscle

- 上腕三頭筋外側頭 lateral head of triceps brachii muscle
- 上腕三頭筋内側頭(深頭) medial (deep) head of triceps brachii muscle
- 上腕骨顆 condyle of humerus
- 肘頭 olecranon
- 滑車切痕 trochlear notch
- 腕尺関節 humeroulnar joint
- 尺骨粗面 ulnar tuberosity
- 尺骨体 body of ulna

2.2 肘関節

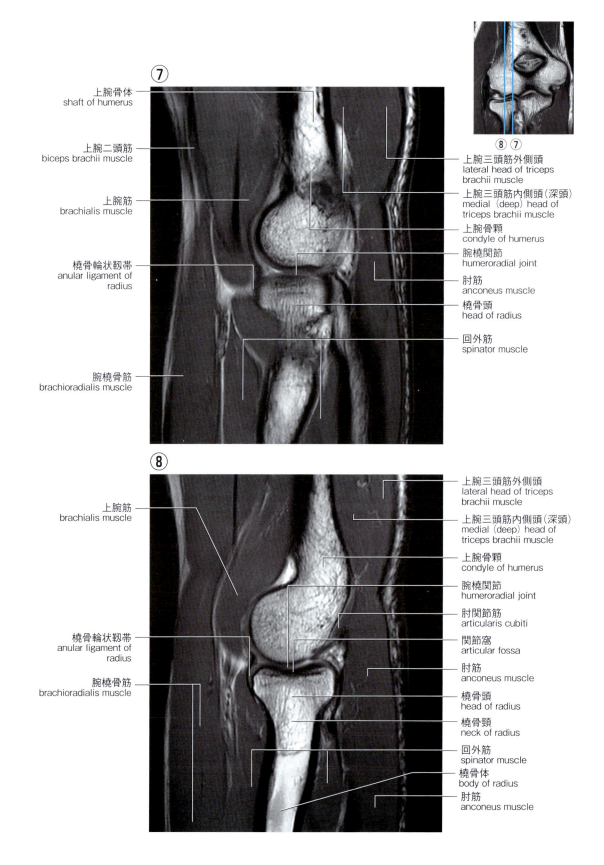

2.2 肘関節

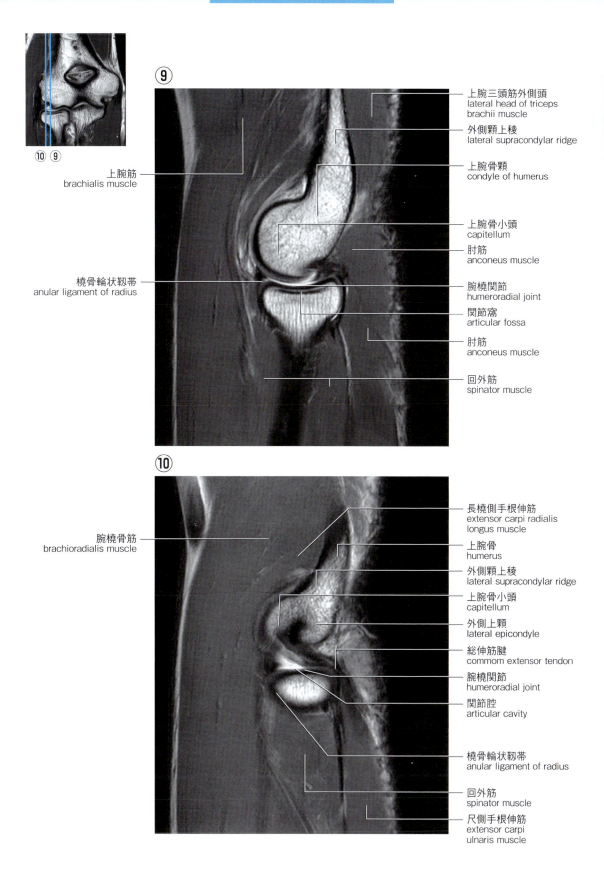

2.2 肘関節

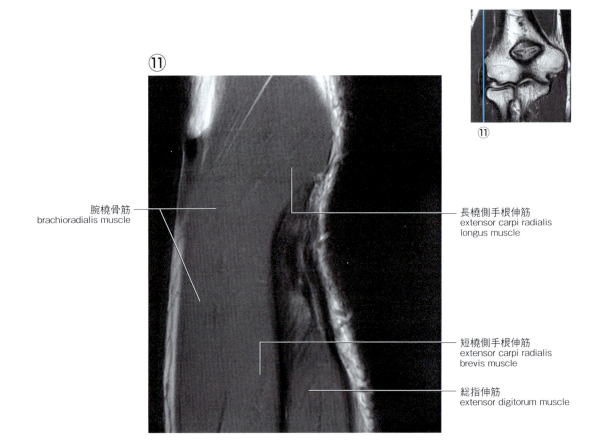

2.3 手関節

軸位断（プロトン密度強調像）

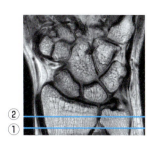

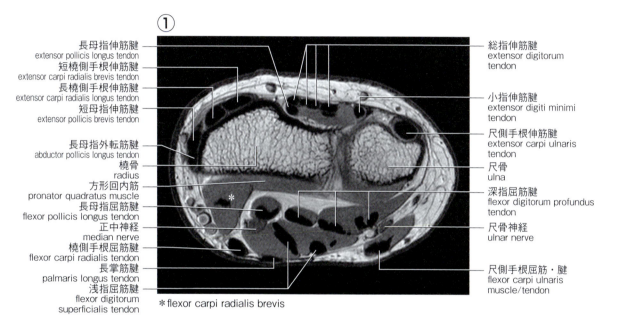

①
- 長母指伸筋腱 extensor pollicis longus tendon
- 短橈側手根伸筋腱 extensor carpi radialis brevis tendon
- 長橈側手根伸筋腱 extensor carpi radialis longus tendon
- 短母指伸筋腱 extensor pollicis brevis tendon
- 長母指外転筋腱 abductor pollicis longus tendon
- 橈骨 radius
- 方形回内筋 pronator quadratus muscle
- 長母指屈筋腱 flexor pollicis longus tendon
- 正中神経 median nerve
- 橈側手根屈筋腱 flexor carpi radialis tendon
- 長掌筋腱 palmaris longus tendon
- 浅指屈筋腱 flexor digitorum superficialis tendon
- 総指伸筋腱 extensor digitorum tendon
- 小指伸筋腱 extensor digiti minimi tendon
- 尺側手根伸筋腱 extensor carpi ulnaris tendon
- 尺骨 ulna
- 深指屈筋腱 flexor digitorum profundus tendon
- 尺骨神経 ulnar nerve
- 尺側手根屈筋・腱 flexor carpi ulnaris muscle/tendon

＊flexor carpi radialis brevis

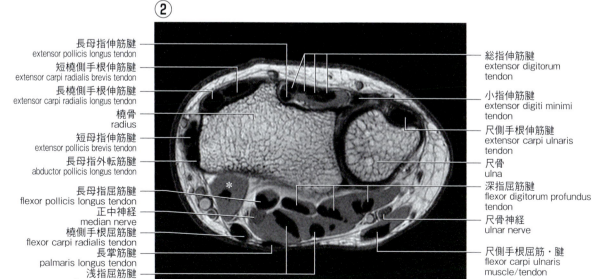

②
- 長母指伸筋腱 extensor pollicis longus tendon
- 短橈側手根伸筋腱 extensor carpi radialis brevis tendon
- 長橈側手根伸筋腱 extensor carpi radialis longus tendon
- 橈骨 radius
- 短母指伸筋腱 extensor pollicis brevis tendon
- 長母指外転筋腱 abductor pollicis longus tendon
- 長母指屈筋腱 flexor pollicis longus tendon
- 正中神経 median nerve
- 橈側手根屈筋腱 flexor carpi radialis tendon
- 長掌筋腱 palmaris longus tendon
- 浅指屈筋腱 flexor digitorum superficialis tendon
- 総指伸筋腱 extensor digitorum tendon
- 小指伸筋腱 extensor digiti minimi tendon
- 尺側手根伸筋腱 extensor carpi ulnaris tendon
- 尺骨 ulna
- 深指屈筋腱 flexor digitorum profundus tendon
- 尺骨神経 ulnar nerve
- 尺側手根屈筋・腱 flexor carpi ulnaris muscle/tendon

＊flexor carpi radialis brevis

2.3 手関節

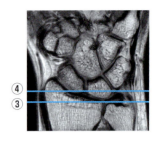

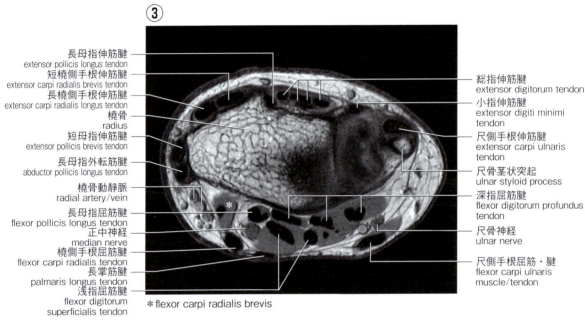

*flexor carpi radialis brevis

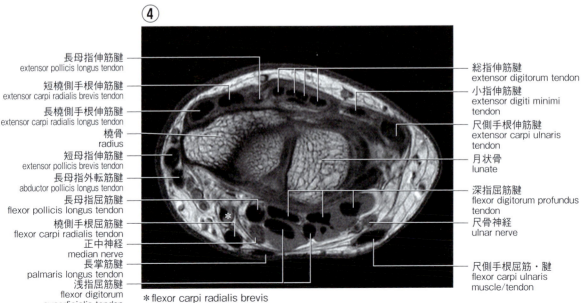

*flexor carpi radialis brevis

2.3 手関節

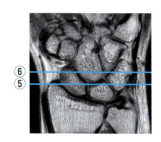

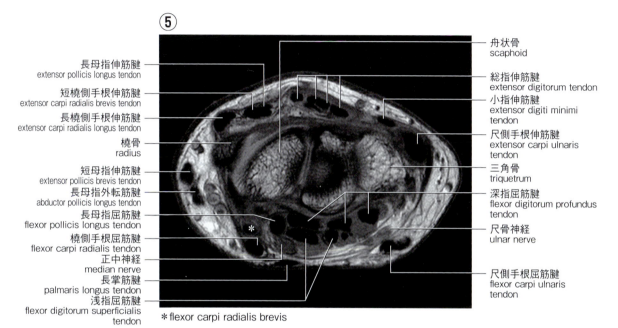

⑤

舟状骨 scaphoid
総指伸筋腱 extensor digitorum tendon
小指伸筋腱 extensor digiti minimi tendon
尺側手根伸筋腱 extensor carpi ulnaris tendon
三角骨 triquetrum
深指屈筋腱 flexor digitorum profundus tendon
尺骨神経 ulnar nerve
尺側手根屈筋腱 flexor carpi ulnaris tendon

長母指伸筋腱 extensor pollicis longus tendon
短橈側手根伸筋腱 extensor carpi radialis brevis tendon
長橈側手根伸筋腱 extensor carpi radialis longus tendon
橈骨 radius
短母指伸筋腱 extensor pollicis brevis tendon
長母指外転筋腱 abductor pollicis longus tendon
長母指屈筋腱 flexor pollicis longus tendon
橈側手根屈筋腱 flexor carpi radialis tendon
正中神経 median nerve
長掌筋腱 palmaris longus tendon
浅指屈筋腱 flexor digitorum superficialis tendon

＊flexor carpi radialis brevis

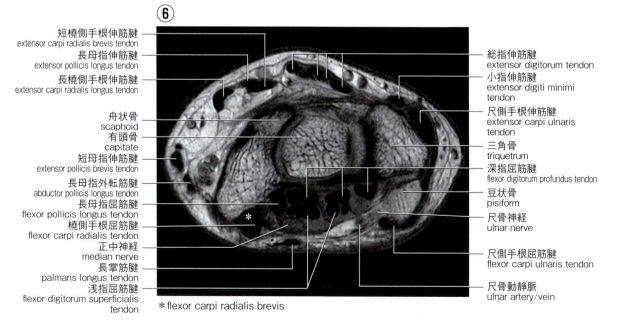

⑥

短橈側手根伸筋腱 extensor carpi radialis brevis tendon
長母指伸筋腱 extensor pollicis longus tendon
長橈側手根伸筋腱 extensor carpi radialis longus tendon
舟状骨 scaphoid
有頭骨 capitate
短母指伸筋腱 extensor pollicis brevis tendon
長母指外転筋腱 abductor pollicis longus tendon
長母指屈筋腱 flexor pollicis longus tendon
橈側手根屈筋腱 flexor carpi radialis tendon
正中神経 median nerve
長掌筋腱 palmaris longus tendon
浅指屈筋腱 flexor digitorum superficialis tendon

総指伸筋腱 extensor digitorum tendon
小指伸筋腱 extensor digiti minimi tendon
尺側手根伸筋腱 extensor carpi ulnaris tendon
三角骨 triquetrum
深指屈筋腱 flexor digitorum profundus tendon
豆状骨 pisiform
尺骨神経 ulnar nerve
尺側手根屈筋腱 flexor carpi ulnaris tendon
尺骨動静脈 ulnar artery/vein

＊flexor carpi radialis brevis

2.3 手関節

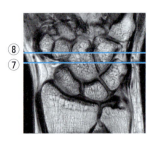

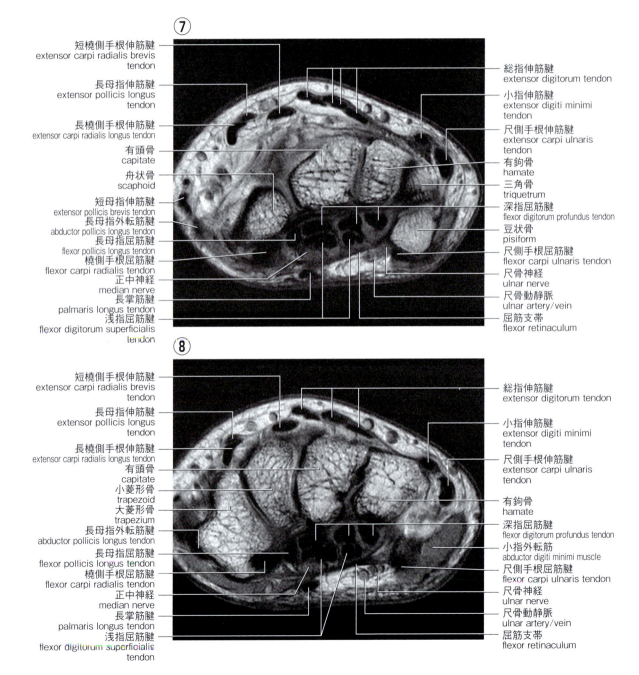

2.3 手関節

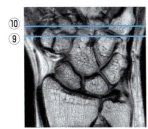

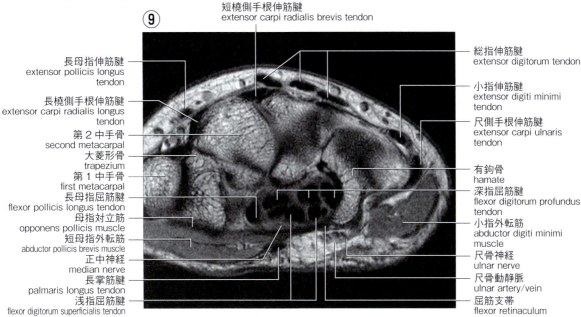

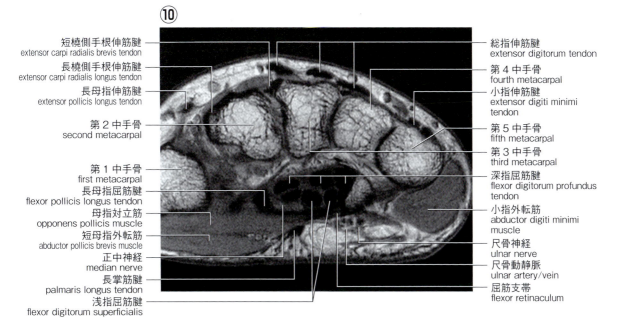

2.3 手関節

冠状断（プロトン密度強調像）

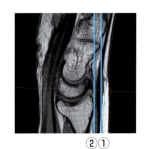

②①

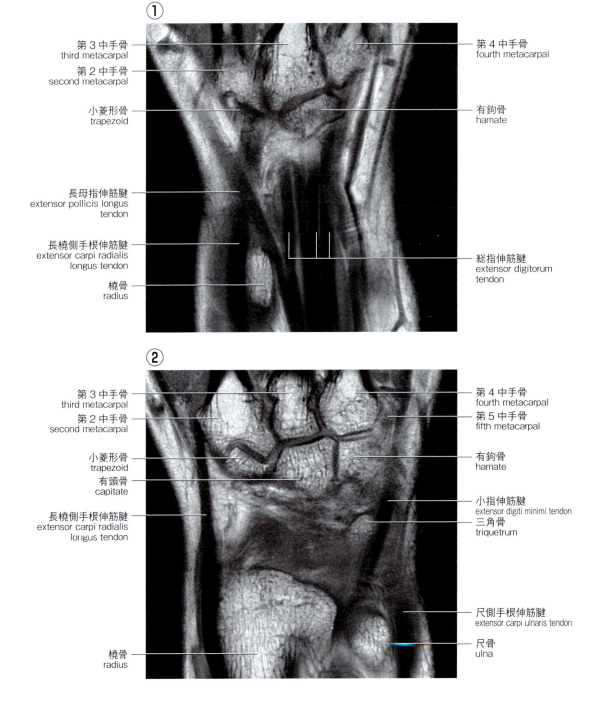

①
- 第3中手骨 third metacarpal
- 第2中手骨 second metacarpal
- 小菱形骨 trapezoid
- 長母指伸筋腱 extensor pollicis longus tendon
- 長橈側手根伸筋腱 extensor carpi radialis longus tendon
- 橈骨 radius
- 第4中手骨 fourth metacarpal
- 有鈎骨 hamate
- 総指伸筋腱 extensor digitorum tendon

②
- 第3中手骨 third metacarpal
- 第2中手骨 second metacarpal
- 小菱形骨 trapezoid
- 有頭骨 capitate
- 長橈側手根伸筋腱 extensor carpi radialis longus tendon
- 橈骨 radius
- 第4中手骨 fourth metacarpal
- 第5中手骨 fifth metacarpal
- 有鈎骨 hamate
- 小指伸筋腱 extensor digiti minimi tendon
- 三角骨 triquetrum
- 尺側手根伸筋腱 extensor carpi ulnaris tendon
- 尺骨 ulna

2.3 手関節

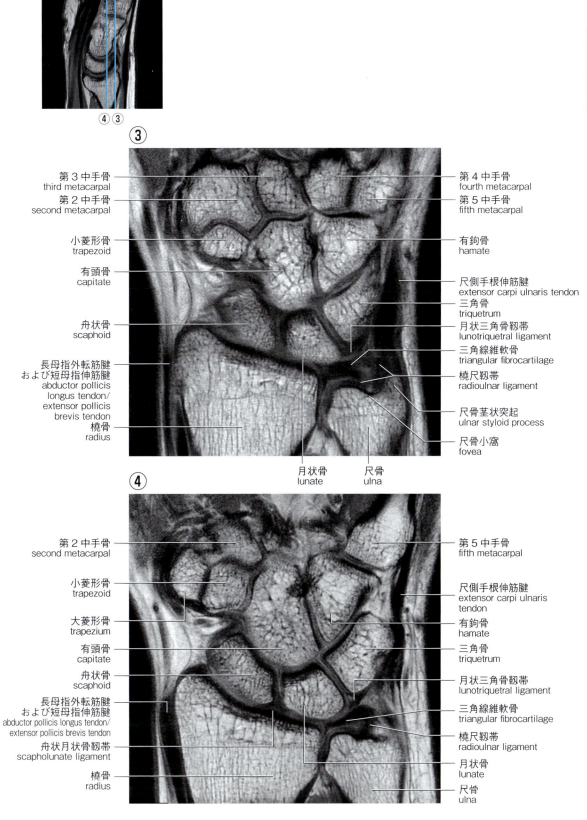

2.3 手関節

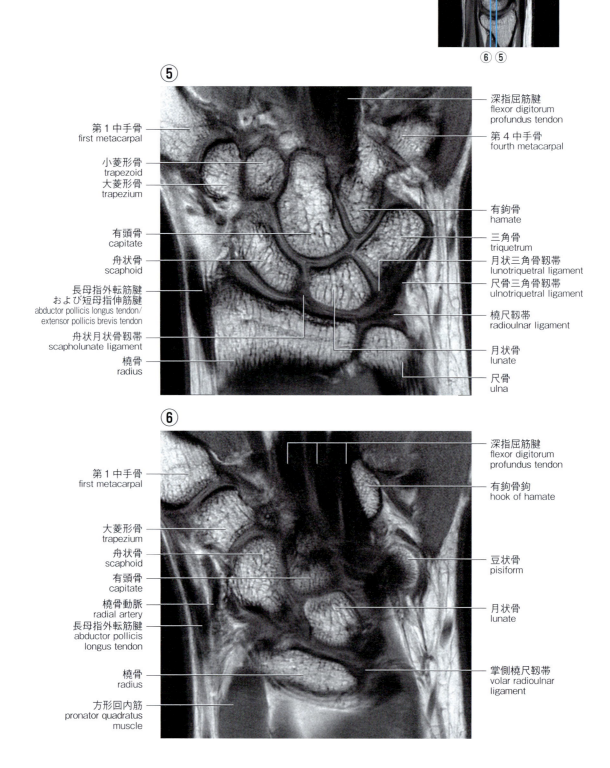

2.3 手関節

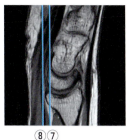

⑧⑦

⑦

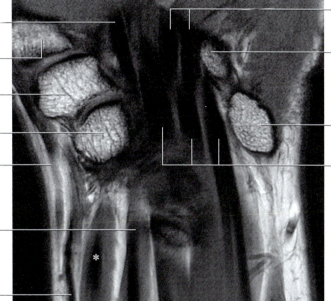

- 長母指屈筋腱 flexor pollicis longus tendon
- 第1中手骨 first metacarpal
- 大菱形骨 trapezium
- 舟状骨 scaphoid
- 長母指外転筋腱 abductor pollicis longus tendon
- 長母指屈筋腱 flexor pollicis longus tendon
- 橈骨動脈 radial artery
- 深指屈筋腱 flexor digitorum profundus tendon
- 有鉤骨鉤 hook of hamate
- 豆状骨 pisiform
- 浅指屈筋・腱 flexor digitorum superficialis muscle/tendon

＊flexor carpi radialis brevis

⑧

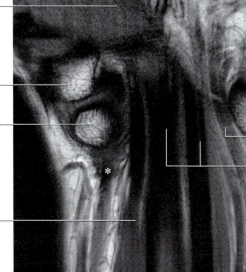

- 母指対立筋 opponens pollicis muscle
- 大菱形骨 trapezium
- 舟状骨 scaphoid
- 長母指屈筋・腱 flexor pollicis longus muscle/tendon
- 橈骨動脈 radial artery
- 豆状骨 pisiform
- 尺骨動静脈 ulnar artery/vein
- 浅指屈筋・腱 flexor digitorum superficialis muscle/tendon

＊flexor carpi radialis brevis

2.3 手関節

矢状断（プロトン密度強調像）

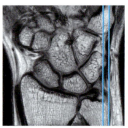

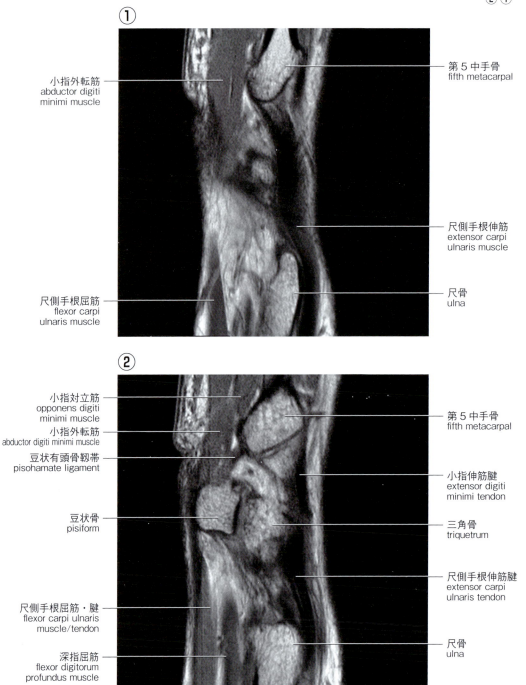

①
- 小指外転筋 abductor digiti minimi muscle
- 尺側手根屈筋 flexor carpi ulnaris muscle
- 第5中手骨 fifth metacarpal
- 尺側手根伸筋 extensor carpi ulnaris muscle
- 尺骨 ulna

②
- 小指対立筋 opponens digiti minimi muscle
- 小指外転筋 abductor digiti minimi muscle
- 豆状有頭骨靱帯 pisohamate ligament
- 豆状骨 pisiform
- 尺側手根屈筋・腱 flexor carpi ulnaris muscle/tendon
- 深指屈筋 flexor digitorum profundus muscle
- 第5中手骨 fifth metacarpal
- 小指伸筋腱 extensor digiti minimi tendon
- 三角骨 triquetrum
- 尺側手根伸筋腱 extensor carpi ulnaris tendon
- 尺骨 ulna

2.3 手関節

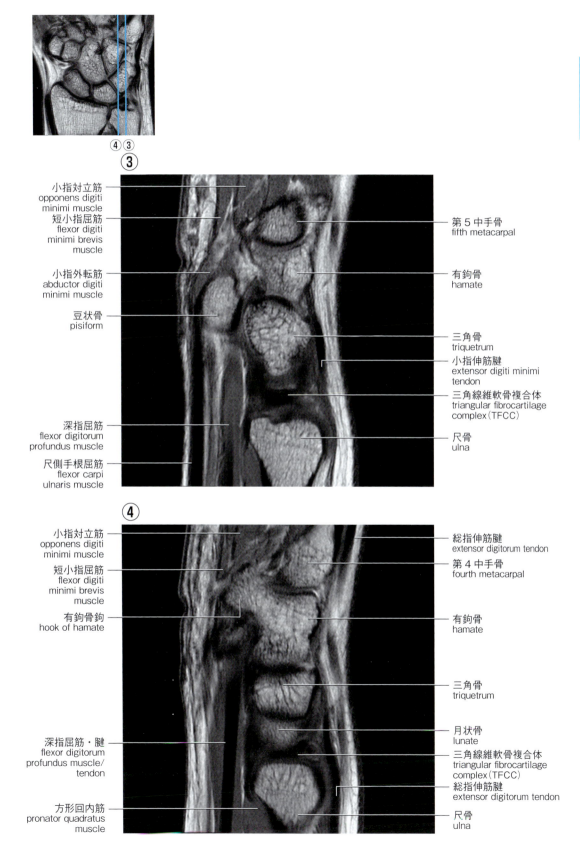

2.3 手関節

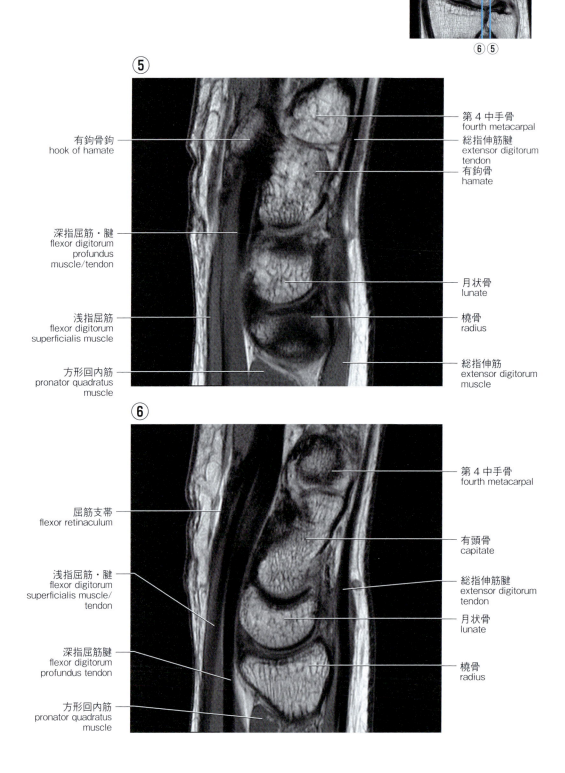

2.3 手関節

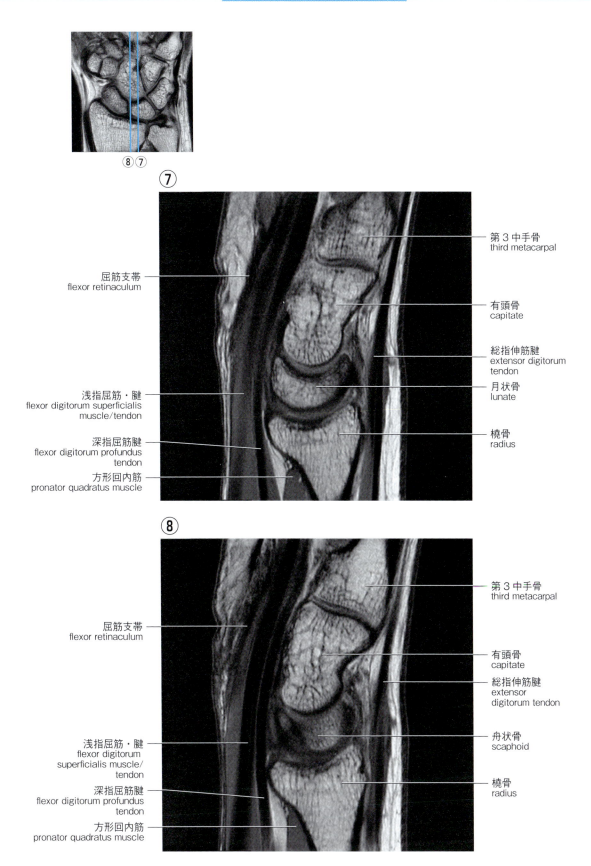

2.3 手関節

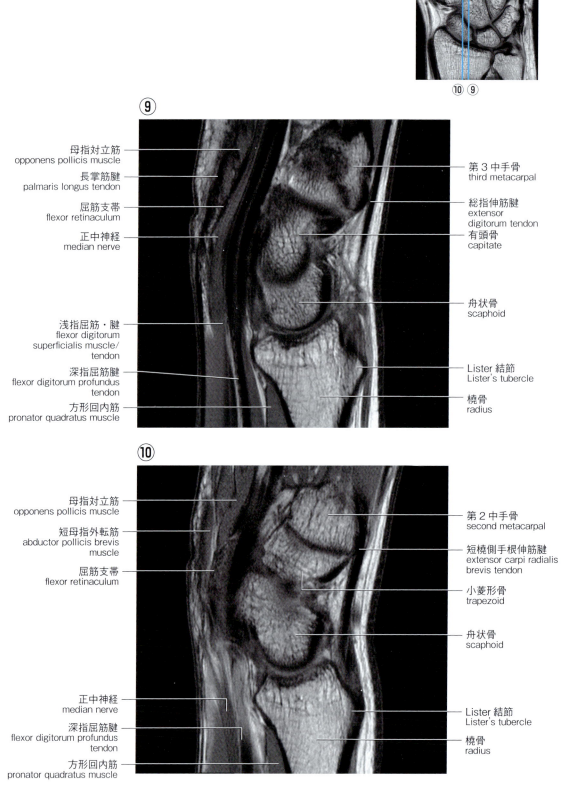

2.3 手関節

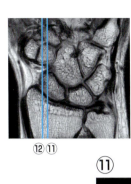

⑫⑪

⑪
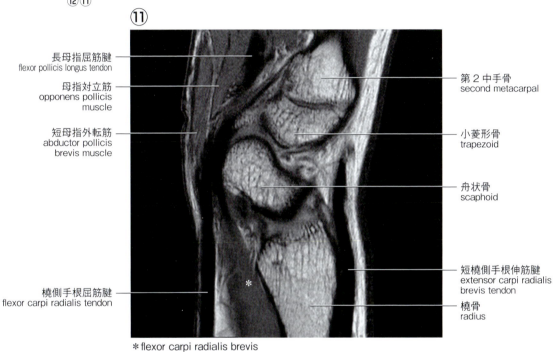

長母指屈筋腱
flexor pollicis longus tendon

母指対立筋
opponens pollicis muscle

短母指外転筋
abductor pollicis brevis muscle

橈側手根屈筋腱
flexor carpi radialis tendon

第2中手骨
second metacarpal

小菱形骨
trapezoid

舟状骨
scaphoid

短橈側手根伸筋腱
extensor carpi radialis brevis tendon

橈骨
radius

＊flexor carpi radialis brevis

⑫
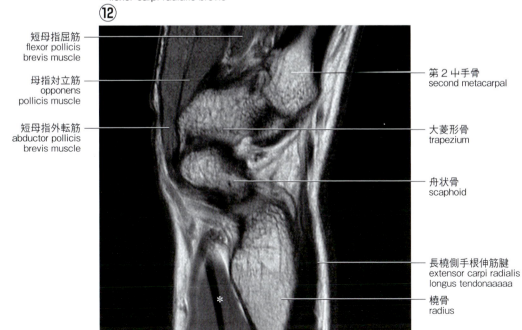

短母指屈筋
flexor pollicis brevis muscle

母指対立筋
opponens pollicis muscle

短母指外転筋
abductor pollicis brevis muscle

第2中手骨
second metacarpal

大菱形骨
trapezium

舟状骨
scaphoid

長橈側手根伸筋腱
extensor carpi radialis longus tendonaaaaa

橈骨
radius

＊flexor carpi radialis brevis

2.3　手関節

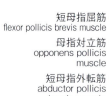
⑭ ⑬

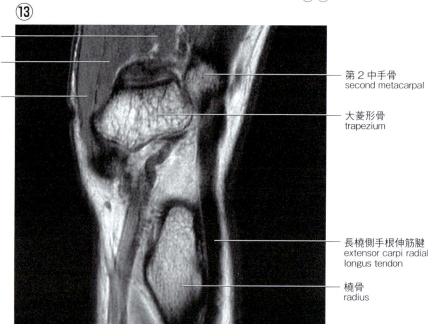
⑬

短母指屈筋 flexor pollicis brevis muscle
母指対立筋 opponens pollicis muscle
短母指外転筋 abductor pollicis brevis muscle
第2中手骨 second metacarpal
大菱形骨 trapezium
長橈側手根伸筋腱 extensor carpi radialis longus tendon
橈骨 radius

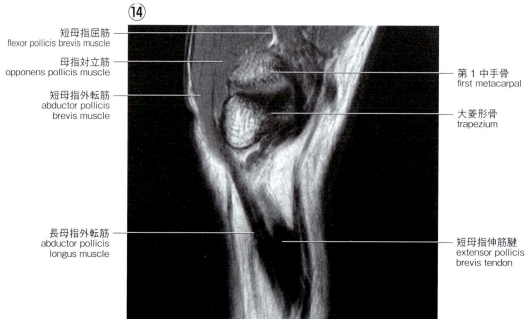
⑭

短母指屈筋 flexor pollicis brevis muscle
母指対立筋 opponens pollicis muscle
短母指外転筋 abductor pollicis brevis muscle
長母指外転筋 abductor pollicis longus muscle
第1中手骨 first metacarpal
大菱形骨 trapezium
短母指伸筋腱 extensor pollicis brevis tendon

2.4 手

軸位断（プロトン密度強調像）

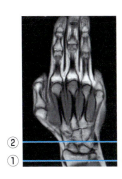
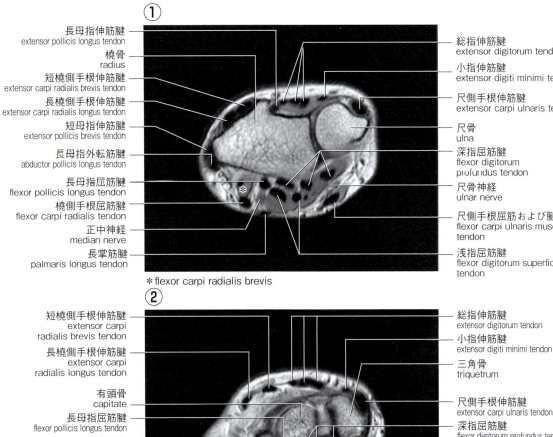

*flexor carpi radialis brevis

2.4 手

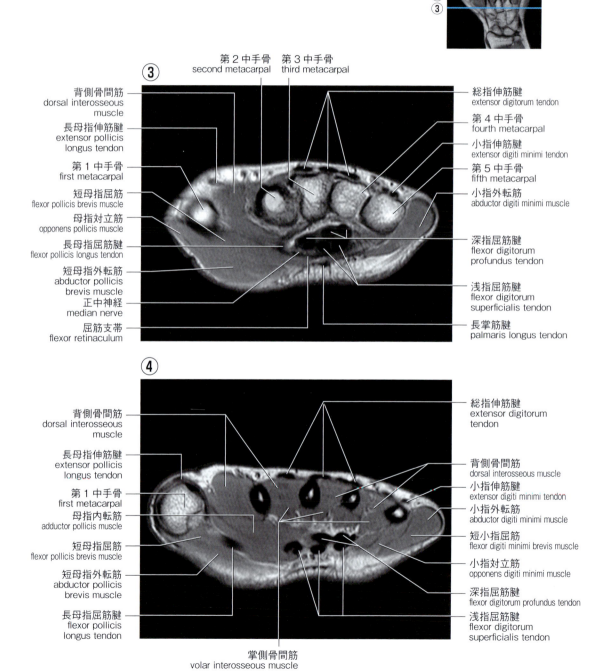

2.4 手

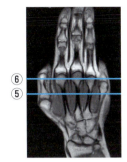

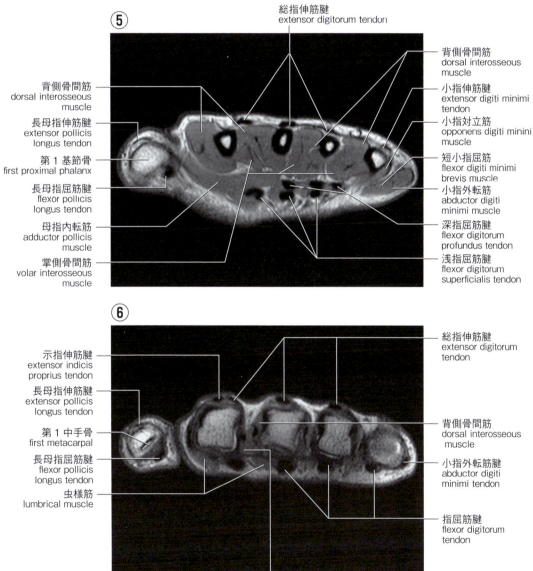

2.4 手

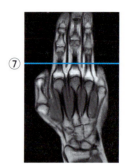

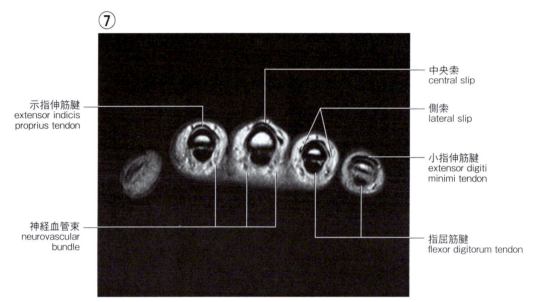

⑦

示指伸筋腱
extensor indicis proprius tendon

神経血管束
neurovascular bundle

中央索
central slip

側索
lateral slip

小指伸筋腱
extensor digiti minimi tendon

指屈筋腱
flexor digitorum tendon

2.4 手

冠状断（プロトン密度強調像）

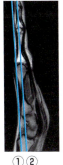
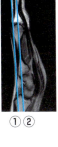
①②

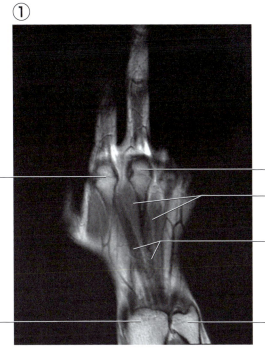

①
- 第2中手骨 second metacarpal
- 第3中手骨 third metacarpal
- 背側骨間筋 dorsal interosseous muscle
- 総指伸筋腱 extensor digitorum tendon
- 橈骨 radius
- 尺骨 ulna

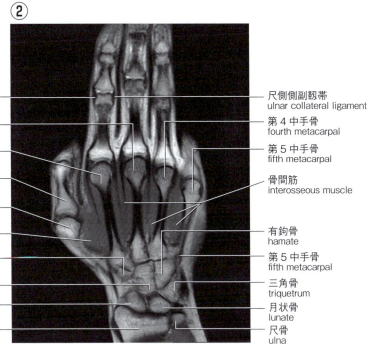

②
- 橈側側副靱帯 radial collateral ligament
- 尺側側副靱帯 ulnar collateral ligament
- 第3中手骨 third metacarpal
- 第4中手骨 fourth metacarpal
- 第2中手骨 second metacarpal
- 第5中手骨 fifth metacarpal
- 第1基節骨 first proximal phalanx
- 骨間筋 interosseous muscle
- 第1中手骨 first metacarpal
- 背側骨間筋 dorsal interosseous muscle
- 有鉤骨 hamate
- 小菱形骨 trapezoid
- 第5中手骨 fifth metacarpal
- 有頭骨 capitate
- 三角骨 triquetrum
- 舟状骨 scaphoid
- 月状骨 lunate
- 橈骨 radius
- 尺骨 ulna

2.4 手

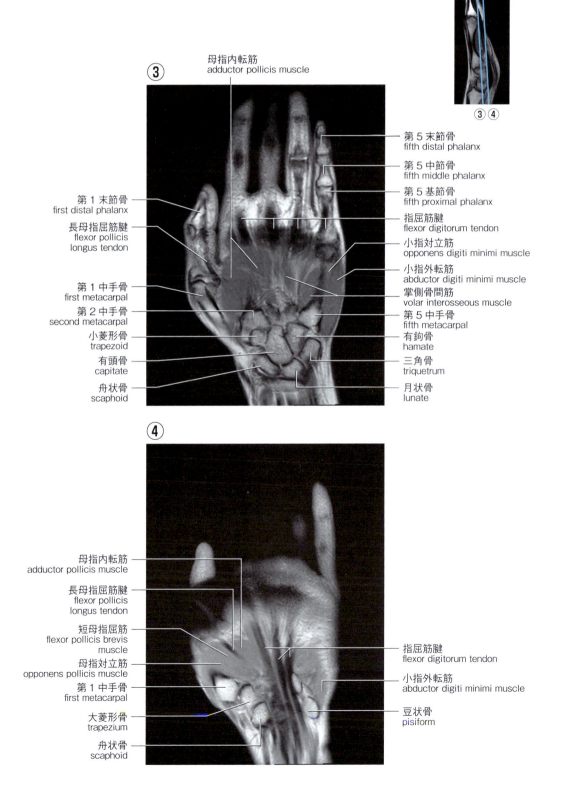

2.4 手

矢状断（プロトン密度強調像）

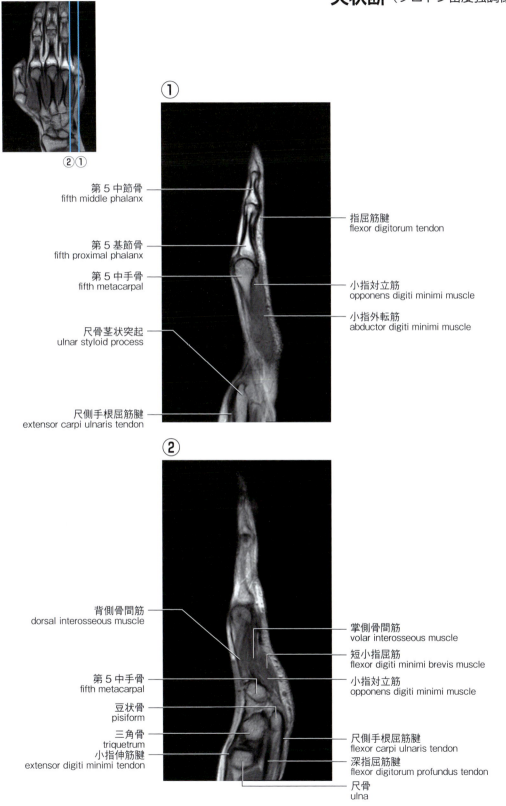

2.4 手

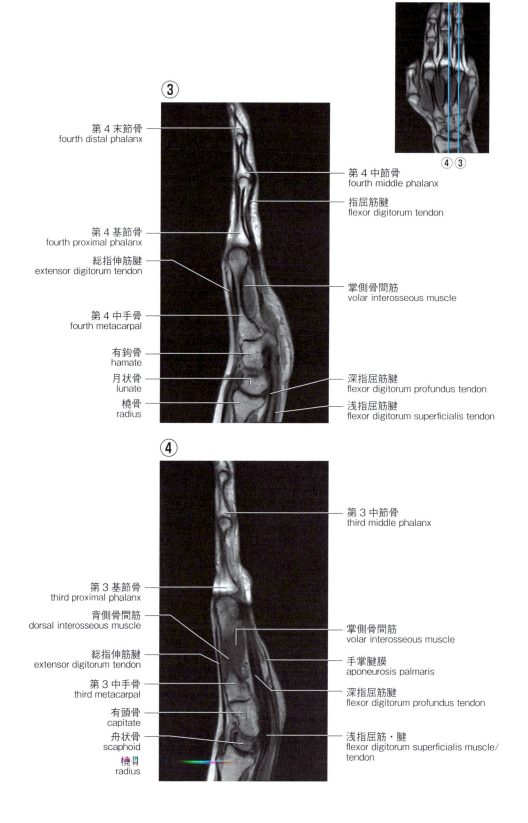

2.4 手

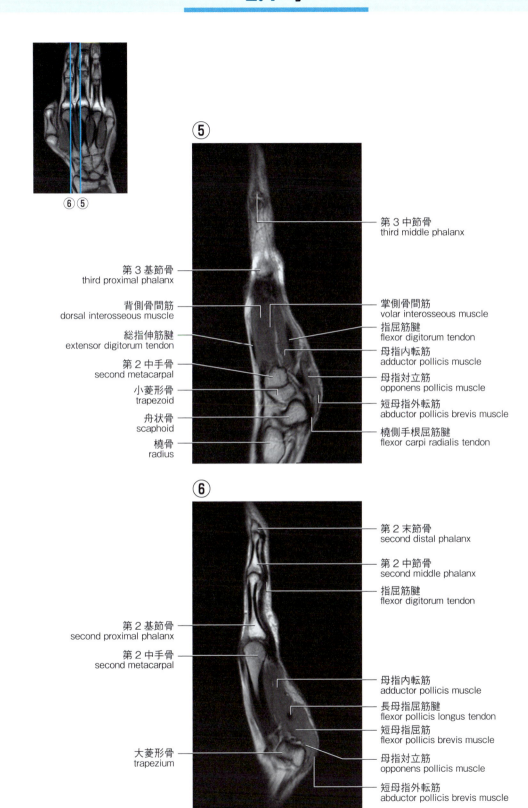

2.4 手

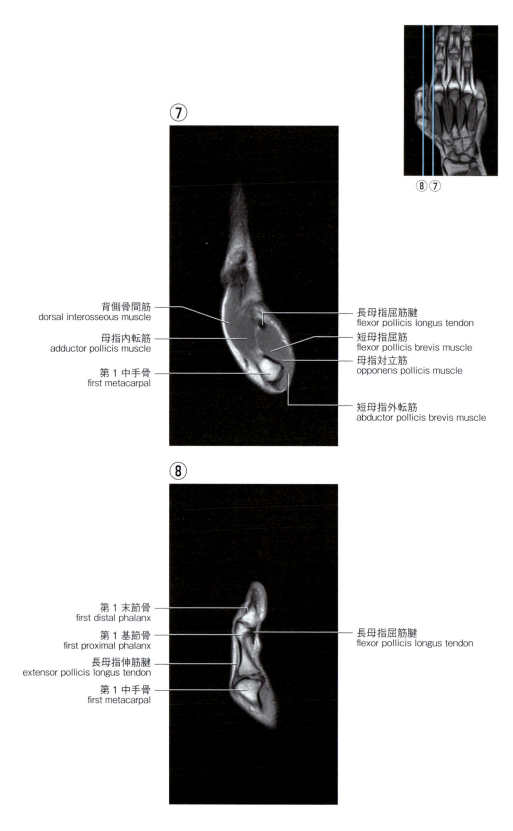

2.5 指

軸位断（プロトン密度強調像）

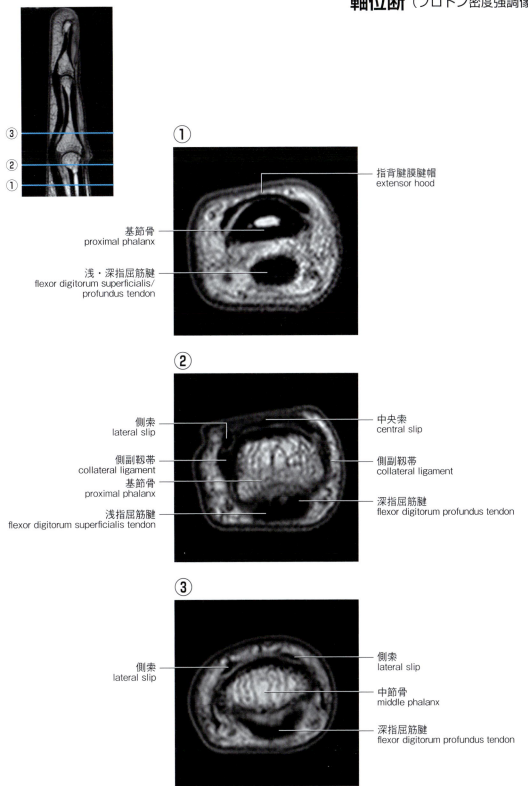

2.5 指

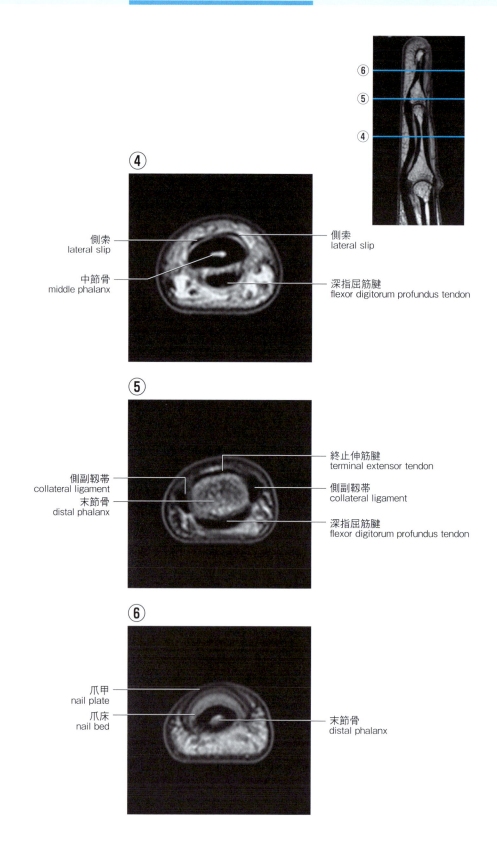

2.5 指

冠状断（プロトン密度強調像）

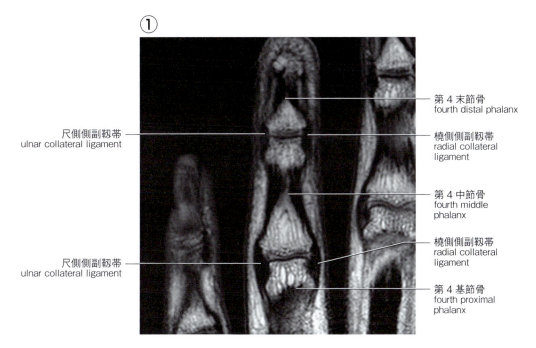

- 第4末節骨 fourth distal phalanx
- 尺側側副靱帯 ulnar collateral ligament
- 橈側側副靱帯 radial collateral ligament
- 第4中節骨 fourth middle phalanx
- 橈側側副靱帯 radial collateral ligament
- 尺側側副靱帯 ulnar collateral ligament
- 第4基節骨 fourth proximal phalanx

矢状断（プロトン密度強調像）

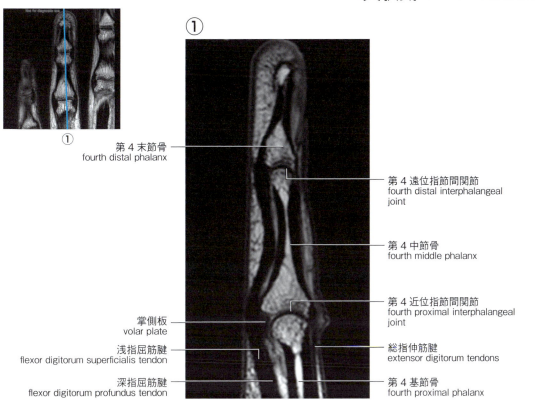

- 第4末節骨 fourth distal phalanx
- 第4遠位指節間関節 fourth distal interphalangeal joint
- 第4中節骨 fourth middle phalanx
- 第4近位指節間関節 fourth proximal interphalangeal joint
- 掌側板 volar plate
- 浅指屈筋腱 flexor digitorum superficialis tendon
- 総指伸筋腱 extensor digitorum tendons
- 深指屈筋腱 flexor digitorum profundus tendon
- 第4基節骨 fourth proximal phalanx

■参考文献

・Andrews CL：Section III, Wrist. In：Sanders RK (ed)：Diagnostic and surgical imaging anatomy：musculoskeletal. Salt Lake City：Amirsys, 2006.
・Grossman JW：Section IV, Hand. In：Sanders RK (ed)：Diagnostic and surgical imaging anatomy：musculoskeletal. Salt Lake City：Amirsys, 2006.
・坂井建雄, 松村讓兒・監訳：プロメテウス解剖学アトラス 解剖学総論 / 運動器系, 第2版. 医学書院, 2011.
・日本手外科学会・編：手外科用語集, 改訂第4版. ナップ, 2012.
・Anderson MW, Fox MG：Sectional anatomy by MRI and CT, 4th ed. Philadelphia：Elsevier, 2017：1-218.

一般的な上肢 MRI 検査法

3.1 表面コイルの選択 ·· 70
3.2 撮像シーケンスの基本的考え方 ·································· 70
 BOX 3.1 MRI 撮像シーケンスの選択 ························ 71
3.3 部位別撮像法 ··· 72
  上腕・前腕 ·· 72
  肘関節 ··· 72
  手関節・手指 ··· 74
 付表 MRI 撮像プロトコール例 ································· 77

本書では単純 X 線写真，CT，MRI や超音波検査の画像が提示されますが，この章では MRI の撮像法についておもに解説します．

　MRI 撮像で最も重要なポイントは被験者の協力を得ることです．1 シーケンスの撮像の間に体が動いてしまうと多くの場合画質の著しい劣化を招き，その数分が無駄になってしまいます．検査全体では 15〜20 分くらいの時間を要するため，この間に動きが入るとシーケンスどうしの比較を行う際にずれが生じるという事態も起こり得ます．被験者には検査中に動くと結果が得られないことをよく説明し，理解してもらいます．上肢の MRI 検査で，特に手関節，手の撮像では腹臥位となって手を頭の上に上げて撮像することがあります．この姿勢は決して楽ではないため，最初のポジショニングの際に検査の間姿勢を維持できるかどうかを被験者によく尋ね，セッティングします．マイクロスコピーコイルのような小円形コイルを使用する際は，ほんのわずかな動きでも画質は著しく低下します．とにかく動かないで検査を受けていただくことが非常に重要です．

　撮像プロトコールについては MRI 機器の違いや施設ごとの検査室の状況，依頼元からの要望など多くの要因があり，一本化することは難しいと考えています．この章では疾患ごとのプロトコール例として掲載しますが，各章の記載も参考にしていただければと思います．

橘川　薫

3.1 表面コイルの選択

表面コイルは撮像対象範囲(撮像領域)に合わせて大きさを選ぶ．上腕全体，前腕全体を撮像範囲とする場合は大きなコイル，肘関節，手関節や手指を高い空間分解能で撮像したい場合は小さなコイルを使用する．表面コイルの感度領域外は空間分解能が著しく低下するため，特に小さなコイルを使用する場合は，目的となる構造物が確実にコイルの感度領域に含まれていることを，位置決め撮影の際に注意深く確認する．検査を始めてからの表面コイルの移動は多忙な検査室では避けたいところであるが，関心領域を外した撮像は不利益をもたらす(検査の意味がなくなる)ことを理解し，検査途中のコイル位置の修正も行う姿勢が結果として検査の質を保つことになる．

3.2 撮像シーケンスの基本的考え方

正常の靱帯，腱は MRI で低信号を呈することが多く，損傷や変性により信号が上昇する．プロトン密度強調像やグラジエントエコー法 T2*強調像(以下 T2*強調像)が特に有用である．これらのシーケンスは magic angle effect(魔法角効果)の影響を考慮する必要があり，T2 強調像を撮像することで真の病変かどうかを判断できる．腱断裂など，直線的に走行しない可能性のある腱の評価には 3D isotropic 撮像を行ってワークステーション上で再構成するとわかりやすい．軟部組織の浮腫や骨髄信号の異常のチェックには STIR 像，脂肪抑制 T2 強調像を撮像する．STIR 像，脂肪抑制 T2 強調像に加え，骨髄病変や骨折線の精査には，アーチファクトが少なく解剖学的構造の把握が容易な T1 強調像も撮像しておくとわかりやすくなる．T2 強調像は液体貯留の評価に優れ，関節内や腱鞘，滑液包炎などの液体貯留の精査目的の場合には含めるようにする．関節軟骨の評価にはプロトン密度強調像，脂肪抑制プロトン密度強調像，T2 強調像，グラジエントエコー法など，関節液と関節軟骨，軟骨下骨のコントラストがつくような撮像法が利用される(図 3.1)．T2*強調像は関節内遊離体の検索やヘモジデリン沈着のチェックに有用である(図 3.2)．関節疾患の検査の場合，脂肪抑制プロトン密度強調像は靱帯，腱，関節軟骨の評価が可能で，STIR 像や脂肪抑制 T2 強調像の代用もできるため，脂肪抑制プロトン密度強調像を複数軸撮像する，という考え方もある．

　軟部腫瘍の場合は，腫瘍を触れる，もしくは訴えている部位がわかるようマーカーを置く．ある程度の広さがある場合は，マーカーを 2 個用いて腫瘍の頭側端・尾側端を示すようにするとよい．解剖の把握が容易な軸位断像(短軸像)の T1,T2 強調像，STIR 像，拡散強調画像を撮像する(BOX 3.1)．

　ガドリニウム(Gd)造影剤は軟部組織腫瘍や滑膜病変の評価に使用され，特に囊胞性病変か充実性病変かの鑑別，膿瘍，炎症性関節炎の診断に有用である．腫瘍や滑膜炎評価の場合はダイナミック MRI も行われる．

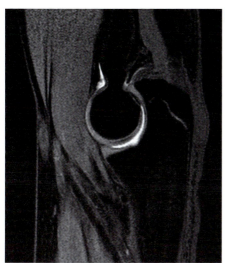

図 3.1 軟骨撮像法
グラジエントエコー法(水選択的励起 fast field echo シーケンス TR/TE＝21.5/10.7，FA45°スライス厚 2 mm　Flex S コイルで FOV 100 mm)
骨と関節軟骨，関節液のコントラストが良好である．

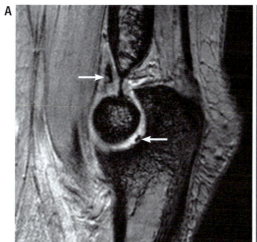
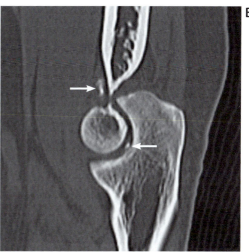

図 3.2 関節内遊離体
A：MRI，T2*強調像(TR/TE＝640/13.8，FA 30°)において，鉤突窩と腕尺関節内に結節状低信号域を認め，認識されやすい(→)．
B：CT，MPR 矢状断像で関節内遊離体(→)は MRI で認められた低信号結節に一致する．

BOX 3.1　MRI 撮像シーケンスの選択

- 靱帯，腱：プロトン密度強調像，T2*強調像，3D isotropic シーケンス
- 軟部組織浮腫：STIR 像/脂肪抑制 T2 強調像
- 骨髄病変，骨折：STIR 像/脂肪抑制 T2 強調像，T1 強調像
- 液体貯留：T2 強調像(脂肪抑制あり・なし)，STIR 像
- 腫瘤：T1 強調像，T2 強調像，STIR 像/脂肪抑制 T2 強調像，拡散強調像
- 関節軟骨：プロトン密度強調像(脂肪抑制あり・なし)，グラジエントエコー法(水選択的励起 GRE 法など)
- 関節内遊離体，ヘモジデリン沈着：T2*強調像

3.3 部位別撮像法

上腕・前腕

上腕，前腕の検査は腫瘍や筋肉，神経の異常をみるために撮像されることが多い．腕は体の横において撮像する．全身コイルで両側同時に検査すると，躯幹部が間に入って肝心の腕が小さくなってしまい空間分解能が落ちるため，通常は患側のみ撮像する．この体位では腕はガントリーの中心からはずれ，磁場の均一性を保ちにくく信号ノイズ比の低下をきたすため，体を斜めにして少しでも腕を寝台の中央に近づける工夫をするとよい(図3.3)．腕の高さも，下になり過ぎないよう注意する．表面コイルはフレックスコイルか，躯幹部の撮像に使用する多チャンネルコイルを使用する(図3.4)．特に上腕部の撮像では，呼吸を浅めにしてもらう，固定を強めに行うなどして呼吸による動きの影響を最小に抑える．

肘関節 [1,2]

仰臥位で腕は降ろした状態で肘関節伸展位とする．肘関節の位置ができるだけガントリーの中央に近づくように体の位置を調整する(図3.3)．前腕を回外位(手のひらが上向き)にすると上腕骨遠位に対する橈尺骨の回旋が少なくなり，側副靱帯の描出能が向上する(図3.5)．表面コイルを使用し，撮像視野(field of view：FOV)は10〜14 cmくらいに設定する．撮像範囲は上腕骨遠位骨幹端(尺骨肘頭は含める)〜橈骨結節まで入れるが，部分的に高分解能で撮像する場合はより狭いFOVを設定する．撮像断面の決定について，冠状断は上腕骨遠位の軸位断像にて内側上顆と外側上顆を結ぶ線を設定し，その線に平行に設定すると側副靱帯が見えやすい断面になる．矢状断は冠状断の垂直の断面とする(図3.6)．

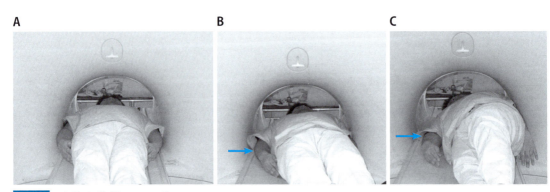

図 3.3 上肢のポジショニング
A：仰臥位では上肢はガントリーの辺縁になる．
B：撮像部位(この場合右上肢)が少しでもガントリー中央に位置するよう，体全体を左側に寄せた状態．
C：体を斜めにすると，右上肢はさらにガントリーの中央に近くなる．

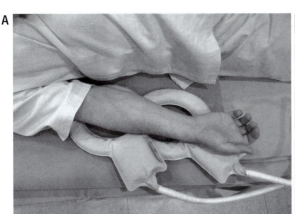
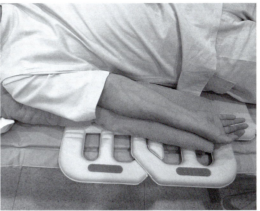
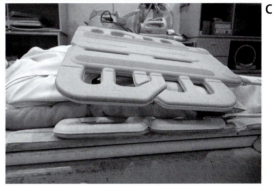

図 3.4 上腕・前腕の撮像：表面コイル
A：円形表面コイルを縦に並べて，前腕を撮像するところ．
B, C：16チャンネルトルソコイルを前腕の下（B）と上（C）に置くと，より均一で高分解能の画像を取得できる．

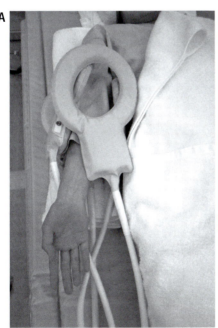
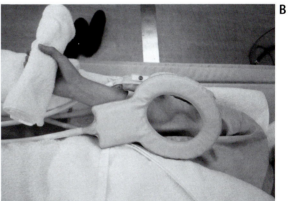

図 3.5 肘関節のポジショニング
A：仰臥位で手のひらを上に向けると肘関節が回外位となる．表面コイルを置いたところ．
B：手にタオルを持ってもらうと回外位が保ちやすい．

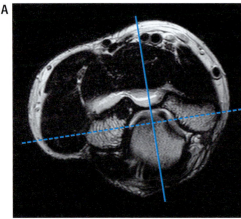
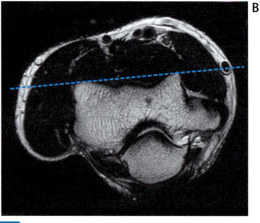

図 3.6 肘関節冠状断・矢状断面の設定

A, B：MRI, T2強調軸位断像　上腕骨遠位鉤突窩レベル(A)で内側上顆と外側上顆を結んだ線，もしくは上腕骨滑車レベル(B)で滑車と小頭の前縁を通る線を引き，それに平行な冠状断面を設定する(破線)．矢状断は設定した冠状断に垂直に設定する(実線)．

C：プロトン密度強調冠状断像　内側側副靱帯(→)，外側側副靱帯(▶)が描出されている．

手関節・手指

片側の撮像では手関節を磁場中心に置くために，腹臥位で手を頭の上に上げる．頭，胸の下にはタオルなどを置いて，腹臥位が保ちやすいよう工夫する．腹臥位をとるのが困難な場合は，仰臥位にて手を体の横において撮像するが，この場合も腕や肘と同様，少しでも手が磁場中心に近づくよう体を斜めにするなどの工夫をするとよい．手関節から手指までを撮像する場合は表面コイルを複数合わせて，FOVを広くとる．専用リストコイルやマイクロスコピーコイルでは三角線維軟骨複合体(triangular fibrocartilage complex：TFCC)や手指の関節など，小さな部位(FOVも10 cm以下)を高分解能で撮像できる(図 3.7)．

関節リウマチなどで両手を同時に撮像したい場合は側臥位となって両手を揃えて撮像する方法がある．どちらかの手にマーカーをつけ，左右が区別できるようにする．

手を挙上し掌を下にした体位では手関節が回内位となる．TFCCの撮像では手関節中間位での検査が望ましいとされ，腕を降ろして体の横に手関節を置いて撮像する(図 3.8)．

最後に疾患別，部位別プロトコール例を示す(付表)．

なお，腫瘍の撮像断面は関節や既存構造との関係，読影しやすさなどから選択する．短軸像は解剖学的位置が把握しやすい．可能なかぎり造影ダイナミック撮像を行う．

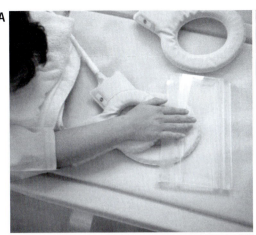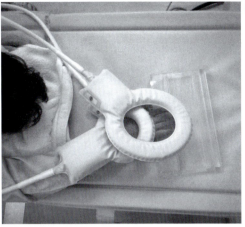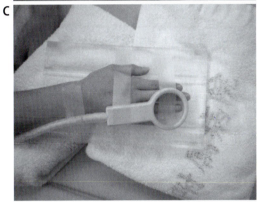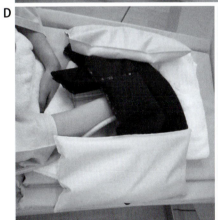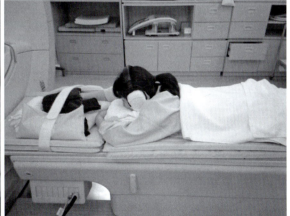

図 3.7 手・手関節のポジショニング
A, B：腹臥位で手を頭の上に上げたところ．写真は 2 チャンネルコイルを 2 組使用し，手関節から指先までを撮像部位としている．
C：環指の指尖部から近位指節間関節までの撮像で手をアクリル台の上に置き，直径 47 mm 径のマイクロスコピーコイルを設置したところ．
D：固定には砂嚢などを使用する．
E：固定後の状態．顔は横向きでも下向きでもよいが，楽な姿勢であるかどうかを確認する．写真ではタオルを顔の下に敷いて非検査側の手で抱えるようにしている．

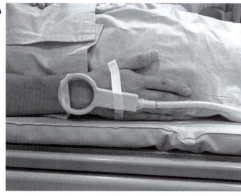 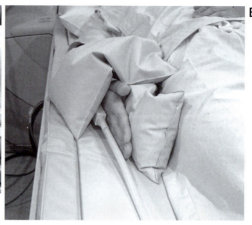

図 3.8 TFCC のポジショニング
A：手関節中間位とするため，手を体の横に沿わせている．マイクロスコピーコイルを TFCC 部分に貼り付けたところ．
B：砂嚢などで動かないように固定する．

■ 文 献

1) 日本医学放射線学会, 日本放射線科専門医会・医会・編：画像診断ガイドライン 2016 年版. 金原出版, 2016.
2) Sampath SC, Sampath SC, Bredella MA：Magnetic resonance imaging of the elbow：a structured approach. Sports Health 2013；5：34-49.

付表：MRI 撮像プロトコール例

部位	疾患	撮像断面 冠状断	撮像断面 軸位断	撮像断面 矢状断	追加撮像のヒント
肘関節	野球肘 外側上顆炎 内側上顆炎	PD, FSPD/STIR, 水選択的励起 GRE	T2	水選択的励起 GRE	
肘関節	側副靱帯損傷・腱損傷	PD, T2＊, STIR/FST2	T2, STIR/FST2		脱臼後など骨傷を疑う場合は矢状断STIR/FST2 も有用である
肘関節	肘部管（尺骨神経）		T2, T2＊, STIR/FST2	STIR/FST2（T2・T2＊も有用である）	
肘関節	変形性関節症，遊離体	T2＊	T2＊	T1, T2, STIR/FST2, 水選択的励起 GRE	
手関節・手	舟状骨骨折	T1, T2, STIR/FST2		T1, STIR/FST2	
手関節・手	Kienböck 病	T1, T2＊/PD, STIR/FST2		T2＊/PD, T1	
手関節・手	TFCC 損傷	PD, T2＊, STIR/FST2	T2＊	T2＊/PD	
手関節・手	腱損傷		PD, STIR/FST2		損傷腱に沿った断面の PD, 3D isotro-pic PD も有用である
手関節・手	関節リウマチ	T1, T2, STIR/FST2, 造影後 FST1	T1, STIR/FST2, 造影後 FST1		可能であれば造影ダイナミック（冠状断）
腫瘍		短軸像の T1, T2, STIR/FST2，拡散強調画像，造影ダイナミック，造影後 FST1			出血が疑われる場合 T2＊が有用である

T1：T1 強調像，T2：T2 強調像，PD：プロトン密度強調像，FST2：脂肪抑制 T2 強調像，FSPD：脂肪抑制プロトン密度強調像，FST1：脂肪抑制 T1 強調像，T2＊：T2＊強調像，GRE：グラジエントエコー法

4

スポーツ障害

4.1	側副靱帯の解剖	80
	内側側副靱帯の解剖	80
	内側側副靱帯の MR 画像	82
	外側側副靱帯の解剖	83
	外側側副靱帯の MR 画像	84
4.2	野球肘	85
	野球肘と画像診断	85
BOX 4.1	野球肘の種類	86
	投球動作のメカニズム	86
BOX 4.2	投球動作とおもな野球肘のタイプ	87
	野球肘における MRI の役割	87
	外側型野球肘の臨床的事項	88
	外側型野球肘の画像所見	89
	内側型野球肘の臨床的事項	94
	内側型野球肘の画像所見	95
コラム 4.1	トミージョン手術と PRP 療法	97
	後方型野球肘	98
	複合損傷	98
4.3	テニス肘	101
	外側型テニス肘（初心者テニス肘，上腕骨外側上顆炎）の臨床的事項	101
	外側型テニス肘の画像所見	101
	内側型テニス肘（上級者テニス肘，上腕骨内側上顆炎）の臨床的事項	103
	内側型テニス肘の画像所見	103
4.4	ゴルフ肘	104
	ゴルフ肘の臨床的事項	104
	ゴルフ肘の画像所見	105
4.5	その他のスポーツ障害	106
	本章の「あとがき」として	108

80　第4章　スポーツ障害

この章では上肢，特に肘関節のスポーツ障害について解説していきます．スポーツ障害は肘関節領域で最も MRI が撮像される頻度が高い疾患群の1つです．なかでも野球肘は，競技人口の多さもあって，臨床的に非常に遭遇する頻度の高い疾患といえます．

　スポーツ障害の診断のポイントは，どのような動作で，どのような外力がどの組織に加わっているのかを想定することが所見の拾い上げや解釈に非常に重要です．どのような外力が加わってこのような状態となったのかを画像から推測することは整形外科領域の画像診断の醍醐味の1つといえます．また，野球肘はそのダイナミクスを最も味わうことができる疾患だと考えています．

　野球肘の場合，原因となる主たる外力は肘関節への「外反ストレス」になります．それによって肘の軟部組織のどの部位にどのような外力が加わるのか，あるいは投球動作のどの時期に，どこにどんな外力が加わるのかなどを正しく理解していれば，診断に苦慮することはありません．逆に，その想定される外力から外れる損傷はまず生じません．

　また，スポーツ障害の画像診断で最も重要なポイントの1つとして「複合損傷」が挙げられます．特に野球肘では，検査の主目的となる部位以外に複数の所見を目にすることが珍しくありません．ただし，そこに意識的に目が向くかどうかは，上述したように投球動作のメカニクスを理解しているかにかかってきます．

　本章で少しでも整形外科領域の画像診断の醍醐味を実感していただければ幸いです．

岡本嘉一

4.1　側副靱帯の解剖

肘関節のスポーツ障害の習熟にあたり，側副靱帯の理解は必須である．そこでまずは肘内側・外側の側副靱帯について解説する．

内側側副靱帯の解剖

内側も外側も基本的に3本の靱帯から構成されている．外側はバリエーションが多いが，内側は比較的定型的である．

　3本の靱帯は文献によりさまざまな名称の記載があるが，前斜走線維(anterior bundle)，後斜走線維(posterior bundle)，横斜走線維(transverse bundle)などとよばれる(図4.1A)．前斜走線維が最も強靱で，肘内側部の安定性に寄与する一方，横斜走線維の関与は少なく，前斜走線維と後斜走線維とを連結するように走行する．

　肘伸展時，すなわち MRI 撮像時は，前斜走線維は緊張し，後斜走線維は弛緩している(図4.1B)．屈曲時はこれが反対(前斜走線維は弛緩し，後斜走線維は緊張する)となる(図4.1C)．

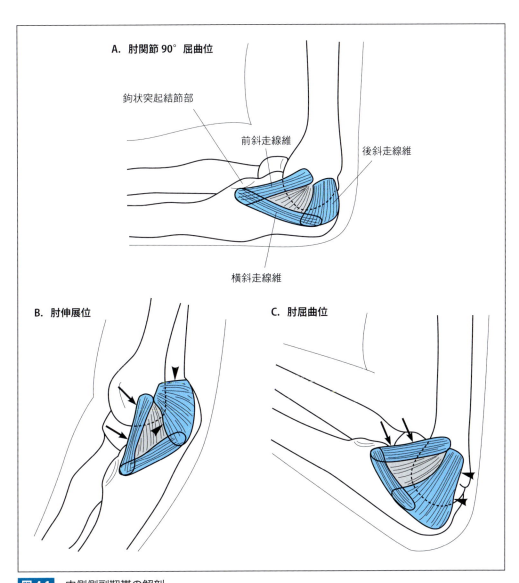

図 4.1 内側側副靱帯の解剖
A：肘関節90°屈曲位，B：肘伸展位，C：肘屈曲位　内側側副靱帯は，前斜走線維(anterior bundle)，後斜走線維(posterior bundle)，横斜走線維(transverse bundle)の3本の靱帯より構成される(A)．なかでも前斜走線維が最も強靱で，肘内側部の安定性に寄与しており，近位では内側上顆から起こり，遠位では鉤状結節部に付着する．肘伸展時(B)（通常のMRI撮像時）は，前斜走線維は緊張し(B, →)，後斜走線維は弛緩している(B, ▶)．肘屈曲時(C)は，これが反対となる〔前斜走線維は弛緩し(C, →)，後斜走線維は緊張する(C, ▶)〕．

　外力を受けこれらが損傷すると，最初に前斜走線維が傷み，さらに強い外力により後斜走線維も同時に損傷することがある．後斜走線維の単独損傷は基本的にはないため，前斜走線維の損傷を正しく診断することが重要である．この前斜走線維は近位では内側上顆から起こり，遠位では鉤状結節部に付着する．

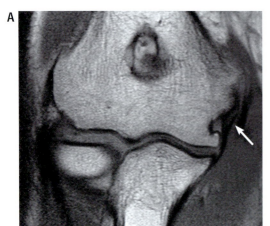
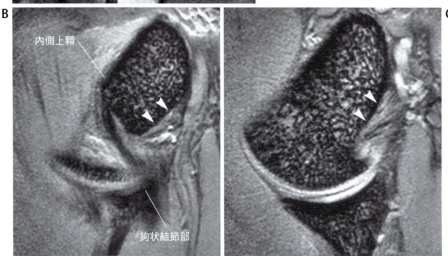

図 4.2 正常肘関節内側側副靱帯の MR 画像
A：MRI，プロトン密度強調冠状断像，B,C：T2*強調矢状断像　MRI，プロトン密度強調冠状断像（A）では，内側側副靱帯を一断面で捉えることが可能である．本症例ではプロトン密度強調像では遠位から近位に向かって扇状に広がるような低信号構造として描出される．さらに近位部では内部が若干境界不明瞭な高信号を呈することが多く，損傷と見誤らないことが重要である（A，→）．また，MRI は伸展位で撮像されるため，前斜走線維は収縮し，後斜走線維は弛緩する．BC は薄層スライスによる肘内側の画像であるが，前斜走線維は内側上顆から鉤状結節部に向かって走行する帯状の低信号として描出される．一方，隣接する断面に，内部に線維性成分を含む斜走する扇状構造が認められる（BC，▶）が，これが後斜走線維である．〔岡本嘉一，西浦康正：肘関節の MRI ―正常構造と疾患．丸毛啓史・編：ここまでわかる!! 関節疾患の画像診断．整・災外 2011；54（4月臨時増刊号）：592．より〕

内側側副靱帯の MR 画像（図 4.2）

内側側副靱帯の観察は基本的に冠状断で行う．正常の内側側副靱帯は肘伸展位では辺縁平滑，境界明瞭な低信号の帯状構造として描出される．通常近位側は扇状に広がる，あるいは遠位側に比べてやや太く描出されることが多い（図 4.2A）．しかしこの近位部の描出には比較的個人差があり，遠位から近位まで全く厚みの変化なく描出される場合もある．

またプロトン密度強調像にてこの扇状の部位（近位部）は健常でも内部がやや高信号に描出されることが多い（図 4.2A の→）が，均一な低信号として描出されることもまれではない．

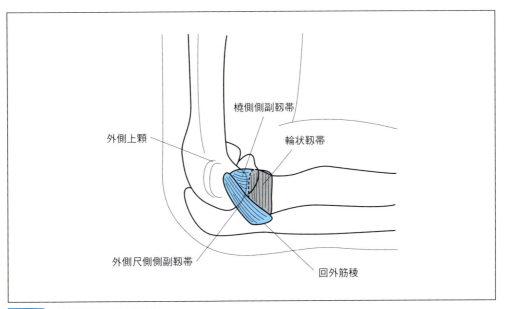

図 4.3 外側側副靱帯の解剖

通常外側側副靱帯は上腕骨外側上顆から発生し，橈側側副靱帯（狭義の外側側副靱帯）と外側尺側側副靱帯という2本の線維束に分かれる．橈側側副靱帯は外側上顆から扇状に拡がって輪状靱帯へ向かう．外側尺側側副靱帯は外側上顆から尺骨回外筋稜へ付着する．この靱帯が肘外側の安定性に最も寄与する靱帯である．

このようにMRI冠状断像での内側側副靱帯は多少バリエーションがある．

また上述のように実際の内側側副靱帯は3本から構成されているが，このうち前斜走線維と後斜走線維をMRIで分離して観察することも可能である．特に近年のMRI装置では薄層スライスでも画質が良好であるため，矢状断で肘内側を撮像すると前斜走線維と後斜走線維とを分離して同定することが可能である．このとき肘伸展位で前斜走線維は緊張しており帯状の低信号構造として描出され，一方後斜走線維は扇状の構造として描出され，$T2^*$強調像でこの内部に筋状の高信号が観察される．

外側側副靱帯の解剖

外側側副靱帯は2本，ないしは後述する輪状靱帯を合わせて3本と考える．これらはバリエーションが豊富であり，特に輪状靱帯は画像的に同定が難しい靱帯である．

通常外側側副靱帯は上腕骨外側上顆から発生し，橈側側副靱帯（狭義の外側側副靱帯）と外側尺側側副靱帯という2本の線維束に分かれて遠位へ向かう（図4.3）．

橈側側副靱帯は外側上顆から扇状に拡がって輪状靱帯へ向かい，これと分離困難となる．この前方部分は伸展位にて緊張した状態となるため撮像時は基本的に緊張している．また後方部は屈曲にて緊張するため逆の緊張がかかるが，画像的には直線状の帯状構造として同定されるのみで前部，後部は分離できない．

また外側に存在しているのに，尺側（内側）へ走行するユニークな名称である「外側尺側側

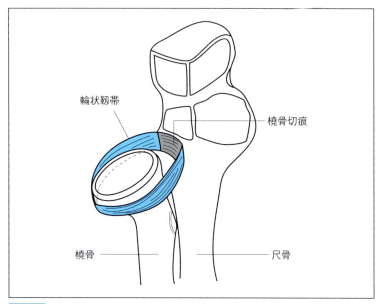

図 4.4 線維骨性輪
輪状靱帯は，橈骨頭の関節環状面を取り巻いており，近位橈尺関節の安定性に寄与している．特に前腕を回内させると線維骨性輪とよばれる尺骨の橈骨切痕（灰色）と輪状靱帯（青色）で構成されるリングが緊張し，近位橈尺関節は安定する．

副靱帯」は，外側上顆から尺骨回外筋稜へ付着する．この靱帯が肘外側の安定性に最も寄与する靱帯である．画像的には比較的同定に難渋することは少なくなく，特に関節液が貯留している場合はより同定が容易となる（図 4.3）．

輪状靱帯は，橈骨頭の関節環状面を取り巻いており，近位橈尺関節の安定性に寄与している（図 4.4）．特に前腕を回内させると線維骨性輪とよばれる尺骨の橈骨切痕と輪状靱帯で構成されるリングが緊張し近位橈尺関節は安定する．

外側側副靱帯の MR 画像（図 4.5）

外側側副靱帯の全体的な観察も冠状断が最も有用である．そのうち，橈側側副靱帯は輪状靱帯すなわち橈骨頭方向へ向かう直線状の低信号構造として同定されうる．また外側尺側側副靱帯は複数の断面にまたがって描出されることが多いが，橈骨頭を遠位側に追跡すると急角度に尺側へ屈曲する構造として描出される．

近位側，すなわち外側上顆付近ではテニス肘で問題となる総伸筋腱がこの靱帯のきわめて近い部位を走行している．腱は靱帯より外側を走行し，靱帯よりやや近位で外側上顆に付着している．

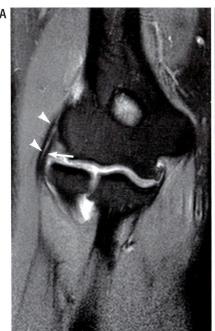
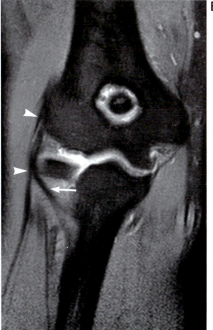

図 4.5 正常肘関節外側側副靱帯の MR 画像
A：MRI, 脂肪抑制プロトン密度強調冠状断像，B：Aの1スライス手背側　MRI, 冠状断像(A)で，橈側側副靱帯(A, →)と，その表層を走るのは総伸筋腱(AB, ▶)が観察できる．Aの1スライス手背側の断面(B)では，外側尺側側副靱帯が描出されている(B, →)．この画像は関節液が比較的目立っており，このような状態では外側側副靱帯の同定がより容易となる．〔岡本嘉一，西浦康正：肘関節の MRI ―正常構造と疾患．丸毛啓史・編：ここまでわかる!! 関節疾患の画像診断．整・災外 2011；54(4月臨時増刊号)：593．より〕

4.2 野球肘
baseball elbow

野球肘と画像診断

患者が受診する頻度が最も高いのは外側型野球肘，いわゆる離断性骨軟骨炎である．また大人であれば内側型野球肘が多いが，その本体はほぼ内側側副靱帯損傷である．子供の内側型野球肘は骨，軟骨より靱帯のほうが強靱であることが多く，その付着部炎ないし裂離骨折として現れる．また上腕三頭筋がフォロースルー期に収縮を繰り返すことにより肘頭が疲労骨折することがあり，後方型野球肘とよばれる．臨床的に野球肘は，内側型・外側型・後方型の3パターンのいずれかであることが多い(BOX 4.1)．

外側型野球肘の場合は「痛み」を伴うことが多いので，わりと病院を受診するケースが多いが，内側側副靱帯損傷の裂離を伴わない場合は靱帯自体には痛覚がないので，訴えは「違和感」程度であり，そのため病院まで受診されないケースもある[1~3]．

早期では，単純X線撮影とともに MRI が有用である．また進行期の診断やフォローも単

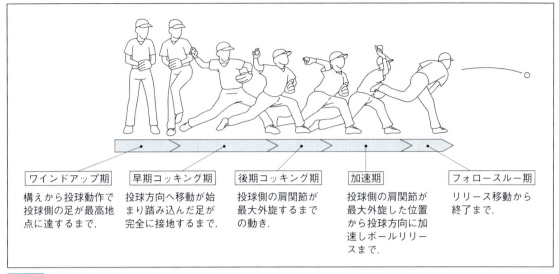

図 4.6 野球の投球動作
「ワインドアップ期」,「コッキング期(早期・後期)」,「加速期」から最終的にボールをリリース後,「フォロースルー期」へと至る.特にコッキング期から加速期にかけて肘に最も外反ストレスがかかるため,最も投球動作で重要な時期である.(Cummins CA, Schneider DS : Peripheral nerve injuries in baseball players. Phys Med Rehabil Clin N Am 2009 ; 20 : 175-193. をもとに作成)

BOX 4.1 野球肘の種類

内側型:内側上顆炎,内側側副靱帯損傷(裂離骨折),回内筋付着部炎,内側上顆骨端離開(リトルリーグ肘),肘部管症候群

外側型:離断性骨軟骨炎,外側上顆炎

後方型:肘頭疲労骨折,上腕三頭筋腱炎,後方衝突症候群

純X線撮影が主であるが,MRIやCTが撮像されることもある.

　野球肘はほかのスポーツ障害同様,複合損傷の頻度が非常に高い疾患である.そのため検査の依頼内容が「外側型」であっても,内側や後方などの野球肘の好発部位にはすべて目を通すことを習慣づけたほうがよい.

投球動作のメカニズム

野球の投球動作は,おもにいわゆる振りかぶり動作である「ワインドアップ期」から,肘を後ろに引く「コッキング期」を経て,実際にボールを前に運ぶ「加速期」から最終的にボールをリリースして,「フォロースルー期」へと至る.投球動作は全体で1.4〜2秒ほどで行われる.非常に速く,なおかつ上半身と下半身を連動させて効率よく力をボールへ伝える全身の「運動連鎖」的動作である(図4.6).

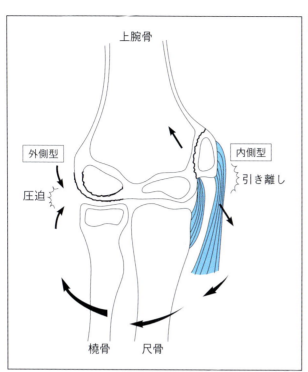

図 4.7 投球時の肘にかかる外反ストレス
コッキング期〜加速期の外反力では，肘外側では上腕骨小頭と橈骨頭とが衝突するような外力が生じる．また肘内側では内側側副靱帯を近位側と遠位側へ引っ張ろうとする外力が加わる．

BOX 4.2 投球動作とおもな野球肘のタイプ

コッキング期〜加速期：内側型，外側型
リリース期〜フォロースルー期：後方型

野球肘にはさまざまな要素が関係して発症するが，いずれにせよ局所での最重要点は，肘に「外反力（valgus stress）」が加わっているということである[4〜6]（図 4.7）．

このとき，肘外側では上腕骨小頭と橈骨頭とが衝突するような外力が，また内側では内側側副靱帯を近位側と遠位側へ引っ張ろうとする外力が加わる．これらが特に後述する外側型，内側型野球肘の原因となっていく（BOX 4.2）．

野球肘における MRI の役割

従来野球肘はおもに，単純 X 線写真や触診などにより診断されていた．MRI ではこれらで知りえない軟部組織の状態を把握しうる大きなメリットがあり，野球肘診断に大変有用である．役割は後述のように「早期診断」と「進行度診断」との大きく 2 つに分けられる．

一方で，MRI だけで診断するデメリットは左右差を観察することができないことにある．特に野球肘の好発時期である小学校高学年生から中学生では内側側副靱帯の厚みが成長に伴い変化するため，損傷による腫大の判断は困難である．また，靱帯付着部の骨片などは

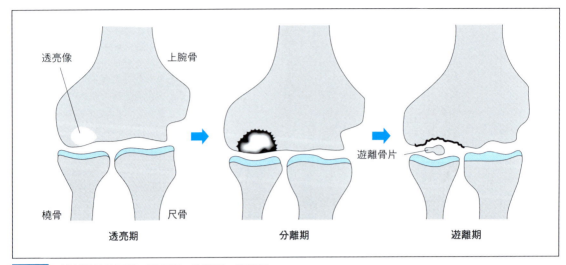

図 4.8 離断性骨軟骨炎の透亮期・分離期・遊離期
「透亮期」は外側型野球肘の初期像で，単純X線写真において上腕骨小頭の軟骨下骨を中心に透亮像が描出される時期である．これが進行すると「分離期」となり，病巣の骨構造が周囲より離断し，これを覆う関節軟骨とともに母床からズレを生じ始める．さらにこれが進行すると「遊離期」となり，母床から病巣が完全に離れて関節腔に遊離する．

MRI単独ではむろん形態学的評価は行えないため，単純X線写真の参照が必須である．

◎早期診断
MRIは早期診断に鋭敏な検査である．内側型では内側側副靱帯付着部，外側型では上腕骨小頭に脂肪抑制プロトン密度強調/T2強調像により骨髄浮腫が高信号として出現する[7,8]．後方型でも肘頭の早期疲労骨折が高信号として描出される．

◎進行度診断
おもに外側型ではステージングの診断に用いる．治療方針は後述のように選手，保護者，整形外科医の考え方によりさまざまであるが，少なくともMRIで分離期か否か，その前期か後期かは正確に診断し整形外科医に伝えたい[9]（図4.8）．内側型では内側側副靱帯の損傷の部位や程度，離断骨片との関係などの診断が可能である．

外側型野球肘の臨床的事項

外側型野球肘は，ごく初期に発見できればほぼ完治できるため，早期発見，早期治療が重要といえる[10]．

　前述のように，原因は繰り返しの外反ストレスによる橈骨頭と上腕骨小頭との頻回の衝突による．最も頻度の高い外側型野球肘は，圧倒的に離断性骨軟骨炎である．

　この疾患の"原因"は衝突だが，その後どのようなメカニズムを経て疾患に至るのかはいまだ不明な点が多い．ただし衝突の直達刺激は軟骨深層から軟骨下骨に及ぶ．すなわち衝突

により関節軟骨の頻回の衝突による骨，軟骨の微小外傷があり，軟骨損傷が先行し，続いて軟骨下骨が骨折する[11]との報告がある．この状態が初期病変として上腕骨小頭の透亮像として描出される．MRIでは脂肪抑制プロトン密度強調/T2強調像にて骨髄浮腫として描出される（正確には透亮期よりさらにやや前駆段階）．

この状態でも投球を止めず，衝突が続く場合は軟骨下骨にさらなるダメージを生じる．これによって軟骨下骨に骨の脆弱性を生じ，病巣は周囲骨より剥がれやすい状態となっていく．

この脆弱化した軟骨下骨片が母床と連続性をまだ有する場合を「分離期前期」とよぶ．さらに進行すると脆弱化した骨片が周囲(母床)から"ズレ"を生じはじめ，それとともにその軟骨下骨片表層を覆う関節軟骨に亀裂を生じる．ここまで進行すると亀裂部から関節液が，母床から分離，離断した軟骨および軟骨下骨との間に進入する．この「母床から分離した状態」が分離期後期である．したがってMRIにより「分離期後期」と診断しうるには離断部(亀裂部)への関節液進入を確認しえた場合，ということになる[9, 12, 13]．一方，「分離していても関節液が進入していない場合」の分離期後期の診断は大変難しい．

一般的にはこの分離期後期は手術適応となりうるが，野球肘治療の考え方はさまざまあり，必ずしも定型的な治療がなされるわけではない．その決定要素として本人の野球選手としてのゴール(到達点)が影響することが多い．また本疾患患者の大部分は小学校高学年生から中学生であり，この時点で体にメスを入れることの本人および保護者の心理的抵抗，などの要素も実際には加味されることが多い．

さらに「分離期後期」が進行すると徐々に関節腔へ骨軟骨片が突出する．そして最終的には関節腔に遊離し，「遊離期」となる．

「関節腔への骨軟骨片の突出」所見は重要である．ロッキングの原因となるうえ，画像診断上も，病巣と周囲に段差があるということは「骨片が完全に母床から離れている」といえる所見であり，関節液が進入していなくとも分離期後期に相当するといえる所見である．

以下，各ステージにおける代表的な画像所見を紹介する．

外側型野球肘の画像所見

◎透亮期

　単純X線写真：上腕骨小頭に一致し，種々のパターンの骨透亮像が認められる(図4.9)．

　MRI：上腕骨小頭の軟骨下骨に一致し，脂肪抑制プロトン密度強調/T2強調像で骨髄浮腫性変化(高信号)が認められる(図4.10)．

◎分離期

　単純X線写真：上腕骨小頭に一致した透亮像が認められるほか，この領域には大小さまざまな骨片構造も認められる(図4.11)．この骨構造が関節腔へ明らかに突出すると，遊離期となる．正面像では母床から分離した骨片があるのか否かは診断がしばしば難しく，斜位45°像と併せた評価が推奨される[7, 10]．45°屈曲位では小頭のやや前よりがtangent(接線方向)になるので所見を拾い集めやすくなる[14]．

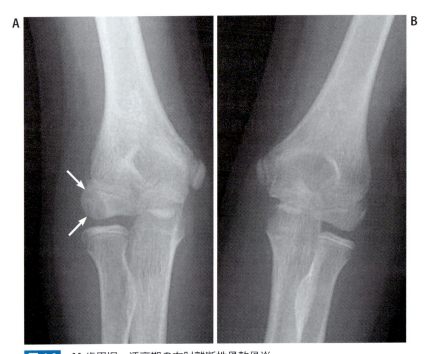

図 4.9 11 歳男児　透亮期の右肘離断性骨軟骨炎
A：右肘関節単純 X 線写真正面像，B：左肘関節　肘関節周囲の成長板に癒合はみられておらず，形態的な左右差は認められない．右上腕骨小頭には円形～類円形の比較的広汎で境界不明瞭な骨透亮像が認められる（A, →）．遊離体は認めない．典型的な透亮期の野球肘の所見である．（八王子スポーツ整形外科 中井大輔先生のご厚意による）

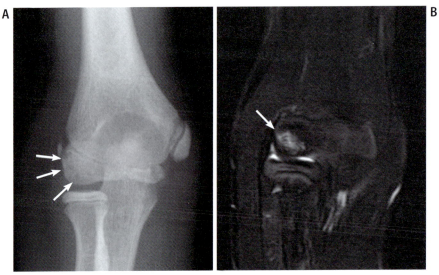

図 4.10 14 歳男性　透亮期の右肘離断性骨軟骨炎
A：右肘関節単純 X 線写真正面像，B：MRI，脂肪抑制 STIR 冠状断像（A とほぼ同時期）　単純 X 線写真（A）では，右上腕骨小頭に spotty な（点状の）骨透亮像が散見される（A, →）．MRI（B）では，同部は比較的限局した骨髄浮腫を反映し，境界やや不明瞭な高信号として描出される（B, →）．（筑波記念病院放射線科 鯨岡結賀先生のご厚意による）

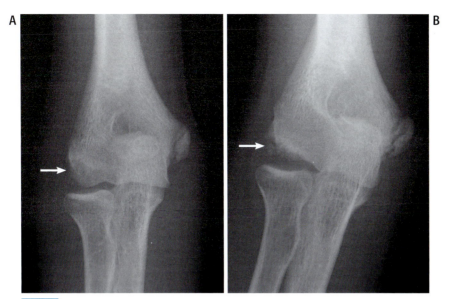

図 4.11 16 歳男性　分離期の右肘離断性骨軟骨炎
A：肘関節単純 X 線写真正面像，B：斜位 45°像　単純 X 線写真（A）で，上腕骨小頭に小囊胞集簇状の骨透亮像が全体に認められる（A, →）．その辺縁（上縁）には骨硬化像が認められ，小頭全体の辺縁も不整となっている．この断面では骨が母床と分離しているのかどうかは不明瞭である．斜位 45°像（B）では，母床から独立した小骨化巣が描出されている（B, →）．

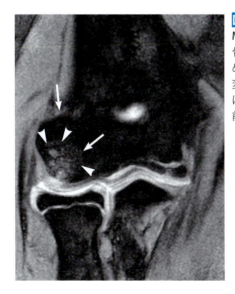

図 4.12 17 歳男性　分離期前期の右肘離断性骨軟骨炎　MRI，脂肪抑制プロトン密度強調冠状断像　上腕骨小頭の骨髄には比較的境界明瞭な丸く淡い高信号が集簇して認められる（→）．表層の軟骨の厚みは保たれ，突出などの変形もない．周囲母床との境界は比較的明瞭で，その間には関節液の進入はまったく認められない（▶）．分離期前期の離断性骨軟骨炎の所見である．

MRI：上腕骨小頭にて骨髄の高信号域が認められ，辺縁は透亮期より明瞭である．
　分離期前期ではこの病変部と周囲骨髄との境界線に液体貯留は認められない（図 4.12，図 4.13）．
　分離期後期ではこの境界線に液体貯留が認められる（図 4.14）．あるいは軟骨下骨と関節軟骨とが関節腔へ突出するなどの段差を生じる（図 4.15）．この段差の所見はすでに骨軟骨片が母床から離断していることを示唆しており，すなわちこの所見で分離期後

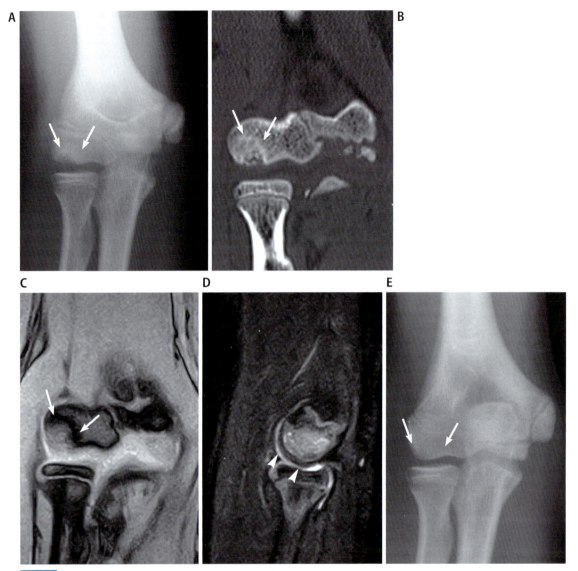

図4.13 12歳男児　分離期前期の右肘離断性骨軟骨炎
A：右肘関節単純X線写真正面像，B：CT，MPR冠状断像，C：MRI，T2*強調冠状断像，D：STIR矢状断像，E：6か月後の単純X線写真正面像　単純X線写真（A）およびCT（B）で，上腕骨小頭には軟骨下骨を中心に境界不明瞭な広汎な透亮像が認められ，周囲を縁取るような硬化性変化を伴っている（AB，→）．MRIでは冠状断（C），矢状断（D）ともに小頭に一致した境界不明瞭な広汎な淡い高信号域が広がっている（C，→）．表層の軟骨は保たれており，段差も認められない（D，▶）．分離期前期と判断し，保存的治療を行った．Eはこれより半年後の単純X線写真である．離断性骨軟骨炎の部位は透亮像が消失して辺縁が整となっており，治癒が認められる（E，→）．（八王子スポーツ整形外科　中井大輔先生のご厚意による）

期であるといえる．

　なお，分離期後期のMRIでは薄層スライスの矢状断が最も有用である．理由は，①冠状断や軸位断では病巣と母床との位置関係を捉えられるのはせいぜい2～3断面であるが，矢状断であれば撮像範囲のすべてで病変と母床との関係を観察することが可能であることと（図4.16），②関節腔への骨軟骨片の突出を判断しやすいこと，が挙げられる．

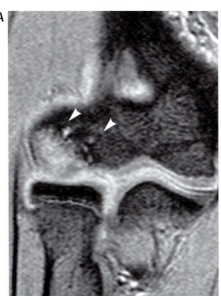
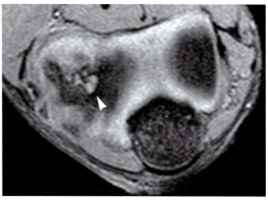

図 4.14 20 歳台男性　分離期後期の右肘離断性骨軟骨炎
A：MRI，脂肪抑制プロトン密度強調冠状断像，B：軸位断像　MRI，脂肪抑制プロトン密度強調冠状断像（A），軸位断像（B）で，損傷した小頭骨髄に限局的な淡い高信号が認められ，病変部位に相当する．この高信号と母床の間には小さな分葉状嚢胞状構造が散見される（AB，▸）．これらは母床との間隙に進入し entrap された（取り込まれた）関節液と考えられる．分離期後期の所見である．〔A は，岡本嘉一，西浦康正：肘関節の MRI―正常構造と疾患．丸毛啓史・編：ここまでわかる!! 関節疾患の画像診断．整・災外 2011；54（4 月臨時増刊号）：595．より〕

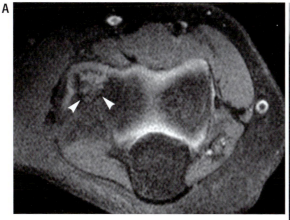
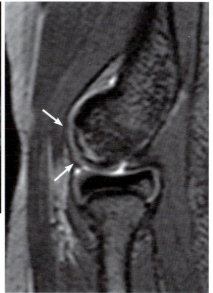

図 4.15 17 歳男性　分離期後期の肘離断性骨軟骨炎
A：MRI，脂肪抑制プロトン密度強調軸位断像，B：矢状断像　MRI，脂肪抑制プロトン密度強調軸位断像（A）では，上腕骨小頭の軟骨下骨に淡い高信号を示す損傷領域があり，周囲は低信号で囲まれている（A，▸）．表層の軟骨も保たれているようにみえる．しかし矢状断像（B）では，わずかだが関節軟骨に段差を生じていることがわかる（B，→）．これはすなわち関節軟骨にも全層性に亀裂が及んでいる所見であり，これも分離期後期の所見と考えられる．〔A は，岡本嘉一，西浦康正：肘関節の MRI―正常構造と疾患．丸毛啓史・編：ここまでわかる!! 関節疾患の画像診断．整・災外 2011；54（4 月臨時増刊号）：594．より〕

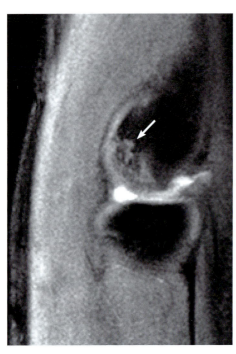

図 4.16 18歳男性
分離期後期の右肘離断性骨軟骨炎
MRI，水選択的励起法矢状断像　矢状断は，母床と骨損傷部位との関係を最も多くの断面で観察できる．本症例では亀裂部に一致して境界明瞭な分葉状高信号が認められ(→)，関節液が進入している所見と考えられる．分離期後期の所見と考えられる．

◎遊離期

単純X線写真：上腕骨小頭から離れた骨片が同定しうる．骨片は上腕骨小頭近傍のみならず，関節腔のいずれの部位にも生じうる．

MRI：この時期はすでに単純X線写真で遊離期と診断されていることが多い．遊離期にMRIを撮像すると，遊離体の機械的刺激により関節液が増加していることが多く，さらに滑膜への刺激で著明な滑膜増生が認められることがある(図4.17)．むしろ不自然な量の多い関節液，あるいは滑膜の肥厚といったMRI所見を認めた場合は肘関節のいずれかに遊離体が潜んでいることが多いので，単純X線写真を参照しつつ注意深く骨片を探すことが重要である．

その他，遊離体除去術前の場合は遊離体の位置・数・サイズといった情報が重要である．

内側型野球肘の臨床的事項

内側側副靱帯を中心とした肘内側支持組織の損傷の総称である．内側側副靱帯損傷，内側上顆剥離骨折，骨端線離開，などがあるが，年齢によって損傷部位が異なる．これは，年齢により骨端線閉鎖時期と内側支持機構の最脆弱部位との関係が変化することによるものである[15〜17]．

おおむね高校2年生以上では内側側副靱帯そのものに損傷を生じやすいが，中学2年生くらい(成長スパートの前)までは内側上顆周辺の障害，中学3年や高校1年では鉤状結節付近など，骨が牽引性に障害(裂離)を受けることが多い．

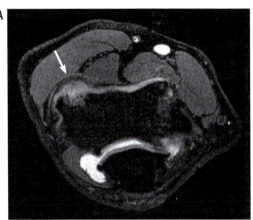
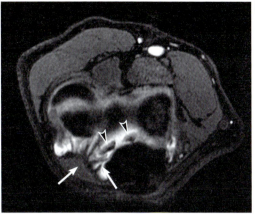

図 4.17 18 歳男性　遊離期後期の右肘離断性骨軟骨炎
A：MRI，水選択的励起法軸位断像，B：A より前腕側のスライス　上腕骨小頭はすでに関節軟骨とともに膨隆しており，進行期の離断性骨軟骨炎の所見が認められる(A, →)．著明な関節液の貯留を認める．この関節液中には多数の扁平な遊離体が signal void として描出されて浮遊している(B, ►)ほか，著しい滑膜の肥厚と増生が認められる(B, →)．

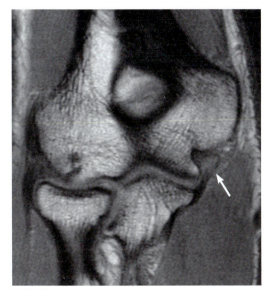

図 4.18 18 歳男性
右肘関節内側側副靱帯部分断裂
MRI，プロトン密度強調冠状断像　内側側副靱帯は連続性をほぼ完全に追跡可能であるが，上腕骨側に限局的な淡い高信号が認められる(→)．内側側副靱帯部分断裂の所見と考える．

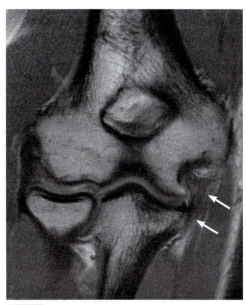

図 4.19 17 歳男性　右肘関節内側側副靱帯損傷
MRI，プロトン密度強調冠状断像　内側側副靱帯は全体に淡い信号上昇を示し，著明に腫大している．連続性は保たれているが，内側側副靱帯のほぼ全体にまたがる急性断裂の所見と考えられる(→)．

内側型野球肘の画像所見

靱帯損傷そのものを診断する場合は MRI で行う．内側側副靱帯自体の高信号化(図 4.18)，膨化(図 4.19，図 4.20)，変形，境界の不明瞭化，高信号化，辺縁鋸歯状変化といった所見で診断する[18〜22]．また特に訴えがなくとも，しばしば異様に太い内側側副靱帯に遭遇す

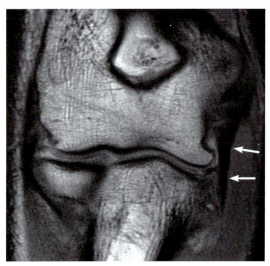

図 4.20 16歳男性　右肘関節内側側副靱帯損傷

MRI，プロトン密度強調冠状断像　すでに肘関節は変形性肘関節症の状態となっている．この撮像の時点では特に肘内側に肘の痛みの訴えはなかったものの，MRIでは内側側副靱帯が全体に異様に太く，かつ低信号に描出されている（→）．おそらく損傷と治癒を繰り返した内側側副靱帯損傷の状態と推測する．

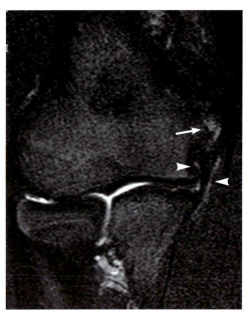

図 4.21 18歳男性　左肘関節内側側副靱帯損傷と初期の裂離

MRI，脂肪抑制プロトン密度強調冠状断像　内側側副靱帯そのものはほぼintact（異常なし）にみえるが，周囲は高信号が取り囲んでおり，靱帯周囲にわずかな炎症が存在する（▶）．その内側上顆付着部には骨髄に淡い高信号域が広がっており（→），内側側副靱帯牽引により付着部に牽引性の外力が加わっている様子を確認しうる．

るが，これはおそらく内側側副靱帯が断裂と治癒を繰り返した結果，線維性に肥厚した状態と考えられる．

　裂離骨折の場合は単純X線写真で内側上顆の下端に独立した小骨片があり，母床との間に距離がある．非常に淡い骨片の場合も少なくなく，病側と反対側の画像との比較を行う．

　MRIでもこの遊離骨は同定可能ではあるが，MRI単独ではごく初期の裂離骨片の診断は難しいことがあり，両側単純X線写真と併せて評価を行う．また内側側副靱帯付着部の内側上顆に一致し，骨髄浮腫が認められることもある（図4.21）．さらに後斜走線維まで損傷が及ぶ場合の評価や，フラグメンテーション（分節化）の評価も可能である（図4.22）．

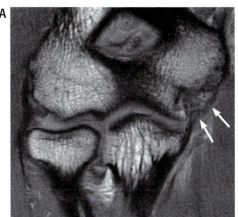
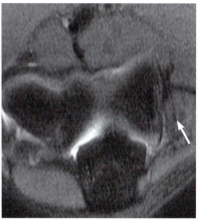
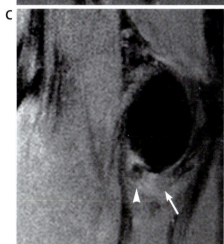

図 4.22 13歳男性　右肘関節内側側副靱帯損傷（前斜走線維，後斜走線維）と裂離
A：MRI，プロトン密度強調冠状断像，B：脂肪抑制プロトン密度強調軸位断像，C：水選択的励起法矢状断像　内側側副靱帯は，冠状断像（A）で，内側上顆付近にてたわみとわずかな高信号化が認められる（A, →）．軸位断像（B）では，後斜走線維にも内部にびまん性の高信号が認められる（B, →）．さらに矢状断像（C）では，後斜走線維に部分的に著明な高信号が確認できるとともに（C, →），フラグメンテーションも認められる（C, ▶）．

コラム 4.1　トミージョン手術と PRP 療法

内側側副靱帯を損傷した野球選手に「トミージョン手術」という靱帯再建術が施行されることがあります．日米の多くのプロ野球選手でこの手術を受けて見事復活を遂げた選手が何人もいます．筆者（岡本）が初めてこの手術の名前を聞いたのは小学生の頃のこと．「マサカリ投法」の村田兆治投手で，1983年のことでした．2年のリハビリを経て1985年シーズン開幕から11連勝を挙げて見事に復活を果たしました．この例のように，手術を受け，完全にパフォーマンスが復活するまで術後2～3年程度が必要といわれています．2012年春に和田毅投手が受けて2014年に復活勝利を挙げ，また日本球界に復帰した2016年には15勝を挙げ，最多勝のタイトルを手にしました．

一方近年，手術を回避して復帰までの時期を短くする試みも行われており，最近では2014年に田中将大投手が受けたPRP療法〔Platelet（血小板），Rich（豊富な），Plasma（血清）の略〕という，血小板を高濃度に濃縮させた液状成分を患部へ注射する治療法が注目されています．田中投手は2014年シーズン中にこの治療を受け，シーズン終了前には復活登板を果たしました．その後2015年に12勝，2016年に14勝という堂々たる成績を残しています．まだPRP療法の治療効果の評価は定まってはいないものの田中投手の例は肘にメスを入れない新たな治療法として期待しうるものと考えています．2017年シーズンの活躍が注目されます．

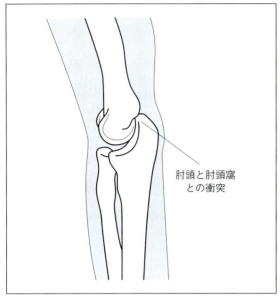

図 4.23 後方衝突症候群
（肘頭窩インピンジメント）
投球動作後半の，いわゆるフォロースルーの時期には肘は過伸展傾向となる．この際，図のように肘頭と肘頭窩が衝突するような外力が，肘頭に加わる．これを繰り返すと肘頭に種々の障害を引き起こす．

後方型野球肘

後方型野球肘は外側型，内側型ほどではないがこれも頻度が高い野球肘の1つである．おもに投球動作後半にて生じる．肘頭疲労骨折，上腕三頭筋腱炎，後方衝突症候群などがある．

　肘関節肘頭には上腕三頭筋が付着しており，この肘頭付近に小学生頃には骨端線がある．また肘頭窩は肘伸展位にて肘頭が収まる構造を形成している．

　投球動作のリリース期からフォロースルー期にかけては肘に遠心力が加わり，肘は高度伸展の状態となる．この際肘頭と肘頭窩とが衝突をきたし（図4.23），肘頭窩にて後方衝突症候群を引き起こす．これを繰り返すうち骨端線付近が離開したり，時には疲労骨折（図4.24）やフラグメンテーション（図4.25）を生じることもある[23〜25]．上腕三頭筋の強い牽引，収縮にて生じる場合もある（図4.26）．

複合損傷

これは肘に限った話ではないが，すべてのスポーツ外傷は複合損傷を起こす頻度が高い．同様の外力が異なる関節構造のさまざまな部位で損傷を起こすことはまれでない．

　スポーツ外傷は予期せぬ大きな外力が加わる外傷や酷使による損傷があるが，どちらの場合でも複合損傷の可能性は常に念頭においておく．そのためあらゆる断面をまんべんなく観察することが複合損傷を見落とさないためには重要である．特に野球肘では多くの場合，注意深く観察すると，内側外側両方を損傷している頻度が非常に高い．むしろ「反対側にも所見があるもの」と考えてもよい（図4.27）．さらに後方型まで合併していることもある（図4.28）．

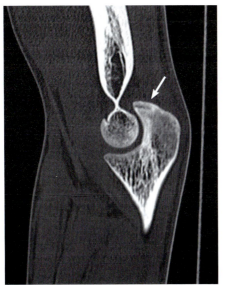

図 4.24 15 歳男性
右肘関節後方衝突症候群
CT，MPR 矢状断像　肘頭先端付近に線状の骨折が認められるとともに，周囲に骨硬化像が認められる（→）．（八王子スポーツ整形外科 中井大輔先生のご厚意による）

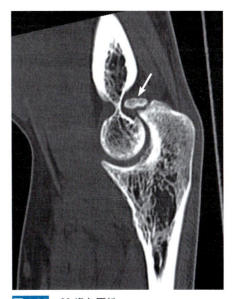

図 4.25 20 歳台男性
肘関節後方衝突症候群
CT，MPR 矢状断像　図 4.24 に比べると，完全に肘頭がフラグメンテーションしていることがわかる．（八王子スポーツ整形外科 中井大輔先生のご厚意による）

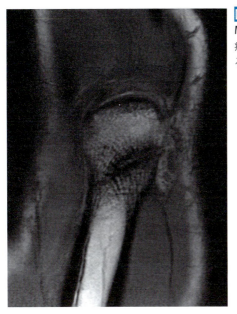

図 4.26 13 歳男性　右肘関節肘頭疲労骨折
MRI，プロトン密度強調冠状断像　投球動作後半の肘の痛みを訴えて来院．MRI で肘頭に，肘頭後方に横走する明瞭な骨折線が認められる．

　肘の MRI 検査でマイクロスコピーコイルを用いた極端に狭い FOV で高精細な画像検査がなされていることが見受けられるが，上記理由で狭い FOV ではスポーツ外傷の場合，複合損傷を見落としてしまう可能性があるため，重要な肘構造をまんべんなく観察できる検査が望ましい．

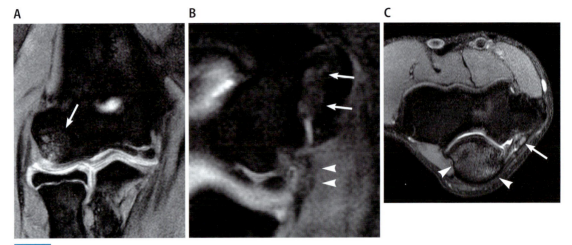

図 4.27 17歳男性(図4.12と同じ症例) 右野球肘複合損傷
A：MRI，脂肪抑制プロトン密度強調冠状断像，B：Aの尺側の拡大像，C：軸位断像　離断性骨軟骨炎のステージングの目的で撮像された患者である．肘関節外側には明らかな離断性骨軟骨炎の所見が存在する(A，→)．一方，肘関節内側も，内側上顆の成長板が一部やや離解し，画像的に内側上顆骨端離開(リトルリーグ肘)を呈している(B，→)．さらに同部に付着する内側側副靱帯も，腫大と高信号が認められる(B，▶)．さらに軸位断像(C)では，尺骨神経が尺骨神経溝にて高信号と著明な扁平化を示しており(C，→)，画像的には神経拘扼の所見を示している．肘頭にも軽度のびまん性の骨髄浮腫が存在する(C，▶)．本症例では少なくとも5か所で異常所見が認められる．

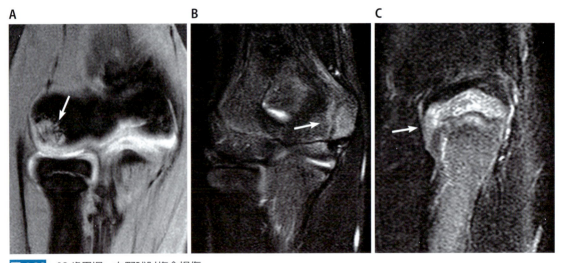

図 4.28 12歳男児　右野球肘複合損傷
A：MRI，水選択的励起法冠状断像，B，C：T2強調脂肪抑制冠状断像　もともと離断性骨軟骨炎の診断(A，→)でMRI精査となった患者である．内側上顆は骨端線をまたぐような骨髄の全体的な信号上昇が認められる(B，→)．一方，肘頭にも骨端線をまたぐような骨髄浮腫が存在しており(C，→)，軽微だが，内外側および後方型野球肘を生じている状態と考えられる症例である．

4.3 テニス肘
tennis elbow

テニス肘は野球肘に次いでみられる，特に MRI が撮像されることの多い疾患である．外側型と内側型があるが，ともにそのメカニズムの理解は比較的容易である．また野球肘同様，テニス肘もスポーツ障害であり，複合損傷に遭遇する頻度が高い．

外側型テニス肘（初心者テニス肘，上腕骨外側上顆炎）の臨床的事項

テニス肘には大きく2種類あり，外傷をきたす機序がまったく異なる．まずは一般的にテニス肘とよばれる外側型テニス肘（初心者テニス肘）であるが，主訴は上腕骨外側上顆付近の痛みである．その原因は完全にはわかっていないが，同部に付着する総伸筋腱，特に短橈側手根伸筋腱の付着部障害と考えられている．

テニス初心者はバックハンドストロークの際に「手首」を返してしまう傾向があるといわれる．このような初心者は伸筋を過剰に使用することになり，その付着部である外側上顆に痛みを生じると考えられている[26, 27]が，断定的でない．また，テニス肘でも複合損傷をきたす場合が多く，かなり進行した症例では骨棘を伴う場合もある（図 4.29）．そのためあらゆる断面にまんべんなく目を通し，主要な腱や靱帯などを必ず観察することが重要である．

外側型テニス肘の画像所見

診断はおもに MRI 冠状断か軸位断で外側上顆付近の信号変化，おもに腱の信号変化を観察することにより容易に可能である（図 4.30）．進行すると腱の肥厚を示すほか，骨増殖性変化なども認められる（図 4.31）．

なお，このすぐ近くを同様の信号で類似した走行を示す外側側副靱帯があるのでこの損傷との区別が必要である．

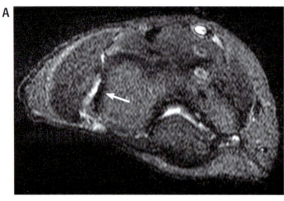
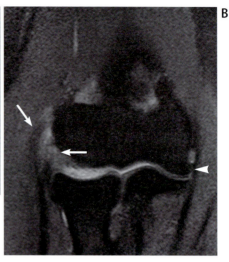

図 4.29 40 歳台女性　テニス肘複合損傷
A：MRI, 脂肪抑制プロトン密度強調軸位断像, B：STIR 冠状断像　MRI, 脂肪抑制プロトン密度強調軸位断像（A）で総伸筋腱は外側上顆部付近でやはり高信号を示している（A, →）．この症例では，STIR 冠状断像（B）で，このすぐ近傍を走行する外側側副靱帯の近位部にも著明な信号上昇と辺縁の不明瞭化が認められており（B, →），外側側副靱帯の損傷も伴っていると考えられる．内側には骨棘もみられる（B, ▶）．

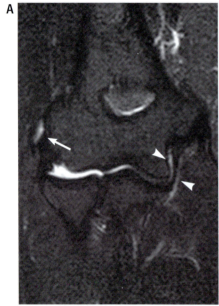
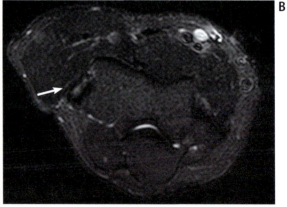

図 4.30 40 歳台女性　外側型テニス肘
A：MRI, 脂肪抑制プロトン密度強調冠状断像, B：軸位断像　伸筋腱の外側上顆付着部付近には腱内に著明な高信号が認められる（AB, →）．これは腱内断裂を示唆する所見である．外側型テニス肘の典型的な症例である．腕橈関節が若干拡大しており，同部関節が若干緩んでみえる．なお内側側副靱帯にも周囲を取り囲むような高信号が認められる（A, ▶）．

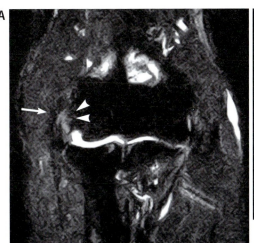 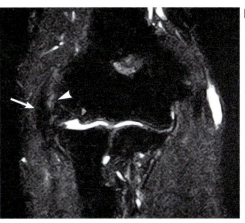

図 4.31 40歳台男性 外側型テニス肘進行例
A, B：MRI, STIR冠状断像（A：手掌側，B：手背側） 進行した外側型テニス肘の症例である．伸筋腱は全体に不整な辺縁を呈して腫大しているとともに，腱付着部に淡い広範な高信号域が広がっている．連続性は辛うじて保たれている（AB, →）．さらに付着部の外側上顆には凹凸のある骨増殖性変化も認められており，牽引性の高度の骨増殖性変化を伴っている（AB, ▶）．腕橈関節は拡大しており，病的な量の関節液貯留が認められる．（八王子スポーツ整形外科 中井大輔先生のご厚意による）

内側型テニス肘（上級者テニス肘，上腕骨内側上顆炎）の臨床的事項

内側型（上級者）テニス肘はフォアハンドでトップスピンをかけて打つときに，手関節が急激に掌側に屈曲して前腕屈筋群に力が加わり，上腕の内顆部に付着した総屈筋腱が損傷を負い，内側上顆炎として肘の内側が痛むとされている[28, 29]．すなわち初級者とは反対側に痛みを生じる．こちらも軸位断や冠状断が有用で，診断に難渋することはほとんどない．

なお，頻度は外側型に比べると低い．この理由は伸筋群と屈筋群の筋力の差と考えられている．伸筋群の筋力が屈筋群の筋力よりも弱いため，過度のストレスに対する耐久力が弱いためと考えられている．

内側型テニス肘の画像所見

外側型同様，診断は冠状断か軸位断により内側上顆付近の信号変化を捉えることである．この部位に付着する総屈筋腱や付着部の骨髄内の信号上昇，あるいは腱の腫大といった所見が認められる（図 4.32）．

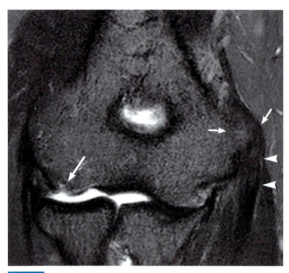

図 4.32 40 歳台男性　内側型テニス肘
MRI，脂肪抑制 T2 強調冠状断像　総屈筋腱は全体に内側上顆付近で腫大し，内部にすじ状の淡い高信号が認められる（▶）．これが付着する内側上顆は骨増殖性変化がある（小矢印）．おそらく繰り返し，内側上顆に牽引性変化が加わった結果，急性期および慢性期の内側上顆炎の所見を呈するに至ったと考えられる．なお上腕骨小頭にも離断性骨軟骨炎のようなへこみ変形がある（大矢印）．かなりベテランの（アマチュア）テニスプレーヤーである．

4.4　ゴルフ肘
golfer's elbow

ゴルフ肘の臨床的事項

ゴルフによる障害はプロ選手とアマチュア選手で若干所見や機序が異なる[30]．
　内側上顆に炎症を起こす，内側型テニス肘と同様の病態（上腕骨内側上顆炎）もあれば，上腕骨外側上顆炎をきたす可能性もある．この疾患の本態は基本的には「使い過ぎ」(overuse) である[30,31]．
　内側上顆部は，橈側手根屈筋，尺側手根屈筋などの屈筋や，円回内筋が付着している．これからが指や手首の動きで収縮した結果，上腕骨内側牽引動作を繰り返し，内側上顆に炎症を生じるとされている．腰の回転や肩の動きが悪いと指や手首を使ったスイングになりやすい傾向となり，結果上記筋肉の使用頻度が高くなる．すなわち手打ちスイングに多いとされている．
　外側上顆炎は上級者テニス肘同様伸筋を過剰に強く使用した場合に生じる．強くグリップを握ったまま利き手をひねる動作を反復する負荷にて引き起こすとされる．

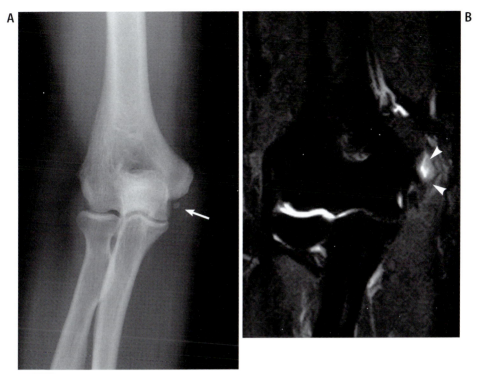

図 4.33 60 歳台男性　ゴルフ肘(内側上顆炎)
A：単純 X 線写真正面像，B：MRI，STIR 冠状断像　ゴルフ愛好者であり，右肘内側部痛で来院．発症 4 か月後の単純 X 線写真および MRI である．単純 X 線写真(A)では，内側上顆近傍に小さなフラグメンテーションが認められる(A, →)．MRI(B)では，この近傍の内側上顆に屈筋腱付着部の腱内著明な高信号が認められ(B, ▶)，屈筋の牽引性要因による内側上顆炎と考えられる．

ゴルフ肘の画像所見

ゴルフ肘の画像所見は，内側型テニス肘同様，内側上顆およびその近傍の組織(腱・骨髄など)を中心に信号変化や形態変化をきたす．進行例ではフラグメンテーションをきたすこともある(図 4.33)．

4.5 その他のスポーツ障害

肘に関しては「野球肘」，「テニス肘」，「ゴルフ肘」の知識があれば，スポーツ障害の診断はほぼカバーできる．そのほかバドミントンではバックハンドストロークによる外側型テニス肘に類似した症状をきたす．それ以外の競技では剣道，卓球などでも同様の症状がみられる．

一方，柔道（図 4.34）などの格闘技では立ち技，関節技での負傷などさまざまな病態がある．関節脱臼なども起こしうる．靱帯では内側側副靱帯を痛めるケースが多い．

なおスポーツ選手だけでなく，配管工，コック，大工などの手首を使う職業や，重いものを持つ職種に，テニス肘に類似した所見を生じることがある．

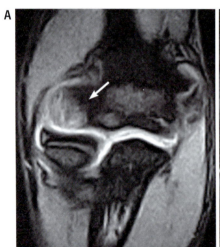
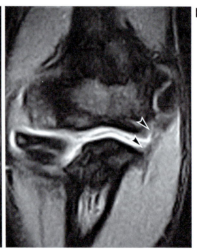
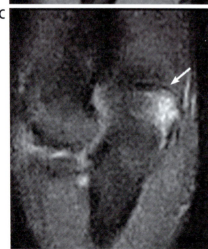

図 4.34 13 歳男性　柔道による複合損傷
A：MRI，T2*強調冠状断像，B：T2*強調冠状断像（A より手背側のスライス），C：STIR 冠状断像（肘頭レベル）　トップレベルの柔道選手．すでにこの年齢で腕橈関節の不整がみられる．肘外側ではそのほかに小頭に一致した浮腫（A，→）や伸筋腱の高信号，たわみなどが，さらに内側では内側側副靱帯の全体的な信号上昇と辺縁の不明瞭化がみられる（B，▶）．肘頭にも偏心性骨髄浮腫（C，→）が認められる．野球肘やテニス肘，あるいは直達外傷などが混在したような所見であり，立ち技，関節技などでのさまざまな外力負荷が加わった像と推測される多彩な所見がみられる．

■ 文 献

1) Harada M, Takahara M, Mura N, et al : Risk factors for elbow injuries among young baseball players. J Shoulder Elbow Surg 2010 ; 19 : 502–507.

2) Watanabe C, Hukunishi K, Otsuka H, et al : Ultrasonographic evaluation of the elbow among young baseball players [in Japanese]. Nippon Seikeigeka Gakkai Zasshi 2001 ; 75 : 36.

3) Harada M, Takahara M, Sasaki J, et al : Using sonography for the early detection of elbow injuries among young baseball players. AJR Am J Roentgenol 2006 ; 187 : 1436–1441.

4) Takahara M, Shundo M, Kondo M, et al : Early detection of osteochondritis dissecans of the capitellum in young baseball players. J Bone Joint Surg 1998 ; 80 : 892–897.

5) Steinbach LS, Fritz RC, Tirman PF, et al : Magnetic resonance imaging of the elbow. Eur J Radiol 1997 ; 25 : 223–241.

6) Satake H, Takahara M, Harada M, Maruyama M : Preoperative imaging criteria for unstable osteochondritis dissecans of the capitellum. Clin Orthop Relat Res 2013 ; 471 : 1137–1143.

7) De Smet AA, Winter TC, Best TM, Bernhardt DT : Dynamic sonography with valgus stress to assess elbow ulnar collateral ligament injury in baseball pitchers. Skeletal Radiol 2002 ; 31 : 671–676.

8) O'Driscoll SW, Lawton RL, Smith AM : The "moving valgus stress test" for medial collateral ligament tears of the elbow. Am J Sports Med 2005 ; 33 : 231–239.

9) Fleisig GS, Weber A, Hassell N, Andrews JR : Prevention of elbow injuries in youth baseball pitchers. Curr Sports Med Rep 2009 ; 8 : 250–254.

10) Bradley JP, Petrie RS : Osteochondritis dissecans of the humeral capitellum. Diagnosis and treatment. Clin Sport Med 2001 ; 20 : 565–590.

11) Kusumi T, Ishibashi Y, Tsuda E, et al : Osteochondritis dissecans of the elbow : histopathological assessment of the articular cartilage and subchondral bone with emphasis on their damage and repair. Pathol Int 2006 Oct ; 56 : 604–612.

12) Iwasaki N, Kamishima T, Kato H, et al : A retrospective evaluation of magnetic resonance imaging effectiveness on capitellar osteochondritis dissecans among overhead athletes. Am J Sports Med 2012 Mar ; 40(3) : 624–630. doi : 10.1177/0363546511429258. Epub 2011 Dec 14.

13) Heywood CS, Benke MT, Brindle K, Fine KM : Correlation of magnetic resonance imaging to arthroscopic findings of stability in juvenile osteochondritis dissecans. Arthroscopy 2011 ; 27 : 194–199.

14) Takahara M, Ogino T, Takagi M, et al : Natural progression of osteochondritis dissecans of the humeral capitellum : initial observations. Radiology 2000 ; 216 : 207–212.

15) 岩堀裕介：肘関節内側痛の診断．臨床スポーツ医学 2012；29(3)：245–254.

16) 戸野塚久紘，菅谷啓之：内側障害に対する積極的保存療法．臨床スポーツ医学 2012；29(3)：255–260.

17) Glajchen N, Schwartz ML, Andrews JR, Gladstone J : Avulsion fracture of the sublime tubercle of the ulna : a newly recognized injury in the throwing athlete. AJR Am J Roentgenol 1998 ; 170 : 627–628.

18) Mirowitz SA, London SL : Ulnar collateral ligament injury in baseball pitchers : MR imaging evaluation. Radiology 1992 ; 185 : 573–576.

19) Sampath SC, Sampath SC, Bredella MA : Magnetic resonance imaging of the elbow : a structured approach. Sports Health 2013 ; 5 : 34–49.

20) Timmerman LA, Schwartz ML, Andrews JR : Preoperative evaluation of the ulnar collateral ligament by magnetic resonance imaging and computed tomography arthrography. Evaluation in 25 baseball players with surgical confirmation. Am J Sports Med 1994 Jan–Feb ; 22 : 26–31.

21) SugimotoH, Ohsawa T : Ulnar collateral ligament in the growing elbow : MR imaging of normal development and throwing injuries. Radiology 1994 ; 192 : 417–422.

22) Ouellette H, Bredella M, Labis J, et al : MR imaging of the elbow in baseball pitchers. Skeletal Radiol 2008 ; 37 : 115–121.

23) Furushima K, Itoh Y, Iwabu S, et al : Classification of Olecranon Stress Fractures in Baseball Players. Am J Sports Med 2014 ; 42 : 1343–1351.

24) Blake JJ, Block JJ, Hannah GA, Kan JH : Unusual stress fracture in an adolescent baseball pitcher affecting the trochlear groove of the olecranon. Pediatr Radiol 2008 ; 38 : 788–790.

25) Andrews JR : Bony injuries about the elbow in the throwing athlete. Instr Course Lect 1985 ; 34 : 323–331.
26) Roetert EP, Brody H, Dillman CJ, et al : The biomechanics of tennis elbow. An integrated approach. Clin Sport Med 1995 ; 14 : 47–57.
27) Schnatz P, Steiner C : Tennis elbow : a biomechanical and therapeutic approach. J Am Osteopath Assoc 1993 ; 93 : 778, 782–788.
28) Field LD, Savoie FH : Common elbow injuries in sport. Sports Med 1998 ; 26 : 193–205.
29) Taylor SA, Hannafin JA : Evaluation and management of elbow tendinopathy. Sports Health 2012 ; 4 : 384–393.
30) Stockard AR : Elbow injuries in golf. J Am Osteopath Assoc 2001 ; 101 : 509–516.
31) Bayes MC, Wadsworth LT : Upper extremity injuries in golf. Phys Sportsmed 2009 ; 37 : 92–96.

本章の「あとがき」として

肘は日常生活だけでは痛まない

スポーツ障害，特に本章の中心となる「野球肘」は，個人的には日本の国民性を非常によく反映した病気だと考えるときがあります．普段二足歩行をしている人間は，荷重負荷のかかる関節，すなわち膝関節のほか，足関節，股関節などのアライメント不良を背景に，退行性変化を生じます．それ以外の関節は通常，日常生活では荷重がかかっておらず，退行性変化をきたすとすればほぼ "使い過ぎ"（overuse）によるものといってよいでしょう．

手の関節症で DIP 関節に変形性関節症を生じることが多いのは，職業因子が密接に絡んでいることは大変有名な話です．

では，肘関節の場合はどうでしょうか？職業因子で関節症になったという話はそう多くありません．そうなるとほとんどの場合，スポーツの "投てき"，"投球動作" などによる肘関節の "使い過ぎ" が原因ということになります．

野球肘は骨端線閉鎖前後の小学校高学年～中学校低学年生にその罹患率のピークがあります．つまりこの時期の酷使（特に不適切なフォームでの）が一番の原因です．

ではなぜその "投げ過ぎ" を止めることができないのでしょうか？皆さんは疑問に思われることでしょう．要因として私はまず，少年野球の指導者の問題が挙げられると思います．サッカーは近年日本サッカー協会が管理するライセンス制度が他のスポーツに先駆けて導入され，それがなければ公式に子供たちを指導することはできない仕組みができています．しかし野球にそのような制度はありません．それどころかスポーツ指導者向けの各種アンケートによると，「少年野球指導者にサッカーのようなライセンス制度が必要か」という問いに対し，実に 5～7 割の指導者が「必要ない」とする回答がほぼ毎回出てきます．つまり私は，少年野球では，特にメディカル面の知識のない，あるいは乏しい指導者が，結果的に酷使を生み，子供たちの肘や肩を壊している，と考えています．

過酷な少年野球の実状

今回この教科書を執筆するにあたり，私の住む地域住民の少年野球の実態調査を行いました

が，結果は大変驚くべきものでした．読者の皆さんは，地域の少年野球チームが行う年間の試合数（練習試合を含めて）は何試合程度だと思われますか？何と最も少ないチームで60試合程度，多いチームでは100試合というチームもありました（これは練習試合，大会，学年別大会，すべてを合わせた数です）．まるでプロ野球のペナントレース並みといっても決して大袈裟ではないでしょう．しかし平日はプロ野球と異なり小学生には学校があります．昨今ゆとり教育の見直しの影響で，小学生が平日に試合やチーム練習を行うことは（地域差はあると思いますが）ほぼ不可能です．そうなると自然に土日祝日の午前・午後をフルに使って試合消化ということになります．あとは簡単な算数で，これらの試合数をこなすには，「土日連日，および，あるいはダブルヘッダー」ということになります．もちろんプロ野球のようにたくさんの投手や捕手がひとチームに何人もいるわけがありません．したがって一般に優秀な選手が務めるとされるこれら投手や捕手をやる子供（特に投手）がこの疾患の犠牲になってしまうことになります．

　メジャーリーグでは"肩は消耗品"との考え方が浸透していて，先発投手の投球数の目安は100球です．また旧態依然としたイメージのある日本プロ野球でもせいぜい最近は120球程度，完投数は年々減少し，中継ぎ，リリーフの分業制が完全に確立されています．しかし少年野球ではひとり，あるいはふたり程度の投手による先発，完投があたり前の世界です．またなかなかストライクが入らないので1イニングで30球，40球と投げてしまうことも珍しくありません．また1日130〜150球投げて完投，ということも半ば常識的に行われています．

　このような状態で肘や肩を故障しないほうがおかしいと，読者の皆さんも感覚的に理解していただけると思います．またそれを目の当たりにしている指導者の知識不足という指摘にもご納得していただけるのではないでしょうか．

野球肘がなくならない不思議

ここまでの話で，ではなぜそういった指導方法を止める保護者がいないのか，疑問に思われるかもしれません．私は当初，それが不思議でした．むろん指導者側も知識が不足しているだけで，可能なかぎり健康で，肘，肩の故障なく育ってほしいとは当然考えているはずです．

　しかし調査中感じたことは，上記に加え，"保護者もそれを容認する"風潮がある，ということです．具体的には，小学校という一時期の，子供の試合での活躍に一喜一憂しすぎているということ，また自身の学生時代の経験から，"これくらいの負荷は許容範囲"と考えていることが挙げられるでしょう．

　そしてこのような状況を生み出す，指導者–保護者–子供関係の背景には，"歪な縦社会"を容認する社会的風潮があると私は考えています．

　日本のいわゆる"体育会系"は一昔前のスポ根概念が大変根強く，今回のテーマは野球ですが，おそらく野球以外のスポーツもほとんど似たり寄ったりの状況だと推測します．昨今比較的社会問題として取り上げられることも増えてはいますが，基本的には今も私の学生時代と本質的には変わっていないのではないかと思います．私はスポ根自体を全否定するわけではまったくありませんが，そのやり方には問題も多いと考えています．

　スポーツとは本来楽しいもので，好きこそものの上手なれ，夢中に楽しんで上達していく

ものです．それを私の解釈でいうところの"歪な"風潮によって日本のスポーツ界，特に少年(少女)スポーツの指導面では，東京オリンピックを目前にした現在でも，かなり世界から遅れをとっているのではないかと感じています．これはいちスポーツ愛好家にとって大変残念に思います．これらが，私が文頭に述べた，野球肘が"日本独特の"病気だという意味です．

またむろん上述の調査はあくまで私の居住区域を中心に行ったものであり，これが全国津々浦々の常識とは思いません．これより"まし"なところもあれば"もっとひどい"ところもあるでしょう．

▼ ▲ ▼

本章を終えるにあたり，野球肘という病気の本質を長々と記載したのは，これがスポーツ障害の診断を行ううえで，まず本邦のスポーツ界特有の背景を知ってもらい，そのうえで肉体的な健康のみならず，心の健康まで影響を及ぼす可能性がある非常に根が深い病気である，ということを意識してもらいたいという意図があってのことです．

特に画像診断に携わる方はこれらの事は業務上何の関係もないと思われるかもしれませんが，画像を通してでもそういった患児の肉体と心の痛みを少しでも感じながら日常診療で興味をもっていただけると，私が本書を執筆した意義があると感じています．

岡本嘉一

■参考文献

・岡本嘉一，前原 淳，澤井朱美：野球肘の MRI による検診の試み．第 25 回日本臨床スポーツ医学会 2014 年 11 月(東京)．
・岡本嘉一，南 学，前原 淳ほか：低磁場四肢関節用 MRI を用いた野球肘検診の試み．第 26 回日本骨軟部放射線研究会 2015 年 1 月(東京)．
・野球肘：痛みなくても 4 割に腫れや緩み―少年に多い靱帯異常．毎日新聞 2015 年 4 月 20 日夕刊．
・Okamoto Y, Maehara K, Kanahori T, et al：Incidence of elbow injuries in adolescent baseball players：screening by a low field magnetic resonance imaging system specialized for small joints. Jpn J Radiol 2016；34：300-306.

神経絞扼

5

5.1 神経絞扼の診断方法	112
コラム 5.1 神経絞扼画像診断の「長い」撮像時間	112
5.2 肘部管症候群	115
5.3 前骨間神経麻痺	117
5.4 後骨間神経麻痺	120
5.5 手根管症候群	124
5.6 Guyon 管症候群	127

神経絞扼は，MRI での画像診断の主体は当該神経障害によって生じる支配骨格筋の信号変化を捉えること，すなわち "脱神経 (denervation)" の所見を観察することによっておもに診断されてきました．

　もちろん現在もこの所見を描出させて診断することは重要で，標準的な診断法といえますが，3T MRI が一般診療に用いられつつある現在ではこれら "間接的な" 診断のみならず，絞扼された神経を直接描出させることが可能となりつつあり，診断にさらなる確実性と絞扼部位の正確な同定という新たな情報をもたらします．

　脱神経についてはさまざまな教科書で，STIR を代表とする脂肪抑制画像によって骨格筋の信号上昇を捉えることで診断されうるとの記載があり，これについて特段紙面を割く必要はありませんが，本章では神経絞扼を上肢に比較的みられる頻度の高い "特異的な" 疾患群と捉え，将来的なさらなる高磁場，高性能装置による機器の臨床応用の可能性を踏まえ，敢えて絞扼神経を直接描出させ，その直接所見から神経絞扼を診断することを目標として記載しています．

　神経絞扼の画像診断では，特にターゲットとなる神経が末梢になればなるほど，「神経走行の予習」が重要になります．有名な肘部管症候群や手根管症候群ではある程度あたりをつけて検査を行うことが可能ですが，「前骨間神経」や「後骨間神経」では検査者がその走行や，どこからどの高位で分岐するのか，などを把握しておく必要があります．

　血管と神経を分離する画像上の一番のポイントは，神経内部に存在する「神経線維束 (fascicles) を同定 (認識) すること」にあります．脈管構造内に点状構造が集簇する形で描出されるこの神経線維束を，どんな撮像法でもよいので同定することができれば，それをもとに標準的なモニター診断の環境下では神経走行を中枢やさらに末梢に追跡していくことは

比較的容易です．しかし骨間神経レベルの径になると，ある程度神経絞扼部位を絞ってターゲット部位を小さな FOV の高コントラスト分解能で捉えることができなければ，神経と血管の見分けがつかない可能性が高くなります．そのためこれらの神経がおおよそどのような走行かを検査前に把握しておく必要があります．これが（末梢）神経絞扼の画像診断は予習が大事な理由です．

岡本嘉一

5.1 神経絞扼の診断方法

神経絞扼の画像，特に MRI 診断では当該神経の走行に習熟しておくこと，および「神経線維束」をうまく描出させること，が検査の重要なポイントである．しかし，どのシーケンスが神経線維束の描出に最適なのかはしばしば大変難しい．また intact（異常のない）な神経と，すでに絞扼された神経でも描出に最適なシーケンスが異なる．

一般的には T2 強調像と T2*強調像で神経線維束を描出しうる頻度が高いが，脂肪抑制像（STIR）となることもある．また絞扼された神経は STIR 像で最も鋭敏に捉えられる．これらの理由は現在のところ不明で，どのシーケンスより最も神経線維束がよく描出されるのかは症例によるため，実際「一度撮像してみないとわからない」のが現状で，文献的なヒントも認められていない．したがって，まずは網羅的に画像選択をせざるを得ない．ただしそのなかでも，T2 強調像，T2*強調像，STIR 像は少なくとも撮像しておきたい．

また同一機種であっても，パラメータ設定により見え方が異なってくる．これらを突き詰めていくととてもではないが紙面が足りない．したがってここで記載している撮像方法は一般的な（デフォルトの）撮像方法で観察される所見を中心に述べる．

コラム 5.1 神経絞扼画像診断の「長い」撮像時間

実際の臨床で神経絞扼の画像検査は「時間との闘い」ともいえる．患者は背臥位だが，コイルによる固定などで検査中はむろん体位は窮屈である．一方で網羅的な撮像はそれなりの時間がかかる．さらに目的を達成するためには FOV を絞り，かつ高い SNR が求められるため，検査は自然と時間との闘いとなる．

そこで重要となるのが，SNR と撮像時間の関係に関するパラメータといえる．TR，FOV，加算回数，マトリックスサイズなど，SNR と時間に関係する要因は数多くあるが，それらを撮像中に過不足のない SNR でかつ適切な時間で撮像する条件設定が必要となる．さらに検査中は刻々と得られる新たな情報から次に撮影する画像を考えなければならない．したがって神経絞扼の画像診断は，医師ないしは放射線技師の技量とチームワークが特に問われる検査だと考えている．

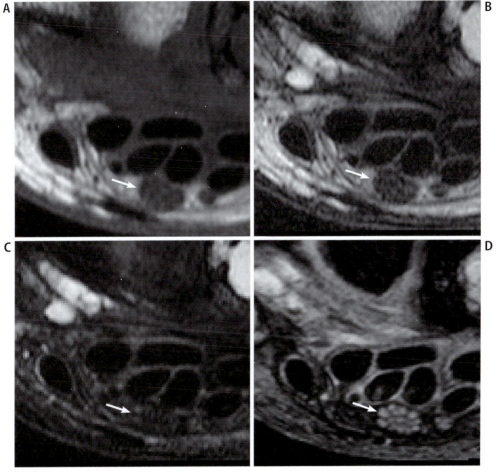

図 5.1 30 歳台男性　神経線維束(正常)
A：MRI, T1 強調軸位断像, B：T2 強調軸位断像, C：STIR 軸位断像, D：T2*強調軸位断像　A〜D の矢印はいずれも手根管レベルの正常正中神経(リストコイル使用)である．T1 強調像(A)や T2 強調像(B)では，神経線維(fascicle)が低信号に描出されて束状になっており，明らかに血管と異なる構造であることがわかる．ただし全体にコントラストはやや乏しい．STIR 像(C)では fascicle はやや認識しがたい．一方，T2*強調像(D)では，かなり明瞭に fascicle が高信号の束となって描出され，本症例では最も良好に正常神経を認識できている．

撮像断面は，基本は上肢の長軸方向に直交する方向，すなわち軸位断が最も有用な断面である．そして「あらゆるシーケンスで軸位断像を撮る」ことが検査のスタートとなる．

そしてこれらのいずれかの画像で「神経である(神経線維束を認識しうる)」と確信がもてる構造を認識しえれば，そのシーケンスで冠状断や矢状断などを加え，さらにモニター診断を駆使して多断面にて神経を追跡し，絞扼部位や原因を探索していく．

図 5.1，図 5.2 では手関節部における正中神経，およびその神経絞扼時のシーケンスごとの末梢神経の見え方の違いを紹介する．

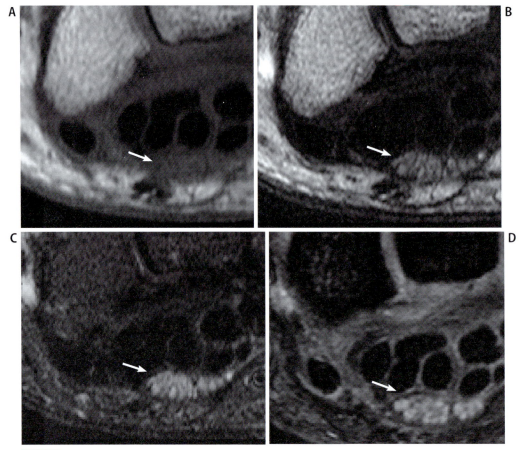

図 5.2 40歳台男性　神経線維束（神経絞扼）
A：MRI, T1 強調軸位断像，B：T2 強調軸位断像，C：STIR 軸位断像，D：T2*強調軸位断像　神経線維束（fascicle）は正常像（図 5.1）と比較すると，T1 強調像（A）ではややみえにくくなる印象であるが，認識は可能である．T2 強調像（B）では信号変化が明らかであり，著明な高信号を呈して腫大し，fascicle の境界も明瞭である．STIR 像（C）は最も劇的に信号が変化しており，fascicle が明瞭化するうえ，信号も著明に上昇する．T2*強調像（D）も高信号を示すが，これはもとより高信号のため，信号変化自体は捉えがたい．T2 強調像（B）と STIR 像（C）は信号変化を示し，かつ T2 強調像（B）は正常の fascicle も比較的同定しやすい．一方最も fascicle が明瞭に描出されていた T2*強調像（D）は信号変化が乏しいが，正常な fascicle の同定には最もよい画像である．これらのシーケンスごとの神経描出の特徴を理解しておくことは，神経絞扼の検査を進めるうえで重要である．

5.2 肘部管症候群
cubital tunnel syndrome

臨床的事項

肘内側の内側上顆後方では骨性成分が突出している．さらにこの表層は靱帯様のバンド（Osborne band）などで覆われ，骨と軟部組織にてトンネル状の構造を形成している．これを「肘部管（cubital tunnel）」とよぶ（図5.3）．この内部には尺骨神経が走行しているが，この部位での尺骨神経の慢性絞扼を「肘部管症候群」とよぶ．

トンネル内は狭くゆとりがないため，慢性的な圧迫や引き延ばしが加わると，容易に神経麻痺が発生する．圧迫の原因はさまざまで，トンネルを構成する骨の骨棘，靱帯の肥厚，外傷，トンネル内外のガングリオンなどが頻度の高い原因である[1〜4]．また，小児期の骨折によって生じた外反肘が，遅発性の肘部管症候群をきたすことがあることも知られている[5]．

尺骨神経の麻痺症状は麻痺の進行度により症状が異なる．病初期は小指と環指の小指側にしびれ感が生じる．麻痺が進行するにつれ筋肉にやせを生じて起こす鉤爪変形，鷲手変形，などが典型例ではみられる．また肘内側後方をたたくと痛みが指先に放散する"Tinel徴候"も有名である．

画像所見

MRIは頸椎症による神経症状との鑑別や，糖尿病神経障害などとの鑑別目的で行われることが多い．またMRIで，このレベルは比較的容易に尺骨神経を描出させることが可能で，神経絞扼の部位や原因を正確に直接同定することが可能である（図5.4）．診断の基本はやはり軸位断であり，適宜冠状断や矢状断を追加する．

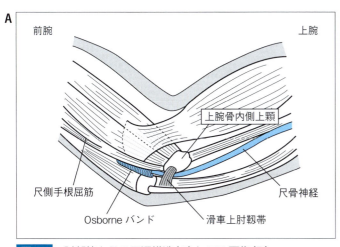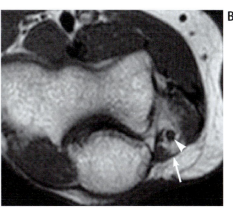

図5.3 肘部管とその周辺構造（A）とMR画像（B）
BはMRI，T1強調軸位断像である．内側上顆後方では骨性成分が突出している．さらにこの表層は靱帯様のバンド（Osborneバンド）（B，→）などで覆われており，全体にトンネル状構造を形成している．同部は「肘部管」とよばれ，この内部に尺骨神経（B，▶）が走行しており，この神経絞扼の好発部位である．〔Bは，岡本嘉一，西浦康正：肘関節のMRI―正常構造と疾患．丸毛啓史・編：ここまでわかる!! 関節疾患の画像診断．整・災外 2011；54（4月臨時増刊号）：593．より〕

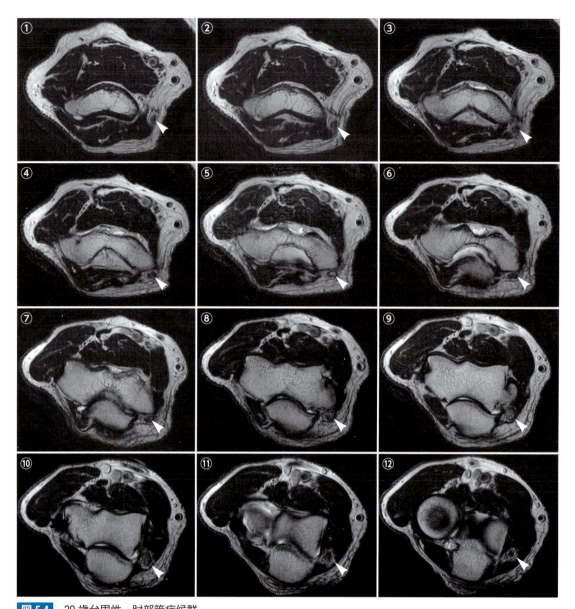

図 5.4 30歳台男性　肘部管症候群
①〜⑫：MRI，T2強調軸位断像の連続断面　尺骨神経はMRI，T2強調軸位断像の連続断面で，内側上顆の肘部管付近でいったん平坦化しており，これより近位および遠位で神経が腫大し，信号上昇している様子を観察できる（▶）．

5.3 前骨間神経麻痺
anterior interosseous nerve palsy

臨床的事項

上肢にはおもに3本の神経が走行している.「正中神経」,「橈骨神経」,「尺骨神経」である.前骨間神経とはそのうち正中神経の分枝である(図5.5,図5.6).前骨間神経麻痺の罹患率は,上肢全体の神経絞扼の1%にも満たない[6].現在のところ圧迫性神経障害や神経炎などがいわれているが,原因ははっきりしない[7].症状は「肩,腕,肘部の急激な疼痛」であり,その1〜3日後から指の運動障害が明らかとなる(後骨間神経も同様).前骨間神経の支配領域が長母指屈筋と示指深指屈筋など深指屈筋,方形回内筋であるため,特に母指と示指の屈曲が困難となり,"OKサイン"が作れず"tear drop sign"となる(図5.7).

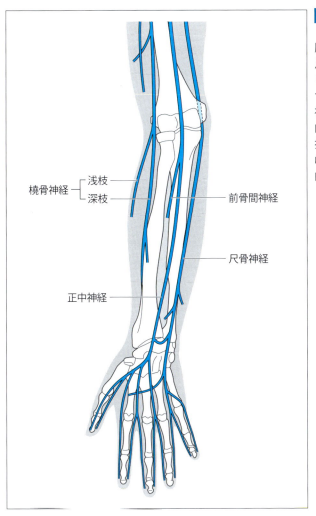

図5.5 正中神経と前骨間神経,尺骨神経,橈骨神経の走行

肘関節周囲から前腕部では正中神経,尺骨神経,橈骨神経やその分枝が走行し,この周囲の骨格筋の運動や知覚をつかさどっている.後骨間神経は正中神経が肘関節よりやや遠位にて,円回内筋を貫通した後分枝する.示指・中指深指屈筋,長母指屈筋への筋枝を分岐し,さらに末梢へと下行し,方形回内筋を支配している.

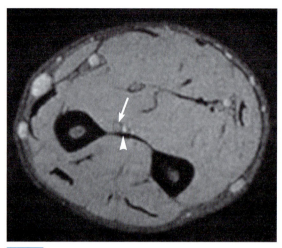

図 5.6 20 歳台男性　前骨間神経（正常）
MRI, T2 *強調軸位断像　矢印は前骨間神経を示している．この結節状構造の内部には微細束状構造が認められ，神経線維束（fascicle）を反映している．隣接する高信号（▶）は脈管である．すなわちこの矢印の構造が血管ではなく神経成分であると認識しうる根拠となる．いったんこのように神経構造が認識できれば，モニター診断を駆使して多断面で神経およびその走行を観察，追跡することが可能となる．

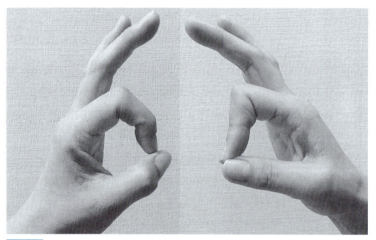

図 5.7　tear drop sign 陽性（右手）
前骨間神経麻痺を反映し，右手は tear drop sign を示す．これは長母指屈筋と示指深指屈筋など深指屈筋が障害され，きれいな O の字が描けないという所見である．

画 像 所 見

主たる MRI での検査目的は，触診などで腫瘤性病変による神経絞扼がほぼ明らかな場合，その腫瘤の位置や性状を精査する目的のほか，原因ははっきりしないものの，ある部位からの神経障害が臨床的に明らかな場合などで，その原因を精査する目的で行われる（図 5.8）．

5.3 前骨間神経麻痺　119

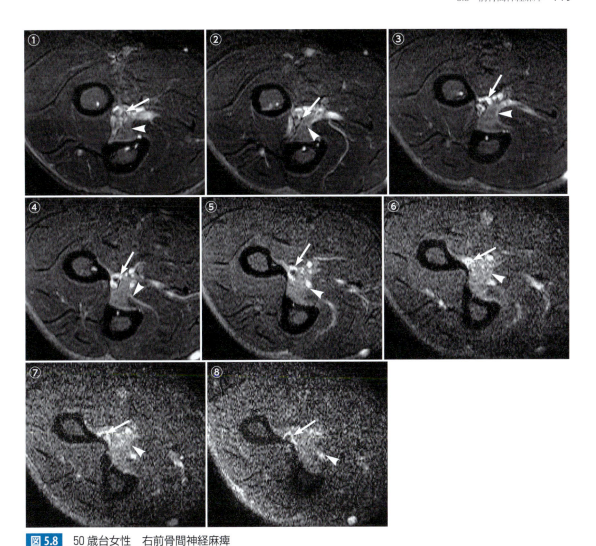

図 5.8　50 歳台女性　右前骨間神経麻痺
MRI，STIR 軸位断像（近位から遠位への連続断面）　MRI では，前骨間神経はらせん状に多角形を呈しつつ頭尾側方向へ連続し，その内部信号はさまざまである（→）．この周囲の方形回内筋内部にびまん性の高信号があり（▶），脱神経の所見を呈する．神経内部の信号は低信号の部位もあれば高信号の部位もあり，また周囲に著明な高信号を示す液体様部位もある．この周囲に腫瘍などの構造はないが，手術では前骨間神経は砂時計状にくびれて絞扼している状態であった．

5.4 後骨間神経麻痺
posterior interosseous nerve palsy

臨床的事項

後骨間神経は橈骨神経の深枝から分枝する．橈骨神経は腕橈骨筋と上腕筋の間（橈骨神経管）を遠位に向かって走行し，浅枝と深枝に分岐するが，この深枝が回外筋を貫通し，後骨間神経となる（図5.9）．後骨間神経はガングリオン（図5.10）などの腫瘤，腫瘍のほか，Monteggia骨折（尺骨の骨折と橈骨頭の脱臼）などの外傷，神経炎，使い過ぎ（overuse）なども原因となりうる[8〜12]．

画像所見

MRIは，鑑別を目的に施行される．後骨間神経麻痺では，親指から小指までのMP関節の自動伸展不能困難となり，「下垂指（drop finger）」になるが，皮膚の感覚障害はないという症状を呈する．

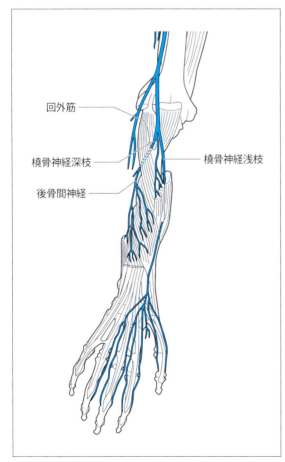

図5.9 橈骨神経と後骨間神経の走行
橈骨神経は腕橈骨筋と上腕筋の間（橈骨神経管）を遠位に向かって走行し，浅枝と深枝に分岐する．この深枝から後骨間神経が分枝する．後骨間神経は，回外筋の浅部と深部の間（回外筋間）を通り，手首まで走行し，回外筋や前腕の伸筋群を支配する．

5.4 後骨間神経麻痺　121

| 図 5.10 | 40歳台女性 破裂ガングリオンに伴う後骨間神経麻痺 |

A ①〜⑫：MRI, プロトン密度強調軸位断像の連続断面（マイクロスコピーコイル使用）
B ①〜⑫：STIR 軸位断像の連続断面（マイクロスコピーコイル使用）

橈骨神経の深枝から後骨間神経に連続する（すべての画像の▶）.

浅枝は①と⑥の→で示されている．回外筋は⑨と⑩の S (supinator) で示されている．これ（S）から伸びる索状構造が Frohse の arcade であり，⑧〜⑩の→で示される．後骨間神経は橈骨頭前面に生じた破裂したガングリオンの辺縁を圧排されつつ走行し，神経絞扼されている．絞扼部位の近位の神経は腫大し，内部は STIR で高信号を示している．本症例は十分な神経走行の予習のうえ検査に臨み，マイクロスコピーコイルを用いて絞扼神経を直接描出しえている．

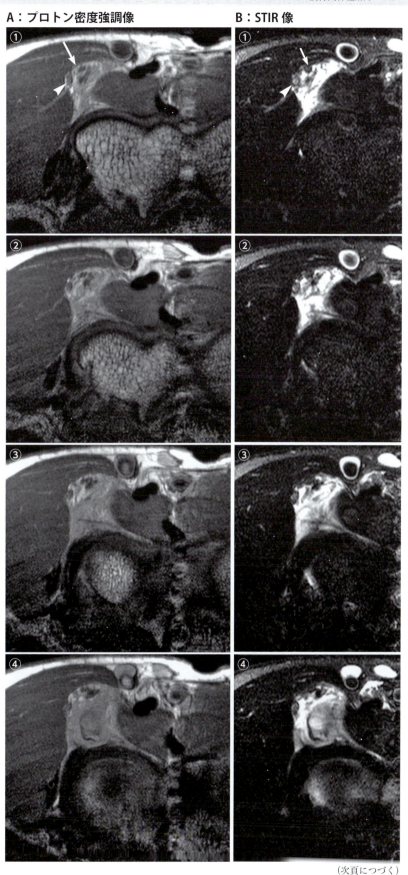

A：プロトン密度強調像　B：STIR 像

（次頁につづく）

A：プロトン密度強調像 **B：STIR 像**

図 5.10 のつづき
（⑤〜⑧）

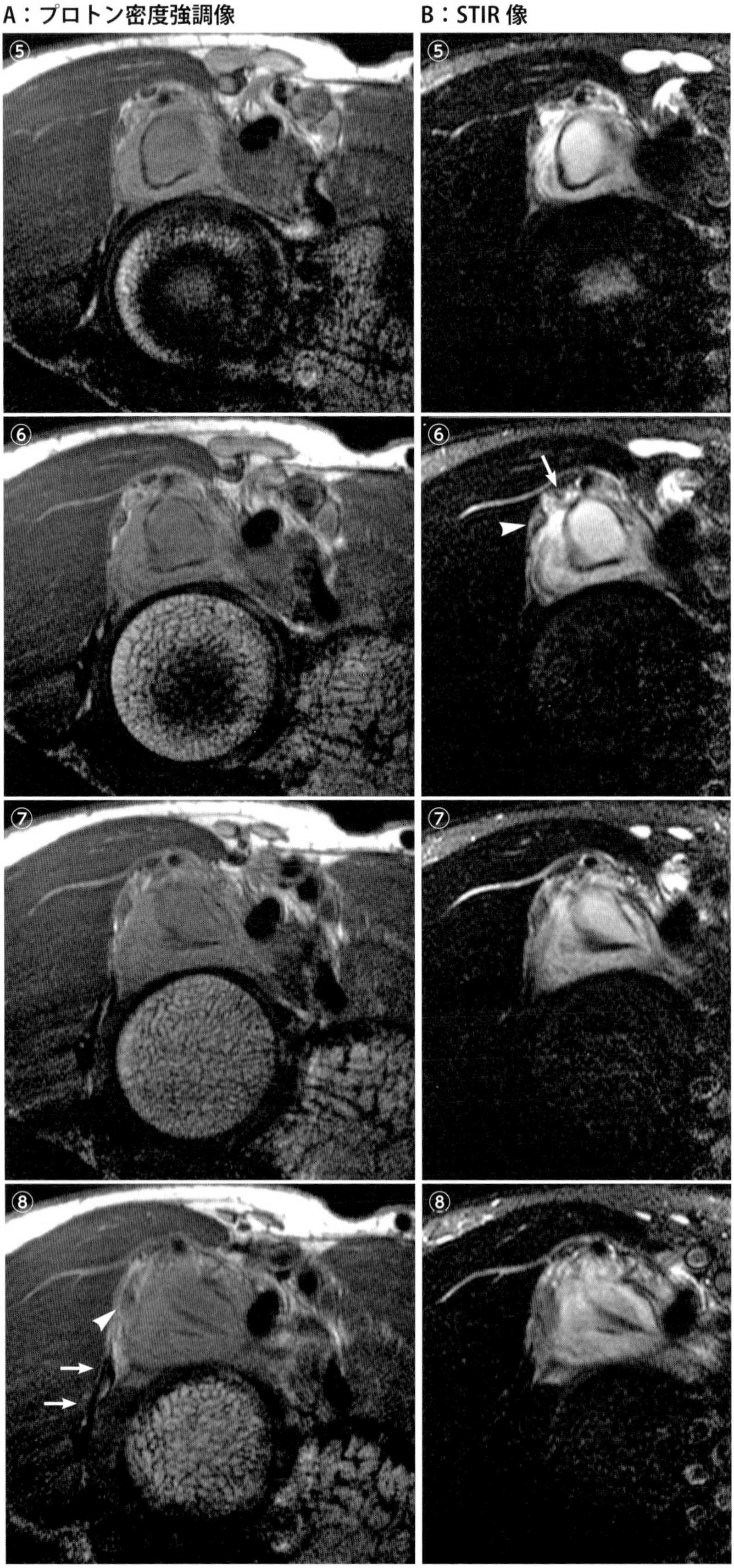

5.4 後骨間神経麻痺 123

図 5.10 のつづき
(⑨〜⑫)

A：プロトン密度強調像　　B：STIR 像

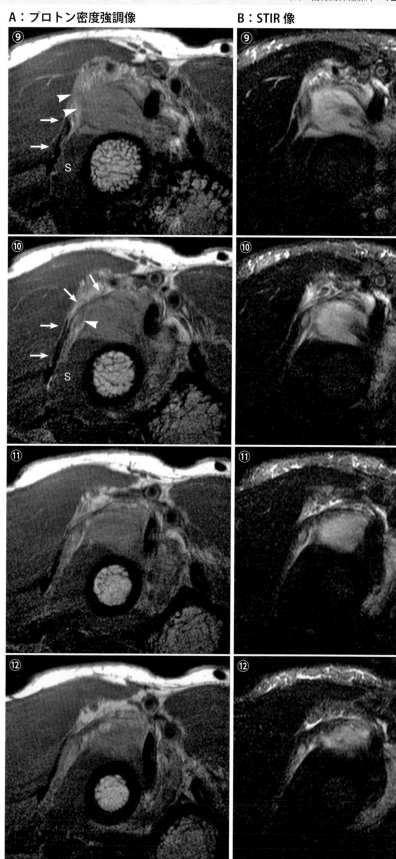

5.5 手根管症候群
carpal tunnel syndrome

臨床的事項

手根管(carpal tunnel)とは，手根骨とその掌側を覆う横靱帯(屈筋支帯)によって構成されるトンネル状の構造である(図5.11)．この中を腱鞘で覆われ，結合組織の中にある10の屈筋腱と正中神経が通っている(図5.12，図5.13)．この閉鎖空間の内圧が高まることによって正中神経障害をきたすことを「手根管症候群」とよぶ．

初期には示指，中指がしびれ，痛みが出現するが，最終的には母指から環指の母指側の3本半の指(すなわち正中神経の支配領域)がしびれてくる．急性期には，これらの症状は明け方に強いとされている．進行例では猿手変形や母指対立機能障害もみられる．

手根管の内圧が上昇する要因はさまざまであり，特発性とよばれることが多いが，ほかに腫瘤や骨折などの外傷性変化[13～16]，アミロイドーシス[17, 18]などもある．

画像所見

MRI検査は基本的に軸位断が主体であり，正中神経の連続性を追跡し，ちょうど手根管レベルで扁平に変形し，かつ圧排された影響で近位が腫大する"pseudopneuroma"という所見を呈することが古典的には知られている[19](図5.14)．臨床的には特に内圧上昇となる因子がない場合でも，正中神経が扁平化している場合があり，その場合は手根管内の腱滑膜がびまん性に肥厚していることも多い(図5.15)．またリストコイルなどを用いると，これら腱滑膜の肥厚の様子まで比較的容易に観察することができる．

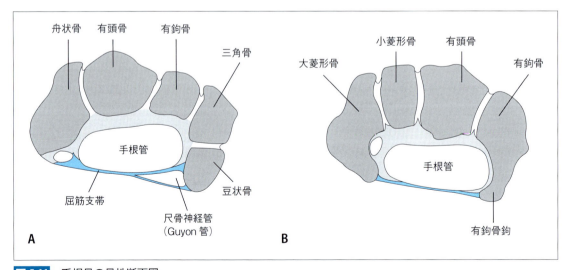

図5.11 手根骨の骨性断面図
Aは手根管近位，Bは遠位の断面である．この管の最も狭い部位は遠位手根骨中央を1cm越えた部位(下左レベル)で，その断面積は約1.6 cm^{2}にすぎない．

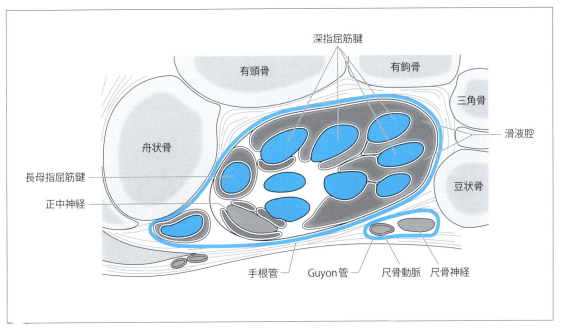

図 5.12 手根管内の解剖
手根管の屈筋腱群は滑膜に取り囲まれており,全体としては間膜のような構造で固定されている.

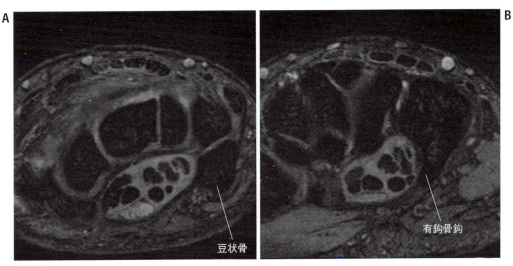

図 5.13 手根管近位(A)および遠位(B)の MR 像
A, B：MRI, T2*強調軸位断像

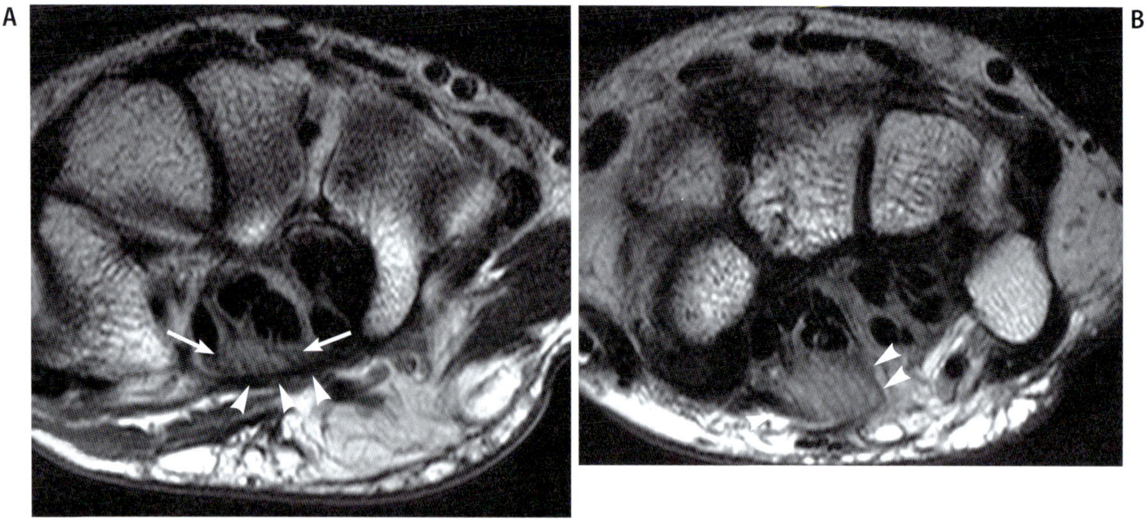

図 5.14 30 歳台女性　手根管症候群による pseudopneuroma
A：MRI，T2 強調軸位断像，B：A より近位　正中神経は手根管内で全体に高信号を示し（A，→），手根管内は非常に tight になっている．横靱帯もやや肥厚している（A，▶）．このすぐ近位では神経がさらに著しく腫大しており，蛇頭状を呈する．いわゆる pseudopneuroma（偽性神経腫）の所見であり（AB，▶）神経絞扼による代表的な MRI で観察される二次変化である．

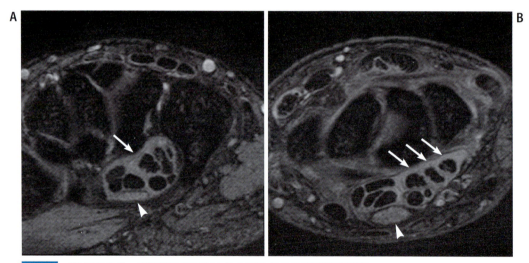

図 5.15 30 歳台女性　腱滑膜の肥厚によると考えられる手根管症候群
A：MRI，T2*強調軸位断像，B：A より近位　MRI，T2*強調軸位断像で，手根管レベルにて正中神経は著明に扁平化している（AB，▶）．一方，手根管内は腱周囲に余分な淡い高信号域が広範囲に認められ，肥厚した腱滑膜と考える（AB，→）．特に第三深指屈筋腱周囲に著明な滑膜肥厚が認められる．手根管内部に特に腫瘤などはないが，この全体的な腱滑膜肥厚により手根管内が tight になってみえる．臨床的には手根管症候群が疑われており，この腱滑膜のびまん性肥厚が内圧上昇の原因と考えられた．

5.6 Guyon 管症候群
Guyon canal syndrome

臨床的事項

手根管とほぼ同じレベルで尺骨神経が通る構造を Guyon 管(Guyon canal)とよぶ. 尺骨神経と尺骨動・静脈が一緒に手首の尺屈側で小指側の小指球の手根部にある Guyon 管を通過している. 周囲は屈筋支帯と尺側手根屈筋で囲まれる構造になっていて, さまざまな原因で圧迫・絞扼されることが原因となって生じる.

原因としてガングリオン(図 5.16), 橈骨遠位端骨折, 有鉤骨鉤骨折, その他周囲軟部組織の肥厚, 外傷のほか, ペンチなどの工具を握る動作やドリルの長時間の使用, 長時間の自転車走行などによっても発症しやすいといわれている[20,21]. 尺骨動脈の動脈瘤が原因となることもある(図 5.17). MRI は器質的原因の精査のために行われることが多い.

尺骨神経は, 小指と環指小指側 1/2 の掌背側の感覚と前腕の尺側の感覚を支配しており, Guyon 管症候群では母指球以外の手内筋の筋萎縮と鉤爪変形(鷲手変形)を生じる. また Guyon 管内での神経圧迫部位にて知覚, 痛覚の神経症状が異なることもある.

画像所見

Guyon 管の観察は手根管症候群と同様軸位断が有用である. 解剖学的に Guyon 管に相当する位置の連続断面にて同部を走行する尺骨神経や, あるいはそれを障害する構造, または尺骨動静脈などの様子が観察可能である. また尺骨神経は Guyon 管の遠位にて浅枝と深枝に枝分かれすることが知られ, 動脈瘤などで知覚神経だけに臨床症状を示すこともある(図 5.17).

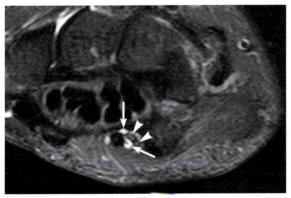

図 5.16 20 歳台女性　微小ガングリオンによる Guyon 管症候群
MRI, 脂肪抑制プロトン密度強調軸位断像　Guyon 管付近で尺骨神経は分葉状微小囊胞(▶)で取り囲まれ, 尺骨神経は局所的に著明に圧迫されて変形している(→). 尺骨神経麻痺の原因検索のための MRI 検査であり, この微小なガングリオンによる尺骨神経の圧排が原因となった Guyon 管症候群と考えられた.

128　第5章　神経絞扼

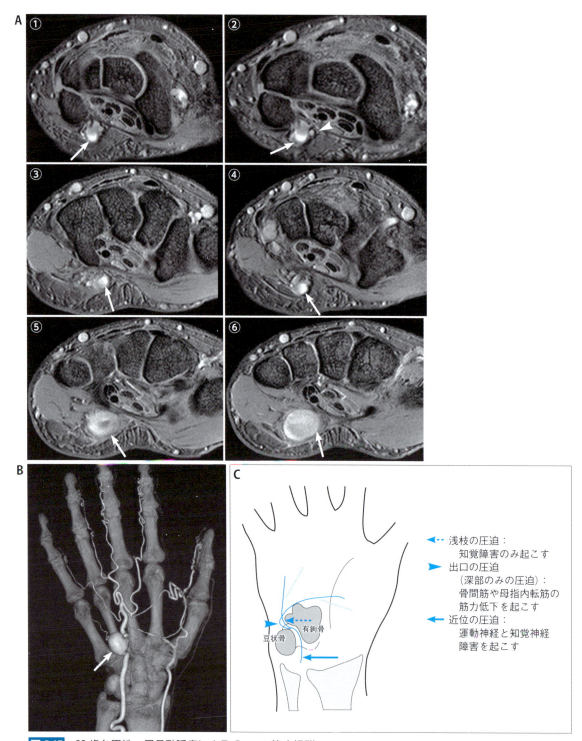

図 5.17　60歳台男性　尺骨動脈瘤による Guyon 管症候群
A ①〜⑥：MRI, T2*強調軸位断像の連続断面，B：CT angiography 冠状断像，C：Guyon 管症候群のシェーマ　2か月前に手をぶつけた後，環指と小指のしびれが出現したが筋力低下は認めず，尺骨神経知覚枝のみの障害が示唆される臨床所見を呈した．MRI と CT で，手根骨遠位列のさらにやや遠位に尺骨動脈瘤（AB, →）が認められる．MRI で尺骨神経はちょうど動脈瘤の根部付近で圧迫されていた（A ②の▶）．図Cのごとく，尺骨神経（C, ←）は Guyon 管の遠位にて浅枝（知覚神経：C, ←--）と深枝（運動神経：C, ▶）に枝分かれするため，本症例のように知覚神経だけ臨床症状を示すこともある．

■文　献

1) Sinha S, Pinder RM, Majumder S : The largest reported epineural ganglion of the ulnar nerve causing cubital tunnel syndrome : case report and review of the literature. J Plast Reconstr Aesthet Surg 2013 ; 66 : e23–25.

2) Kato H, Hirayama T, Minami A, et al : Cubital tunnel syndrome associated with medial elbow Ganglia and osteoarthritis of the elbow. J Bone Joint Surg Am 2002 ; 84–A(8) : 1413–1419.

3) Karatas A, Apaydin N, Uz A, et al : Regional anatomic structures of the elbow that may potentially compress the ulnar nerve. J Shoulder Elbow Surg 2009 ; 18 : 627–631.

4) James J, Sutton LG, Werner FW, et al : Morphology of the cubital tunnel : an anatomical and biomechanical study with implications for treatment of ulnar nerve compression. J Hand Surg Am 2011 ; 36 : 1988–1995.

5) Di Rocco F, Doglietto F, Tufo T, et al : Posttraumatic immobilization in flexion of a congenital valgus elbow and cubital tunnel syndrome–case report. Surg Neurol 2009 ; 71 : 709–712.

6) Berger RA, Weiss APC(eds) : Hand Surgery. Philadelphia : Lippincott Williams & Wilkins, 2004.

7) Schollen W, Degreef I, De Smet L : Kiloh–Nevin syndrome : a compression neuropathy or brachial plexus neuritis ? Acta Orthop Belg 2007 ; 73 : 315–318.

8) Li H, Cai QX, Shen PQ, et al : Posterior interosseous nerve entrapment after Monteggia fracture–dislocation in children. Chin J Traumatol 2013 ; 16 : 131–135.

9) Bak K, Tørholm C : [Supinator syndrome : Entrapment of the posterior interosseous nerve]. Ugeskr Laeger 1996 ; 158 : 919–921.

10) Furuta T, Okamoto Y, Tohno E, et al : Magnetic resonance microscopy imaging of posterior interosseous nerve palsy. Jpn J Radiol 2009 ; 27 : 41–44.

11) Allagui M, Maghrebi S, Touati B, et al : Posterior interosseous nerve syndrome due to intramuscular lipoma. Eur Orthop Traumatol 2014 ; 5 : 75–79.

12) Nakamichi K, Tachibana S : Ultrasonographic findings in isolated neuritis of the posterior interosseous nerve : comparison with normal findings. J Ultrasound Med 2007 ; 26 : 683–687.

13) Yalcinkaya M, Akman YE, Bagatur AE : Unilateral carpal tunnel syndrome caused by an occult ganglion in the carpal tunnel : a report of two cases. Case Rep Orthop 2014 ; 2014 : 589021.

14) Shimizu A, Ikeda M, Kobayashi Y, et al : Carpal tunnel syndrome caused by a ganglion in the carpal tunnel with an atypical type of palsy : a case report. Hand Surg 2011 ; 16 : 339–341.

15) Mascitelli JR, Halpern CH, Dolinskas CA, et al : Carpal tunnel syndrome secondary to an osteophyte of the trapezium. J Clin Neurosci 2011 ; 18 : 1558–1559.

16) Pardal–Fernández JM : [Bilateral tarsal tunnel syndrome due to synovitis. Combined diagnostic contribution made by ultrasound and electrophysiology]. Rev Neurol 2013 ; 56 : 124–125.

17) Ten Cate DF, Glaser N, Luime JJ, et al : A comparison between ultrasonographic, surgical and histological assessment of tenosynovits in a cohort of idiopathic carpal tunnel syndrome patients. Clin Rheumatol 2014 Jun 24.

18) 望月隆弘，三戸部倫大，三船尚子，高橋元洋：透析アミロイドーシス早期診断における手根骨 MRI の有用性．日腎会誌 1999 ; 41(1) : 14–20.

19) Uchiyama S, Itsubo T, Yasutomi T, et al : Quantitative MRI of the wrist and nerve conduction studies in patients with idiopathic carpal tunnel syndrome. J Neurol Neurosurg Psychiatry 2005 ; 76 : 1103–1108.

20) Kwak KW, Kim MS, Chang CH, et al : Ulnar Nerve Compression in Guyon's Canal by Ganglion Cyst. J Korean Neurosurg Soc 2011 ; 49 : 139.

21) Stocker RL, Kosak D : [Compression of the ulnar nerve at Guyon's canal caused by a pseudoaneurysm of the ulnar artery following trauma]. Handchir Mikrochir Plast Chir 2012 ; 44 : 51–54.

5

神経絞扼

外 傷

BOX 6.1	「手をついて転んだ」ときの骨折	133
6.1	外傷における MRI の役割	134
6.2	肘関節脱臼	134
コラム 6.1	手の外傷を理解するための解剖	137
6.3	舟状骨骨折	138
6.4	三角骨骨折と有鈎骨骨折	142
6.5	月状骨脱臼と月状骨周囲脱臼	144
6.6	三角線維軟骨複合体損傷と遠位橈尺関節不安定症	148
6.7	手指の腱損傷	154
BOX 6.2	手関節の略語	155
6.8	手指の側副靱帯損傷	156
6.9	腕神経叢損傷	157
BOX 6.3	腕神経叢損傷の高位による分類	158
BOX 6.4	損傷部位による分類	158

骨関節外傷の画像診断はまず単純 X 線写真に始まり，それのみで診断，治療，経過観察まで行われることもしばしばあります．CT や MRI が多く施行される現在でも，この領域においては単純 X 線写真が大きな役割を果たしています．急性期外傷に対し放射線科医が当初から診断にかかわる頻度はあまり高くないかもしれません．単純 X 線写真で判断が難しかった症例について CT・MRI が依頼され，その時点から放射線科医が診断に携わるという状況もあります．CT・MRI は断層画像であり詳細に評価可能ですが，単純 X 線写真のほうが異常を捉えやすいことがあります．この章は CT や MRI が行われる機会がある外傷を中心として構成されていますが，多くの項目では単純 X 線写真も提示します．

　単純 X 線写真による外傷診断の基本的な事柄としては，①必ず直交する 2 方向の撮影を行う（図 6.1），②撮影範囲はすべて確認，③時に斜位が有用（図 6.2），④診察所見（圧痛部位など）と対比，⑤急性期骨折で骨片の転位がないときはしばしば診断困難，などが挙げられます．

　手関節外傷では CT が大きな役割を果たします．手根骨は形状が複雑で単純 X 線写真では重なりのため異常所見の描出が難しいことがあります．骨折・脱臼が疑われる場合の精査（図 6.2）や，術前検査としてアライメント，骨折線と関節面の関係，骨片転位，関節内骨

片など，重要な情報を提供します．撮像は体幹部との重なりを避け，アーチファクトと被曝を軽減するため，可能なかぎり手を頭の上に挙上（うつ伏せが安定する）して行いますが，この体位が取れない場合は手を体幹に沿わせて検査します．撮像は自由断面のMPR (multi-planar reformation/reconstruction) 画像が作成できるよう，最小スライス厚でのデータ収集が望まれます．再構成画像は手関節から手の体軸に合った3方向（軸位断，冠状断，矢状断）を作成し，骨の形状，アライメント，関節面などについて評価します．見慣れない骨の形態の観察には解剖アトラスを傍らに置いて行う必要がありますが，ティーチングファイルとして正常例を保存しておき，比較するのも有効な方法です．また骨条件のみならず軟部組織条件も作成し，軟部組織の変化や関節包の腫脹（血腫）などについて評価します．volume rendering (VR) 像は病変の立体的把握に有用です．

　上肢の骨折は「転んで手をついた」という受傷機転が最も多く，年代により骨折しやすい部位が異なります (BOX6.1)．損傷のパターン認識は診断への有力な手がかりとなるので，知っておくと便利です．

橘川　薫

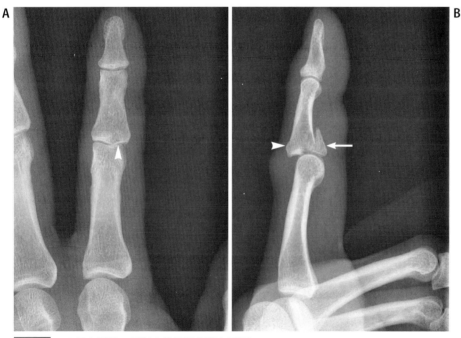

図 6.1　40歳台男性　示指中節骨基部脱臼骨折
A：単純X線写真正面像，B：側面像　単純X線写真正面像（A）では，示指の近位指節間関節の関節裂隙が橈側で狭小化している（A, ►）が，それ以外には異常がはっきりしない．側面像（B）では，中節骨基部掌側に三角形の骨片があり（B, →），背側の骨片が指背側へ転位している（B, ►）．周囲軟部組織の腫脹がある．

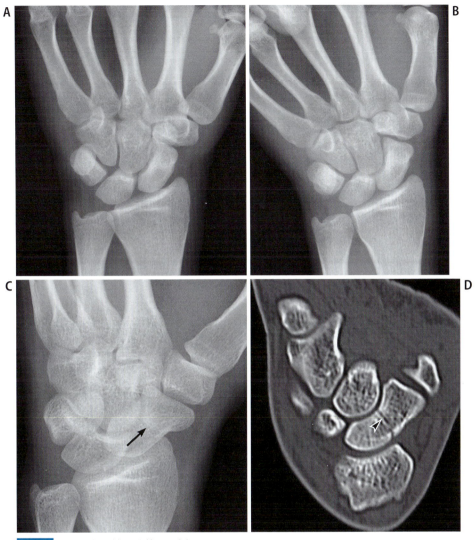

図 6.2 20歳台男性　舟状骨骨折
A：手関節単純X線写真正面像，B：尺屈位正面像，C：斜位像，D：CT，MPR斜冠状断像　単純X線写真正面像(A)，尺屈位正面像(B)では異常を指摘できない．舟状骨は尺屈位のほうが全体がみえやすくなる．斜位像(C)では舟状骨腰部に骨折線が疑われた(C, →)．CT(D)で骨折と診断された(D, ▶)．

BOX 6.1　「手をついて転んだ」ときの骨折（文献1をもとに作成）

年齢により骨折好発部位に違いがある．

5歳以下	上腕骨顆上骨折
5〜10歳	橈骨遠位骨幹端横骨折
10〜16歳	橈骨遠位骨端離開
15〜35歳	舟状骨骨折など手根骨骨折
40歳〜成人	橈骨もしくは尺骨遠位端骨折
70歳〜	上腕骨近位部骨折（外科頸骨折）

6.1 外傷における MRI の役割

急性期骨折では骨折部に骨皮質，骨梁の破断が生ずると同時に出血をきたす．このような出血・浮腫は骨折部およびその周囲に広がり，STIR 像や脂肪抑制 T2 強調像にて高信号域として認められる．骨折精査にはまず単純 X 線撮影が行われ，それで明らかな骨折が認められる場合は骨折自体の精査目的に MRI が適応となることは少ない．外傷後単純 X 線写真で異常がないにもかかわらず自発痛，圧痛がある場合，MRI が施行されることがある．この場合には，最低 2 方向の STIR 像もしくは脂肪抑制 T2 強調像，脂肪抑制プロトン密度強調像を撮像するのが望ましい．手では対象物が小さく，空気に接する部分が大きい．均一な脂肪抑制を得るためには STIR 像がよく使用される．解剖学的構造の把握が容易な T1 強調像を追加して，骨折線の広がりを確認するのもよい．

　靱帯や腱の断裂など軟部組織損傷精査の MRI では，正常解剖を理解し，撮像の範囲と方向について検査前に検討しておくことが検査の成否に直結する．靱帯，腱の走行に対し直交する断面(短軸像)と走行に平行な断面(長軸像)の組み合わせが勧められる．撮像シーケンスとしてはプロトン密度強調像や T2* 強調像，STIR 像などが有用である．T2 強調像は液体貯留と浮腫をきたした軟部組織とのコントラストがつき，かつ解剖も把握しやすいので，1 方向でも追加しておくとよい．肘関節の急性期損傷では検査の際に肘関節を整形外科処置により屈曲位で固定されている場合がある．検査の間だけ肘関節を伸展させることが可能かを依頼元に問い合わせ，無理のない範囲で伸展位が取れると撮像時間も短縮でき，画像解剖もわかりやすくなる．

6.2 肘関節脱臼
dislocations of the elbow

解 剖 と 臨 床 的 事 項

肘関節は腕橈関節，腕尺関節，近位橈尺関節で構成される．肘関節伸展位では肘頭は上腕骨の肘頭窩に，屈曲位では尺骨鉤状突起が鉤突窩に入り込む．鉤状突起は肘関節の安定性を保つのに重要な構造物である．

　成人の大関節脱臼では肩関節に次いで肘関節脱臼が多い．小児では肘関節脱臼が最多である．通常過伸展損傷であり，肘関節伸展位で手をついて転倒した際に，肘頭が肘頭窩に挟まり梃子(てこ)となって脱臼をきたす(図 6.3)．上腕骨に対し橈尺骨が後方もしくは後方外側に脱臼する例が 85〜90% を占める．しばしば上腕骨内側上顆，橈骨頭，尺骨鉤状突起，肘頭，上腕骨小頭などの骨折を合併する．過伸展損傷では橈骨遠位端骨折や手根骨骨折をみる場合もある．骨片が遊離体となって関節裂隙に入り込むことがあり，成人では鉤状突起の骨片，小児は内側上顆の骨端核が多い[1]．外側尺側側副靱帯の損傷を合併すると後外側回旋

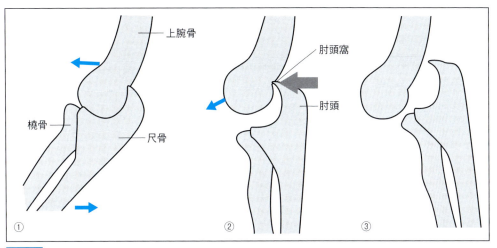

図 6.3 過伸展による肘関節脱臼の発生機序
①肘関節過伸展により橈尺骨は後方，上腕骨は前方への力が働く（→）．
②肘頭がてこの力で肘頭窩を押して上腕骨を前方遠位に押し出す（→）．
③脱臼した橈尺骨は後方へ転位する．

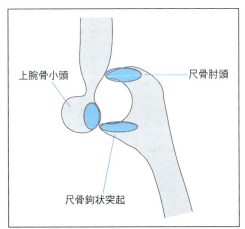

図 6.4 肘関節後方脱臼の骨挫傷部位
過伸展による脱臼では上腕骨小頭後部，尺骨肘頭，鉤状突起が衝突して骨折や骨挫傷を生じる（●）．

不安定症をきたすため，外科的治療が考慮される[2, 3]．

画像所見

単純 X 線撮影では腕橈関節，腕尺関節のアライメント確認を行う．急性期では関節包の腫脹をみることがある．
　CT は骨折の部位と広がり，関節内骨片の検出に必要である．
　MRI は冠状断，矢状断の T1 強調像，STIR 像，冠状断 T2*強調像にて骨折・骨挫傷や前腕伸筋の共同腱，前腕屈筋の共同腱，内側および外側側副靱帯の損傷について精査する．肘関節脱臼の臨床情報がない場合に骨髄浮腫の分布から脱臼の既往を推察できる場合がある[4]（図 6.4，図 6.5）．

136 第6章 外傷

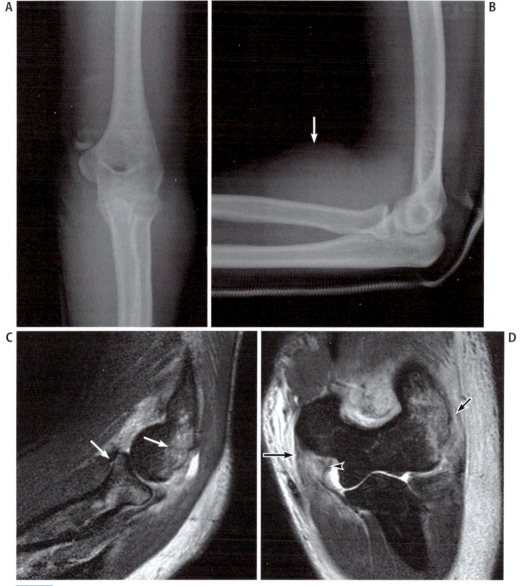

図 6.5 17歳男性 肘関節脱臼
A：単純X線写真（やや屈曲位）正面像，B：単純X線写真側面像，C：MRI, STIR矢状断像，D：STIR冠状断像　単純X線写真正面像（A）および側面像（B）では，肘関節の脱臼は明らかではない．前腕近位部屈側に軟部組織腫脹を認める（B, →）．MRI, STIR矢状断像（C）では，上腕骨小頭後方，橈骨頭に高信号域を認め（C, →），骨挫傷と考える．STIR冠状断像（D）では，内側側副靱帯（D, ▶），屈筋共同腱起始部（D, 大矢印），伸筋共同腱起始部（D, 小矢印）に損傷が認められる．骨挫傷の部位を考慮すると肘関節脱臼後の状態と推察される．

コラム 6.1　手の外傷を理解するための解剖

- 手関節は前腕と手を連結しており，橈骨，尺骨，8つの手根骨（舟状骨，月状骨，三角骨，豆状骨，大菱形骨，小菱形骨，有頭骨，有鉤骨）で構成され，橈骨手根関節，手根間関節，豆状三角関節，遠位橈尺関節よりなる複合関節である．手根骨は5個の中手骨と関節を形成する．
- 豆状骨を除く近位の舟状骨，月状骨，三角骨が近位手根列，遠位の大菱形骨，小菱形骨，有頭骨，有鉤骨が遠位手根列を形成する．豆状骨は尺側手根屈筋腱の種子骨として働き，手根列には含めない（図A）．
- 手根中央関節は近位手根列と遠位手根列の間，手根間関節は隣接する手根骨の間の関節である．
- 手関節運動の主要な筋肉である長・短橈側手根伸筋，尺側手根伸筋，橈側手根屈筋はいずれも手根骨に停止せず，中手骨基部に停止する．尺側手根屈筋は豆状骨に停止するがその力は豆中手靱帯に伝わり第5中手骨基部に至る．手関節運動時には中手骨からの力は強固に結合された靱帯を介して遠位列に伝わり，さらに近位列に伝わる．遠位列は中手骨と同じ動きをするが，近位列は遠位列と橈骨遠位端の間で受動的な動きをする．このため近位列は intercalated segment（介在部分）とよばれる．
- 舟状骨は近位列に属するが機能的には近位列と遠位列を連結する役割をもつ．手関節伸展時に舟状骨遠位部は背側へ，近位部は掌側へ移動，屈曲時は逆の動きをする．
- 手関節の靱帯には内在靱帯（手根骨間を連結），外在靱帯（前腕骨と手根骨を連結）がある．
- 関節包靱帯のうち掌側の靱帯は強靱である．浅層にある橈骨舟状有頭骨靱帯は橈骨遠位端の橈側掌側縁より尺側末梢に向かい，舟状骨腰部の掌側を通って有頭骨に付着する．舟状骨はこの靱帯の上で手関節伸展時は背側に回転し，屈曲時は掌側へ回転する．長橈骨月状骨靱帯は橈骨舟状有頭骨靱帯より近位に存在する．長橈骨月状骨靱帯と橈骨舟状有頭骨靱帯との間隙は掌側靱帯の脆弱部となり"space of Poirier"とよばれる（図B）．

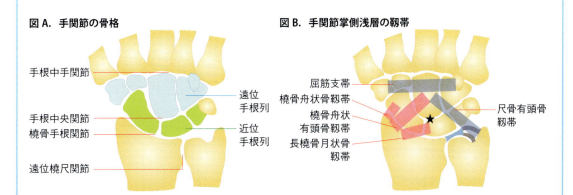

図A．手関節の骨格

図B．手関節掌側浅層の靱帯

関節包靱帯である橈骨手根靱帯により，橈骨手根関節の安定性が維持されている．掌側靱帯である橈骨舟状骨靱帯，橈骨舟状有頭骨靱帯，長橈骨月状骨靱帯は手根骨の尺側転位を防ぐ構造物である．掌側尺側には尺骨有頭骨靱帯が存在する．★は space of Poirier で，掌側靱帯の脆弱部位である．

6.3 舟状骨骨折
fractures of the scaphoid

解剖と臨床的事項

舟状骨は手根骨最大の骨で遠位は大・小菱形骨および有頭骨，近位は橈骨遠位端，尺側は月状骨と関節を形成している．遠位部(結節部含む)，中央部(腰部)，近位部に分かれる(図6.6)．舟状骨の血流は遠位では結節部より入る．主要な血流は腰部の前外側部より入るが，より近位に存在する場合もある．

舟状骨骨折は15歳〜40歳位に多く，60歳以上は少ない．腰部が舟状骨骨折の70〜80%を占める．手関節背屈で肘を伸ばした状態で手をついて転倒し，受傷する．舟状骨遠位部は遠位手根列と，近位部は近位手根列と関節を形成し，2列の間を連結する役割をしているが，過伸展位では舟状骨の遠位部と近位部の間の腰部に屈曲力が加わる．さらに橈骨舟状有頭骨靱帯が舟状骨腰部の掌側で緊張し，ストレスが加わる．橈骨遠位端の背側皮質が月状骨を把持して舟状骨腰部に接しているため，体重が橈骨から舟状骨腰部にかかり骨折するとも考えられている[5,6](図6.6)．臨床的にはanatomical snuff boxの圧痛や腫脹を訴える(図6.7)．

遠位部は血流が多く，骨折が起こってもすみやかに癒合する．腰部の骨折では血流と骨折線の位置関係により骨折癒合に変化がある．骨折線が主要な血管より遠位にあれば予後は良好であるが，近位の場合は遷延治癒や偽関節，近位骨片の壊死を起こす場合がある．

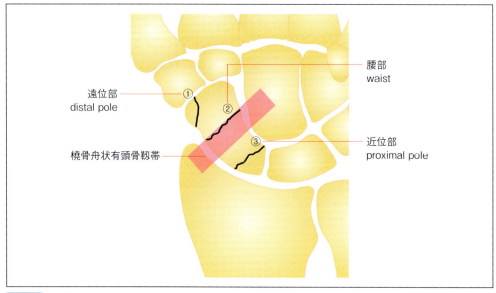

図6.6 舟状骨骨折の発生部位
舟状骨骨折は腰部に最も多い．腰部の掌側には橈骨舟状有頭骨靱帯が存在する．③の近位部骨折は骨片壊死の危険性が遠位より高い．

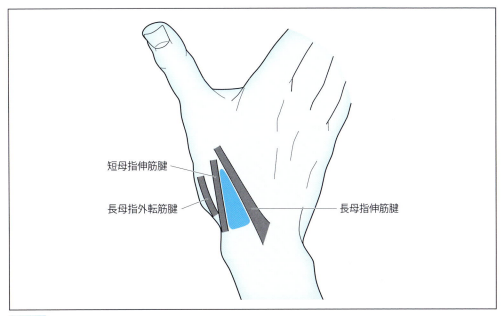

図 6.7 anatomical snuff box
手関節背側橈側で長母指伸筋腱を尺側縁，短母指伸筋腱と長母指外転筋腱を橈側縁とする三角形のくぼみで，舟状骨と大菱形骨が床（深部）となっている．舟状骨骨折で腫脹や圧痛を認める．

画像所見

単純 X 線写真正面像は尺屈位にて舟状骨が最も長い軸で認められ評価しやすい（図 6.2）．転位のない舟状骨骨折は，急性期には単純 X 線写真では診断が難しい．10～14 日後の単純 X 線写真では骨折線周囲に脱灰が起こり，骨折線が検出しやすくなる．すみやかな診断のために CT・MRI が行われる．CT は舟状骨の長軸が描出されるような斜冠状断，斜矢状断を再構成して観察する（図 6.8）．急性期のほか，陳旧性骨折では骨折部の癒合（骨皮質，骨髄の連続性）の有無，転位の状況，残存する骨折線に沿った硬化性変化の有無，骨折部の囊胞形成などをみる．骨癒合がなく，骨折線の硬化や囊胞形成がある場合はその後の癒合進行が期待できない場合が多く，手術が考慮される．CT は手術後の癒合状態の精査に適している（図 6.9）．MRI は急性期に骨折の有無を精査する目的で行われる場合と，骨壊死のチェックが依頼目的となる場合とがある．冠状断，矢状断にて判断しやすい．近位骨片の骨壊死の有無は治療方針決定のためには重要なポイントであるが診断は容易ではない．単純 X 線写真や CT では，骨片の硬化とともに圧潰が生じると，壊死と判断される[5]．非造影 MRI の骨壊死診断の報告では，T1 強調像における近位骨片の低信号を基準とすると診断感度 36～70％，正確度 54～79％で，STIR 法・脂肪抑制 T2 強調像の信号変化はあまり指標とはならない[7〜9]（図 6.10）．造影 MRI による骨壊死の診断能も高くはなく，壊死骨にも造影効果がみられることがある．また造影効果がなくても骨髄脂肪の信号が保たれているときは骨壊死でないことがある[7, 10]．ダイナミック MRI においても感度，特異度，正確度が 67％，86％，80％[9]，54％，93％，75％[11]と報告されている．骨片の壊死判定は造影ダイナミック MRI を行っても診断精度の改善はない[11]．

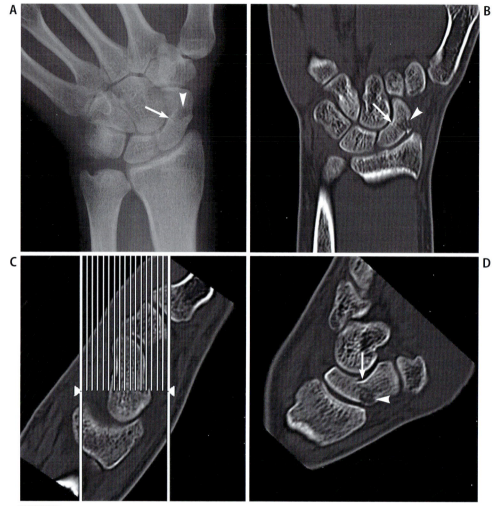

図 6.8 舟状骨骨折の CT 再構成
A：単純 X 線写真尺屈位正面像で舟状骨腰部の骨折線を認める（→）．骨折周囲には透亮像がある（▶）．
B：CT，MPR 冠状断像でも骨折があることは指摘可能であるが，骨折線の全体は明瞭でない（→）．遠位骨片には低吸収域が疑われる（▶）．
C：舟状骨長軸に合わせた CT 斜冠状断のための位置合わせを示す．
D：CT，MPR 斜冠状断像では腰部の骨折と遠位骨片のわずかな転位（→），骨折部遠位の嚢胞形成が明瞭である（▶）．

図 6.10 10 歳台前半男性　舟状骨骨折：骨片壊死▶▶▶
A：単純 X 線写真尺屈位正面像，B：CT，MPR 冠状断像，C：MRI，T1 強調冠状断像，D：STIR 冠状断像　単純 X 線写真（A），CT（B）では，舟状骨腰部の骨折（AB，→），近位骨片の硬化性変化を認める（AB，▶）．骨癒合はない．MRI，T1 強調像（C）では近位骨片は著明な低信号を呈する（C，▶）．遠位骨片の信号も低下している（C，→）．STIR 像（D）で浮腫は遠位骨片とその周囲の軟部組織に認められ（D，→），近位骨片にはほとんど認められない．近位骨片の壊死が示唆された．

6.3 舟状骨骨折 141

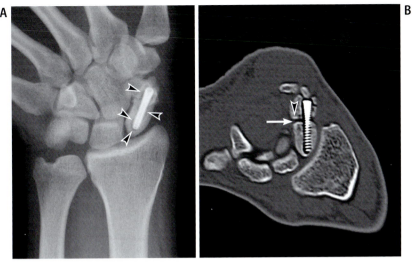

図6.9 10歳台後半男性　舟状骨骨折固定術後の骨癒合不全
A：単純X線写真尺屈位正面像，B：CT，MPR斜冠状断像　単純X線写真（A）で，舟状骨にスクリューが刺入されているが，周囲に透亮像を認める（A, ►）．緩みを示す所見である．CT（B）では，腰部に骨折を認める（B, →）．骨折に沿った硬化縁を認める（B, ►）．骨癒合はない．

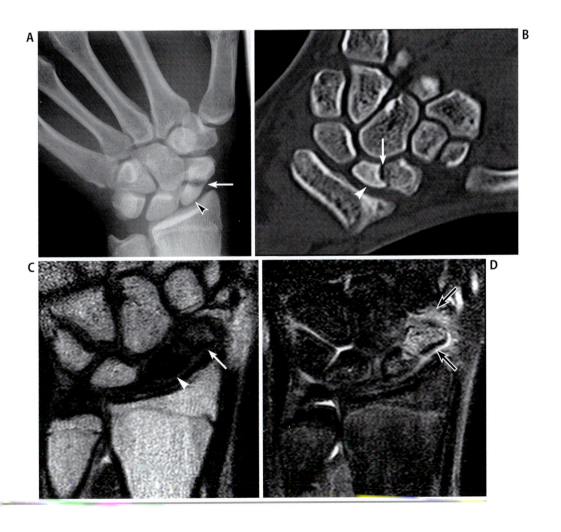

6.4 三角骨骨折と有鉤骨骨折
fractures of the triquetrum/fractures of the hamate

手根骨骨折の診断は複雑な形状の骨が重なり合っているため，単純X線写真では難しいことがしばしば経験される．骨片がみえても，その由来がどこかわからない，という場合もある．単純X線写真で骨折が検出できない場合，次の診断手法としてはCTがよい．MRIは骨髄浮腫の検出に有効であるが，CTは①空間分解能が高いこと，②自由な再構成断面による観察ができること，③多くの施設ではMRIより容易に検査を施行できること，④骨折があった場合に小さい骨片の位置確認ができることなど，有利な点が多くある．

三角骨骨折は手根骨骨折として舟状骨に次いで多い[5]．頻度の多い受傷パターンは手関節伸展位かつ尺屈位での外力で，尺骨茎状突起が三角骨手背側に衝突して起こる剪断骨折である[12,13]（図6.11）．臨床的には手関節の背側尺側に圧痛を訴える．この場合単純X線写真正面像では検出できないので，側面像にて近位手根列の背側の骨片や軟部組織腫脹をチェックする必要がある．CTで骨折の部位，骨片の位置を確認する（図6.12）．

有鉤骨骨折には有鉤骨体部と有鉤骨鉤部のタイプがあるが，このうち有鉤骨鉤骨折は小指球の直接打撲により生じ，ラケットスポーツや野球（バット），ゴルフ（クラブ）に伴うスポーツ外傷として知られている．単純X線写真（正面像，側面像）による検出はきわめて難しく，診断が数か月遅れることもしばしばである．臨床的に有鉤骨鉤骨折が疑われ，手根管撮影が行われると骨折線を検出できる可能性が高くなるが，確定診断にはやはりCTがよい．単純X線写真で異常を指摘されず遷延する痛みでMRIが行われる場合もある．骨折部にSTIR像にて浮腫を反映する高信号域がみられると診断しやすい（図6.13）．

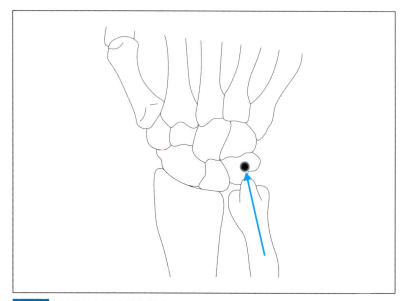

図6.11 三角骨骨折の発生機序
手関節尺屈位・過伸展にて尺骨茎状突起が舟状骨背側に衝突し骨折が起こる（→）．

6.4 三角骨骨折と有鈎骨骨折　143

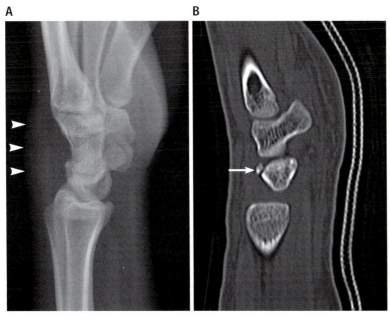

図 6.12　20 歳台男性　三角骨骨折
A：単純 X 線写真側面像，B：CT，MPR 矢状断像　単純 X 線写真（A）では，手根骨レベルで背側の軟部組織が腫脹している（A, ►）．CT（B）では，三角骨の背側に小さな骨片を認める（B, →）．

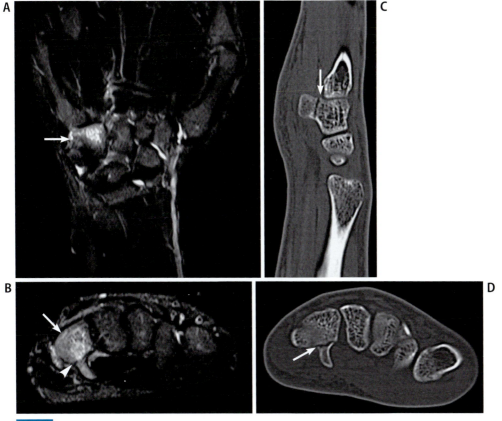

図 6.13　10 歳台後半男性　有鈎骨骨折
A：MRI, STIR 冠状断像，B：STIR 軸位断像，C：CT, MPR 矢状断像，D：CT 軸位断像　MRI, STIR 冠状断像（A）および軸位断像（B）で，有鈎骨に高信号域を認める（AB, →）．軸位断像（B）では，有鈎骨鈎基部を横切る線状低信号域を認める（B, ►）．CT, MPR 矢状断像（C）および軸位断像（D）では，有鈎骨鈎基部に骨折がみられる（CD, →）．

6.5 月状骨脱臼と月状骨周囲脱臼
lunate dislocation/perilunate dislocation

月状骨脱臼および月状骨周囲脱臼は成人手根骨損傷の10％ほどを占める[5]．小児にはまれである．手関節過伸展位かつ手は尺屈位で手掌に打撲力が加わるなど，手関節の強い背屈で生じる．交通外傷，スポーツ外傷でもみられる．

手根骨脱臼は単純X線写真で見逃されやすい損傷である．治療が遅れると外科的に脱臼を整復しても可動域制限などの後遺症が残る場合がある．初回検査の評価が重要である．手根骨のアライメントが正常かどうかを判断するには，Gilulaが提唱した3本のcarpal arcsを確認する(図6.14)．またすべての手根骨間関節裂隙は1～2 mmである[14]．外傷後の撮影でarcsの連続性の途絶や，手根骨間間隙の拡大もしくは骨の重なりの所見はその部分の関節の骨・軟部組織損傷を疑う．側面像では橈骨遠位部の骨長軸線に月状骨，有頭骨が一直線上～10°以内に並ぶのが正常である．有頭骨は月状骨(cup)に乗っているようにみえる．有頭骨–月状骨間に脱臼がある場合に月状骨脱臼と月状骨周囲脱臼を鑑別するには，側面像でのアライメントチェックが有用である．月状骨が橈骨遠位端と直線上にあるなら月状骨周囲脱臼，有頭骨と橈骨が直線上に並んでいれば月状骨脱臼である(図6.15)．月状骨脱臼では月状骨が掌側に脱臼し月状骨(cup)が傾いてみえる(spilled tea cup sign)(図6.16)．

手関節過伸展損傷発生パターンの説明として，手根骨のvulnerable zoneがある(図6.17)[6]．舟状骨の過伸展により舟状骨腰部の骨折もしくは舟月状骨靱帯の断裂，月状骨の過伸展により有頭骨および有鉤骨の骨折もしくは脱臼，月状骨過伸展が尺側におよぶと三角骨骨折もしくは脱臼が生じる．greater arc injuryはこれらの月状骨周囲手根骨の骨折もしくは脱臼が起こった状態である．なお，骨折は"経"をつけて表す．月状骨周囲脱臼に舟状骨骨折が合併する場合は経舟状骨月状骨周囲脱臼となる(図6.18)．lesser arc injuryには月状骨脱臼，月状骨周囲脱臼が含まれる．space of Poirierはgreater arcとlesser arcの間にある(図6.17)(コラム6.1の図B)．アライメントおよび骨折，骨片位置の確認にはCTが優れる．

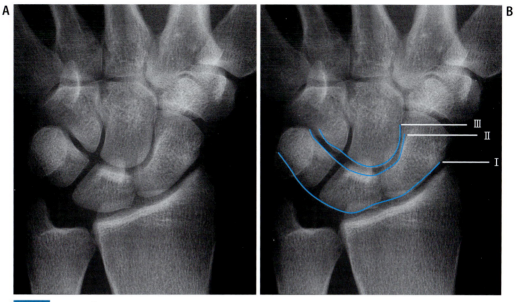

図 6.14 carpal arcs
A, B は同じ単純 X 線写真正面像の同じ画像であり，B に carpal arcs を示す．なだらかな弧状の線である．
arc Ⅰ：舟状骨・月状骨・三角骨の近位関節面
arc Ⅱ：舟状骨・月状骨・三角骨の遠位関節面
arc Ⅲ：有頭骨と有鉤骨の近位関節面
※特に月状骨に着目するとよい．正常では近位，遠位とも関節縁は明瞭である．

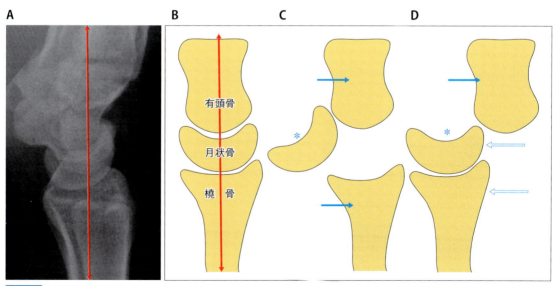

図 6.15 手関節側面像におけるアライメント
A, B：単純 X 線写真側面像（A）で，橈骨・月状骨・有頭骨は正常で，直線上に配列している．その模式図が B である．
C：月状骨脱臼：橈骨に対し月状骨は掌側に脱臼し有頭骨が月状骨に対し背側に脱臼する結果（→），月状骨遠位は空虚となる（＊）．
D：月状骨周囲脱臼：橈骨と月状骨の位置関係は正常で（⇨），有頭骨は背側に脱臼する（→）ため月状骨遠位は空虚となる（＊）．

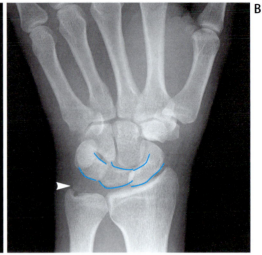

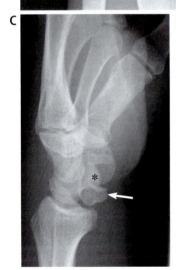

図 6.16 30歳台男性　月状骨脱臼
A, B：単純X線写真正面像，C：側面像　A, Bは同じ単純X線写真正面像の画像である．Gilulaの文献に倣いarc I, arc IIを確認すると，連続性の途絶を認める．正常であればみえるはずの舟状月状骨関節，月状三角骨関節裂隙が認められず，月状骨が舟状骨，三角骨，有鉤骨に重なってみられる．arc IIIは正常である．尺骨茎状突起遠位に類円形小骨片があり(B, ►)陳旧性骨折が疑われる．側面像(C)では，月状骨が橈骨遠位端および有鉤骨よりも掌側にあり回旋している(C, →)．月状骨遠位関節面は掌側に傾き，有頭骨が背側に脱臼しているため月状骨遠位に有頭骨は存在しないことに注目(C, ＊)．橈骨遠位端と有鉤骨は一直線上にある．

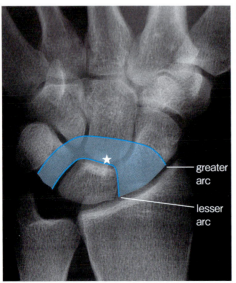

図 6.17 手根骨の vulnerable zone
純粋な greater arc injury では経舟状骨経有頭骨経有鉤骨経三角骨骨折および脱臼となる．純粋な lesser arc injury は月状骨周囲もしくは月状骨脱臼である．★は space of Poirier.

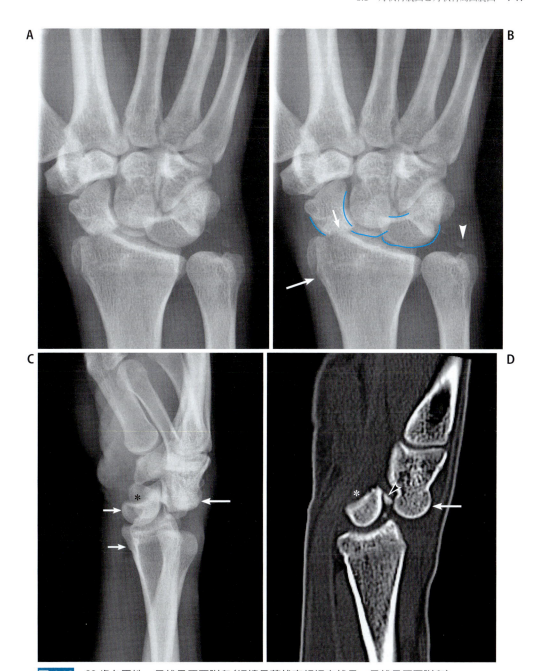

図 6.18 20歳台男性　月状骨周囲脱臼（経橈骨茎状突起経舟状骨，月状骨周囲脱臼）
A, B：単純X線写真正面像，C：側面像，D：CT，MPR矢状断像　A, Bは同じ単純X線写真の画像である．arc I，arc II が途絶し，舟状骨（B, 小矢印），橈骨茎状突起（B, 大矢印），尺骨茎状突起（B, ▶）に転位を伴う骨折がみられる．側面像（C）では，橈骨と月状骨は一直線上にあるが（C, 小矢印），月状骨の遠位は空虚であり（CD, *），有頭骨は月状骨の背側にある（CD, 大矢印）．これはCT（D）で確認された．月状骨背側の小骨片もみられる（D, ▶）．

6.6 三角線維軟骨複合体損傷と遠位橈尺関節不安定症

解剖と臨床的事項

　三角線維軟骨複合体(triangular fibrocartilage complex：TFCC)損傷の精査目的にMRI検査がしばしば行われる．関節円板穿孔や橈骨付着部損傷の診断能は高いが，尺骨付着部や遠位手根骨付着部の損傷の診断率は高くない．MRI技術の進歩により高分解能の画像が得られるようになり，微細MRI解剖の報告もなされている[15]．今後診断能の向上が期待される領域である．TFCC尺側の損傷では疼痛や遠位橈尺関節不安定症(distal radioulnar joint instability)をきたし，臨床的に問題となる．

　TFCCは手関節尺側に存在する三角線維軟骨(triangular fibrocartilage：関節円板 articular disc)とそれを支持する構造の総称である．構成要素として関節円板，掌側および背側橈尺靱帯，メニスカス類似体，尺骨月状骨靱帯，尺骨三角骨靱帯，尺側手根伸筋腱腱鞘床がある(図6.19)．

　関節円板は底辺が橈側にある半円形〜三角形の線維軟骨で尺骨切痕(sigmoid notch)に付着し，先端は尺側に向いている．橈骨の月状骨窩関節面からなだらかに連続する関節面を形成する[16]．関節円板は周辺部10〜30%に血管が分布し，中心部は無血管である．神経支配も外側部に限局している[17]．関節円板は高齢では中心部断裂が高頻度で認められる[16]．

　橈尺靱帯は橈骨および尺骨の遠位端を連結し関節円板を支持している．掌側，背側の橈尺靱帯は尺側では表層と深層の2層となり，深層が尺骨小窩，表層が尺骨茎状突起に付着し，その間隙にligmentum subcruetumという血管の豊富な組織が介在する[18,19]．橈尺靱帯の尺骨付着部の形態にはバリエーションが多いとされる[16]．

　メニスカス類似体は橈側に関節円板，掌側に尺骨三角骨靱帯，背側に尺側手根伸筋腱腱鞘床が存在する．線維成分に乏しく手関節の回内外時に変形することより手根骨を許容し滑走させるはたらきがあると考えられている[20]．

　尺骨月状骨靱帯は尺骨小窩掌側縁〜月状骨掌側を連結し，尺骨三角骨靱帯は尺骨茎状突起掌側と豆状三角関節周囲を連結する．尺側手根伸筋腱腱鞘床は尺骨茎状突起背側〜三角骨背側部に付着部を認める．いずれも手関節尺側の安定化や圧変化に関与する[20]．

　TFCCの機能として遠位橈尺関節の安定化，前腕から尺側手根骨への力の伝達と圧の緩衝が挙げられている．遠位橈尺関節の主要な制動因子は背側および掌側の橈尺靱帯であり，特に尺骨小窩付着部が重要な役割を果たしているといわれている[21,22]．

　遠位橈尺関節では橈骨の尺骨切痕が凹面をなし，凸面をなす尺骨頭と車軸関節を形成する．橈骨尺骨切痕の曲率半径は尺骨頭より大きく，橈骨と尺骨の接触部は小さい．回内外運動の際，橈骨は尺骨のまわりを回転するのみならず，掌側・背側方向へも移動することができ，さらに前腕長軸方向へもスライドする．尺骨頭は回外時には近位掌側，回内時に遠位背側へ移動する[20,23]．

　TFCC損傷はPalmer分類がよく知られ，外傷によるものと変性とに大別される(図6.20)[24]．外傷性では転倒やスポーツによる反復性ストレスが原因となり，手関節尺側部

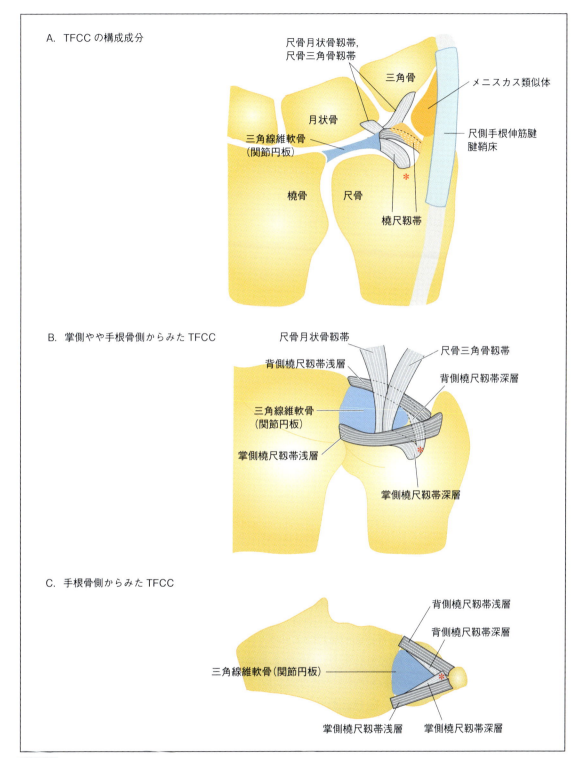

図6.19 三角線維軟骨複合体（TFCC）
関節円板の尺側付着部は尺骨茎状突起へ向かう浅層と尺骨小窩（＊）に向かう深層がある．掌側と背側の橈尺靱帯は関節円板を支えながら尺骨小窩（＊）および茎状突起に付着する．掌側橈尺靱帯より，尺骨月状骨靱帯，尺骨三角骨靱帯が遠位に向かう．尺側手根伸筋腱腱鞘床は茎状突起背側にある．

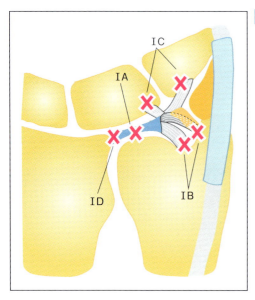

図 6.20 TFCC 損傷の Palmer 分類
クラス I　外傷性損傷
　IA……中心性穿孔(橈骨付着部より2〜3 mm)
　IB……尺側剝離
　IC……遠位剝離(手根骨付着部)
　ID……橈側剝離
クラス II　変性断裂
　IIA……関節円板の摩耗(菲薄化)
　IIB……IIA＋軟骨軟化症
　IIC……関節円板穿孔＋軟骨軟化症
　IID……IIC＋月状三角骨靱帯穿孔
　IIE……IID＋変形性関節症

痛をきたす．橈骨遠位端骨折の40％にはTFCC損傷が合併するとされている[25]．手関節の掌・背屈制限より回内外制限，尺屈時の痛みがみられる．

画像所見

単純X線写真では正常変異である ulnar variance をみる．これは尺骨遠位端と橈骨遠位端の高さの差が2 mm以内は正常，尺骨が相対的に橈骨より長い場合は plus variant，短い場合は minus variant となる(図6.21)．plus variant では関節円板が尺骨頭のドリル効果により穿孔する可能性が高いとされる[26]．尺骨茎状突起の形状，骨折の有無もチェックすべきポイントである．

　MRIでは冠状断像において正常の関節円板はいずれの撮像法でも均一な低信号を示す凹レンズ状構造物として認められる．橈側付着部の尺骨切痕には関節軟骨が存在するため，T2*強調像やプロトン密度強調像にて高信号域が認められ，その尺側に関節円板が付着している．関節軟骨の高信号を損傷としないよう注意する．関節円板の尺側に橈尺靱帯が尺骨茎状突起と尺骨小窩に向かって付着する．背側・掌側の橈尺靱帯は軸位断像にて確認するがわかりにくいこともある．軸位断像では遠位橈尺関節の整合性を確認できるが，手関節が回内位で撮像されている場合，尺骨遠位端は橈骨に対しやや背側にスライドする．関節円板や橈骨付着部の損傷部位はT2*強調像やプロトン密度強調像にて高信号域として認められ，診断は比較的容易である(図6.22，図6.23)．これに対し，尺骨付着部損傷の診断は難しく，明らかに靱帯線維の連続性が消失しているときには損傷とする(図6.24)．尺骨茎状突起骨折のある場合，骨折部位が橈尺靱帯付着部に相当する場合(特に尺骨小窩付着部)にはTFCC尺側付着部損傷の状態となり症状を呈する[27](図6.25)．尺側手根伸筋腱は尺骨茎状突起の部分でやや橈側へ屈曲し，magic angle effect(魔法角効果)の影響を受ける．腱の明らかな腫大，内部信号異常がみられた場合，損傷と捉える(図6.26)．

　TFCC損傷で特に臨床上問題となるのはPalmer IB損傷で，遠位橈尺関節不安定症や，

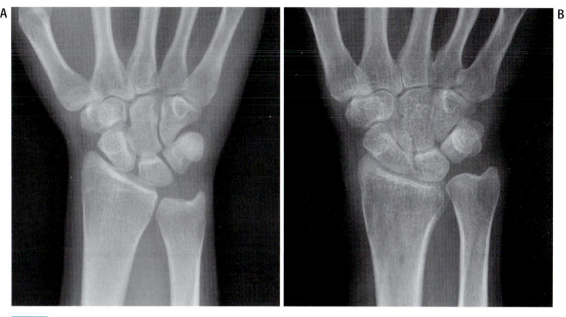

図 6.21 ulnar variance
A, B：単純X線写真正面像　正常では橈骨と尺骨の遠位端の高さの差は2 mm 以内であるが，A では尺骨は橈骨より 2 mm 以上短い（minus variant）．B は尺骨が橈骨より相対的に長い（plus variant）．

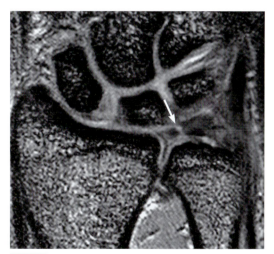

図 6.22 20歳台男性　TFCC損傷（関節円板）（Palmer 分類 IA）
MRI, GRE T2*強調冠状断像　関節円板の穿孔を認める（→）．

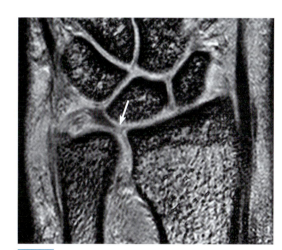

図 6.23 50歳台男性　TFCC損傷（橈骨付着部）（Palmer 分類 ID）
MRI, GRE T2*強調冠状断像　橈骨付着部の損傷を認める（→）．

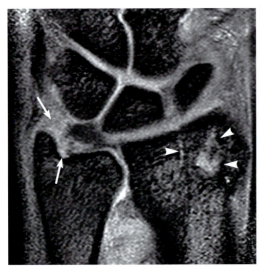

図 6.24 30 歳台男性　TFCC 損傷（橈尺靱帯）（Palmer 分類ⅠB）
MRI, GRE T2*強調冠状断像　橈尺靱帯は尺骨小窩および茎状突起付着部とも線維の連続性が消失している（→）．橈骨遠位端骨折を認める（►）．

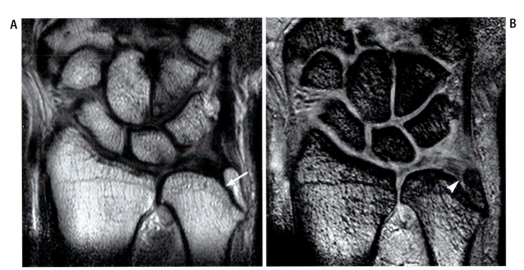

図 6.25 50 歳台女性　尺骨茎状突起骨折を伴う TFCC 機能不全
A：MRI，プロトン密度強調冠状断像，B：T2*強調冠状断像　MRI，プロトン密度強調冠状断像（A）で，尺骨茎状突起の骨折がみられ，尺骨小窩に達している（A, →）．T2*強調冠状断像（B）では，橈尺靱帯は尺骨茎状突起に付着している（B, ►）．臨床的に遠位橈尺関節不安定症を認め，TFCC 機能不全が考えられた．

手関節回内，回外時痛をきたすことがある．遠位橈尺関節不安定症では橈骨が尺骨に対して掌側，背側または両方向に不安定な状態を呈し，尺骨頭の脱臼，亜脱臼を認める．画像診断で遠位橈尺関節の整合性を評価するための 1 つの方法として，CT 軸位断像による評価法が報告されている（図 6.27〜図 6.29）．

図 6.26 50歳台女性　尺側手根伸筋腱損傷　MRI, GRE T2*強調軸位断像　尺側手根伸筋の腫大と信号上昇が認められる（→）．

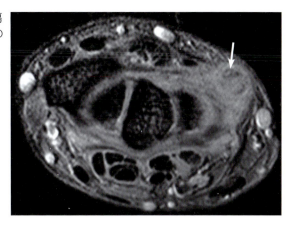

図 6.27 遠位橈尺関節不安定症の評価
遠位橈尺関節の尺骨茎状突起，尺骨切痕，Lister 結節が描出されている CT 軸位断面で検討する．橈骨橈側端掌側縁と背側縁の 2 点を規定し，掌側縁と尺骨切痕掌側縁，背側縁と尺骨切痕背側縁を結んだ線を引く．正常では尺骨頭は 2 本の線の間に存在する．図の a は背側脱臼，b は背側亜脱臼，c は掌側亜脱臼，d は掌側脱臼となる．(Reprinted from "Mino DE, Palmer AK, Levinsohn EM : The role of radiography and computerized tomography in the diagnosis of subluxation and dislocation of the distal radioulnar joint. J Hand Surg Am 1983 Jan ; 8 : 23-31." with permission from American Society for Surgery of the Hand.)

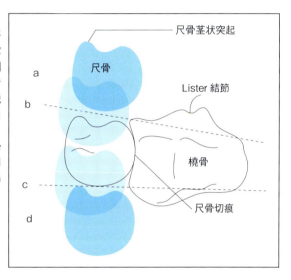

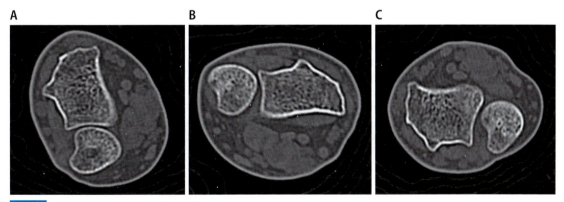

図 6.28 遠位橈尺関節の動き（回内外）
遠位橈尺関節レベルの CT 軸位断像（A：中間位，B：回内位，C：回外位）　いずれの肢位でも橈骨頭は正常の位置にある．

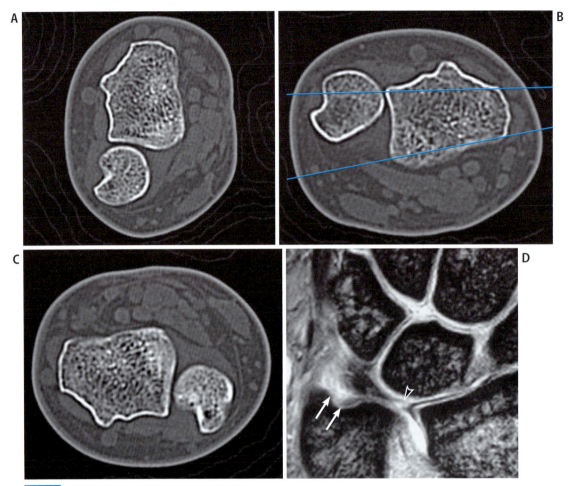

図 6.29 30歳台男性 遠位橈尺関節不安定症
A〜C：遠位橈尺関節レベルのCT軸位断像（A：中間位，B：回内位，C：回外位），D：MRI，GRE T2*強調冠状断像　回内位（B）で最も顕著な背側亜脱臼を認める．MRI，GRE T2*強調冠状断像（D）で，橈尺靱帯は尺骨小窩および茎状突起付着部とも線維の連続性が消失している（D，→）．橈骨付着部の断裂も認められる（D，▶）（Palmer分類IB + ID）．

6.7 手指の腱損傷
tendon injuries of the hand

　手指の運動を司る屈筋腱・伸筋腱損傷の診断にMRI，CTが行われることがある．深指屈筋腱単独断裂ではDIP関節のみ自動屈曲不能となる．浅指屈筋腱単独断裂では深指屈筋によりDIPおよびPIP関節ともに自動屈曲可能となる．この場合罹患指以外のDIP関節およびPIP関節を伸展位に保持したうえで罹患指の屈曲を行わせると，この状態では深指屈筋による屈曲ができないため，罹患指のPIP関節が屈曲できれば浅指屈筋の作用があることがわ

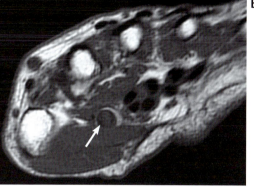

図6.30 70歳台女性
橈骨遠位端骨折術後の長母指屈筋腱断裂
A, B：MRI, T1強調軸位断像（Aは近位手根列レベル, Bは母指中手骨基部レベル），C：長母指屈筋腱に沿ったSTIR冠状断像　近位手根列レベルのMRI, T1強調軸位断像（A）では，長母指屈筋腱が本来の場所に同定できない（A, ▶，浅・深指屈筋腱は○で囲まれた部分．＊は橈側手根屈筋腱）．母指中手骨基部レベル（B）では腫大し内部信号が上昇した長母指屈筋腱が認められる（B, →）．長母指屈筋腱に沿ったSTIR冠状断像（C）では，内部信号が高く，たわんだ長母指屈筋腱を認める（C, →）．

BOX 6.2　手関節の略語

DIP関節：distal interphalangeal joint（遠位指節間関節）
PIP関節：proximal interphalangeal joint（近位指節間関節）
MP関節：metacarpophalangeal joint（中手指節関節）

かる（浅指屈筋テスト）．断裂の有無，断端の状態に加え，腱欠損部の大きさが修復術を行う場合に重要となる．腱断裂のMRI診断では最初から腱の長軸に沿って描出しようとしても，断裂部位，近位および遠位断端を1断面で描出することは難しいことが多い．腱の軸位断像を連続して撮像し，距離を測るほうが結果として正確である．完全断裂では筋の収縮により腱断端の位置が変わるため，少し広めの撮像範囲を設定する．断端部の状態がわかったうえで，近位断端，遠位断端の位置が把握しやすい断層面の設定をするのがよいが，近位端は前腕に移動して手関節の撮像範囲に入らないこともある（図6.30）．isotropic MRIが撮像可能な場合は，画像再構成により断裂部と断端の様子，腱欠損部の長さなどがわかりやすくなる．

6.8 手指の側副靱帯損傷
collateral ligament injuries of the finger

臨床的事項

MP関節の尺側側副靱帯損傷は過剰な外転ストレスで発生する．急性期損傷の場合skier's thumb，より慢性的な損傷の場合gamekeeper's thumbともよばれる．基節骨付着部で断裂することが多く，MP関節の過外転を含めた不安定性を示す．母指基節骨起始部の尺側側副靱帯起始部に接して母指内転筋停止部があり，断裂した尺側側副靱帯断端が反転して母指内転筋腱膜の下に入り挟まることがあり，Stener lesion (Stener損傷) という (図6.31)．手指のPIP関節にも側副靱帯損傷をきたすことがある．また側副靱帯付着部の裂離骨折を合併することがあり，基節骨に多い[28, 29]．

画像所見

MRIでは側副靱帯を直接描出可能で，いずれの撮像法でも均一な低信号を呈する．解剖学的に細かい構造物であるため，小径表面コイルを使用して空間分解能が高い検査にすることが望ましい．側副靱帯の描出には冠状断像が最も有用である．示指から小指では手掌の冠状断と同じ方向でもほぼ撮像可能であるが，母指の場合は手掌を基準とすると矢状断に近い冠状断となってしまう．母指の場合は母指の長軸に対する冠状断の位置決めをすることが重要である．プロトコールとしては冠状断のプロトン密度強調像，T2*強調像，STIR像もしくは脂肪抑制T2強調像を撮像する．損傷例では靱帯の不連続性，腫大や浮腫を認める(図6.32)．

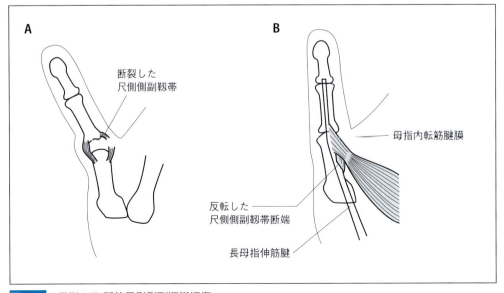

図6.31 母指MP関節尺側側副靱帯損傷
A：母指MP関節の尺側側副靱帯断裂，B：Stener損傷

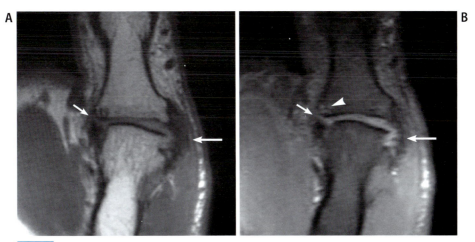

図 6.32 40 歳台男性　母指 MP 関節側副靱帯損傷
A：MRI，プロトン密度強調冠状断像，B：脂肪抑制プロトン密度強調冠状断像　MRI，プロトン密度強調冠状断像（A）および脂肪抑制プロトン密度強調冠状断像（B）で，尺側側副靱帯の基節骨基部付着部に断裂を認め（AB，小矢印），基節骨靱帯付着部に裂離損傷を疑わせる高信号域が認められる（B，▶）．尺側側副靱帯損傷の診断のもと，手術が施行された．橈側側副靱帯にも腫大とたわみを認め，損傷が疑われる（AB，大矢印）．

6.9 腕神経叢損傷
brachial plexus injury

臨床的事項

本外傷は，腕神経叢が引き伸ばされて損傷する病態である．オートバイからの転倒や，高速滑走スポーツ（スキーなど）での転倒，機械に腕が巻き込まれた後などの損傷が多い．

腕神経叢のどの部位が，どの程度損傷されるかにより，上肢のしびれ，肩の挙上や肘（時に手指まで）の屈曲困難を生じる．また損傷後は，徐々に軽快するものからまったく回復しないものまでさまざまな転機をたどる．また，骨盤位分娩や肩難産の際，児頭か肩が産道の狭窄部にとらえられたまま分娩操作で頭と肩が引き離されるような力学が働いて損傷する場合もあり，分娩麻痺とよばれる．

損傷の高位により，上位型・下位型・全型に分けられる（BOX 6.3 および図 6.33～図 6.37）．全型には引き抜き損傷が多く，上位型には神経幹から神経束レベルでの損傷が多い．また一般の腕神経叢損傷では，全型が多く，次いで上位型で，下位型は少ない．分娩麻痺では上位型が 8 割を占め，全型は 2 割程度である．また損傷部位による分類もある（BOX 6.4）．

臨床的には回復，修復が可能な症例か，不可能な引き抜き損傷か，の鑑別が重要である．

電気生理学的検査では損傷レベルの特定や神経根の引き抜き損傷であるかどうかの判定が行える．

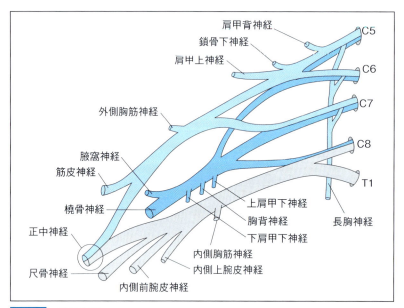

図 6.33 腕神経叢
腕神経叢は，C5〜C8 と T1 から形成される．これらの神経根が椎間孔を出て鎖骨，第 1 肋骨間から腋窩に達するまでの間に神経線維叢を形成し，最終的に正中神経・尺骨神経・橈骨神経・筋皮神経となる．
（森本康裕，柴田康之・編：LiSA コレクション 超音波ガイド下末梢神経ブロック 実践 24 症例．メディカル・サイエンス・インターナショナル，2013：48．より）

BOX 6.3　腕神経叢損傷の高位による分類

上位型：C5〜C7 神経損傷
　　　　肩挙上，肘屈曲不能．肩回旋，前腕の回外力低下，上腕近位外側，前腕外側の感覚障害
下位型：C8〜T1 神経損傷（時に C7 神経の一部障害を含む）
　　　　骨間筋，小指球筋麻痺による手指の運動障害．前腕や手尺側の感覚障害
全　型：肩から手まで上肢全体の運動と感覚がともに障害

BOX 6.4　損傷部位による分類

1 型：脊髄神経節より末梢側の損傷．神経上膜は正常で自然再生する．回復が期待できる．
2 型：椎間孔と鎖骨胸筋筋膜間での損傷．修復の余地がある．
　　　（1，2 型ともに神経線維が牽引されて変性に陥り，Waller 変性が進行する）
3 型：神経根が引き抜かれた損傷．回復の可能性がない．

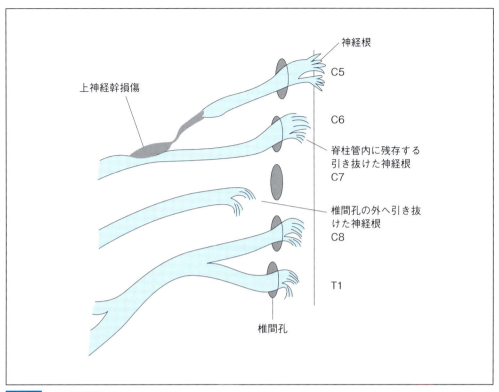

図 6.34 腕神経損傷
外傷の種類や力の加わり方によって，神経根が脊髄から引き抜けたり（引き抜き損傷），神経幹から神経束のレベルで神経が引き伸ばされたり（有連続性損傷），断裂したりする．(Sugioka H, Tsuyama N, Hara T, et al：Investigation of brachial plexus injuries by intraoperative cortical somatosensory evoked potentials. Arch Orthop Trauma Surg 1982；99(3)：143-151. をもとに作成)

画像所見

単純 X 線写真では，鎖骨骨折，肩鎖関節離開，肩甲骨の外側転位症例などで重症の腕神経叢損傷をきたすことが多い．MRI は，非侵襲的に損傷の高位，部位，引き抜きの有無を診断しうる（図 6.35〜図 6.37）．撮像および診断では大まかに，①脊柱管内の神経根の引き抜きを観察する画像（pre-ganglionic injury）と，②腕神経叢部を観察する画像（post-ganglionic injury）とに分けて考える．撮像範囲は C4 上縁から T2 上縁までを含める．

①は脊柱管内を小さな FOV での神経根を直接観察する方法である．0.8〜1 mm 間隔の薄層スライスの myelography〔Gradient 3D Echo：FIESTA（GE），CISS（Siemens），True-FISP（Siemens），balanced TFE（Philips），Ultra Fast Spin Echo T2：SSFSE（GE），SSTSE（Haste, Siemens），SSIT-TSE（UFSE Philips）〕がある[30]．

②には diffusion tensor imaging を応用した neurography[30,31] と STIR 冠状断や脂肪抑制 T2 強調冠状断[30]といった方法がある．このとき pseudomeningocele を観察することができる．この所見は間接的な引き抜き損傷の所見であり，根とともに破綻した硬膜が囊状に膨らむ様子を表している．

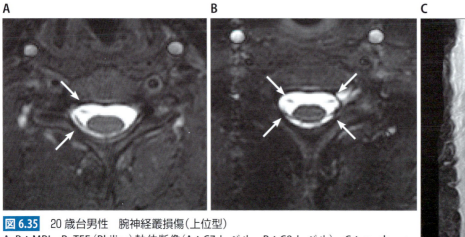

図 6.35 20歳台男性　腕神経叢損傷（上位型）
A, B：MRI, B-TFE（Philips）軸位断像（A：C7レベル，B：C8レベル），C：myelography 冠状断像　MRI, B-TFE 軸位断像で，C7レベル（A）では右にみえている前根，後根（A, →）が左ではどちらも観察できない．一方，C8レベル（B）では，左右とも前根，後根とも同定可能であり，引き抜きがないことがわかる（B, →）．また，myelography 冠状断像（C）では，C7 に一致して嚢状突出，すなわち pasudomeningocele の所見がみられる（C, →）．なお，この画像では C6 のレベルでも小さな pseudomeningocele が観察され（C, ▶），上位型損傷の例であると考えられる．

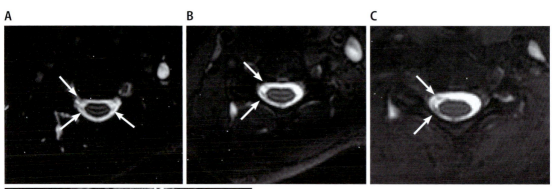

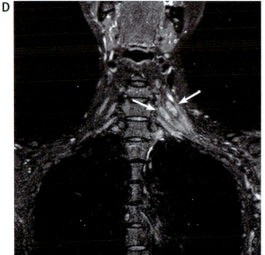

図 6.36 20歳台女性　腕神経叢損傷（上位型）
A〜C：MRI, B-TFE（Philips）軸位断像（A：C5レベル，B：C6レベル，C：C7レベル），D：STIR 冠状断像　MRI, B-TFE 軸位断像の観察で，C5レベル（A）では左後根は描出されているが，前根は右ほどはっきりとは同定できず，前根の引き抜きが示唆される．C6レベル（B），C7レベル（C）ではいずれも左は前根，後根，ともに描出されない．STIR 冠状断像（D）では，この神経レベルに一致し，C6, C7 神経が神経幹レベルで腫大し，信号上昇している（D, →）が，C8 神経以下に腫大はない．同じく上位型の引き抜き損傷と考えられた．

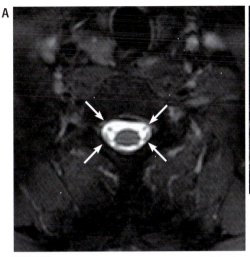
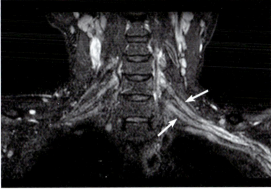

図6.37 30歳台男性台　腕神経叢損傷（全型2型損傷）
A：MRI，B-TFE（Philips）軸位断像，B：STIR冠状断像　MRI，B-TFE軸位断像（A）では，C5〜T1の神経根は左右とも脊柱管内で同定可能であった（A，→．C7レベルのみ表示）．しかし，STIR冠状断像（B）では，椎間孔レベルからすべての神経で腫大と信号上昇を伴っており（B，→），全型の腕神経損傷であった．このような症例では神経修復できる余地がある．

■ 文　献

1) Rogers LF, Cox, TD：The elbow and forearm. In：Rogers LF（ed）：Radiology of Skeletal Trauma, 3rd ed. Philadelphia：Churchill Livingstone, 2000：683-778.
2) Schaeffeler C, Waldt S, Woertler K：Traumatic instability of the elbow-anatomy, pathomechanisms and presentation on imaging. Eur Radiol 2013；23：2582-2593.
3) Reichel LM, Milam GS, Sitton SE, et al：Elbow lateral collateral ligament injuries. J Hand Surg Am 2013；38：184-201.
4) Rosenberg ZS, Blutreich SI, Schweitzer ME, et al：MRI features of posterior capitellar impaction injuries. AJR Am J Roentgenol 2008；190：435-441.
5) Rogers LF, Keogh C, Bergin D, et al：The wrist. In：Rogers LF（ed）：Radiology of Skeletal Trauma, 3rd ed. Philadelphia：Churchill Livingstone, 2000：779-874.
6) Johnson RP：The acutely injured wrist and its residuals. Clin Orthop Relat Res 1980 Jun；(149)：33-44.
7) Cerezal L, Abascal F, Canga A, et al：Usefulness of gadolinium-enhanced MR imaging in the evaluation of the vascularity of scaphoid nonunions. AJR Am J Roentgenol 2000；174：141-149.
8) Fox MG, Gaskin CM, Chhabra AB, et al：Assessment of scaphoid viability with MRI：a reassessment of findings on unenhanced MR images. AJR Am J Roentgenol 2010；195：W281-286.
9) Ng AW, Griffith JF, Taljanovic MS, et al：Is dynamic contrast-enhanced MRI useful for assessing proximal fragment vascularity in scaphoid fracture delayed and non-union? Skeletal Radiol 2013；42：983-992.
10) Zanetti M, Saupe N, Nagy L：Role of MR imaging in chronic wrist pain. Eur Radiol 2007；17：927-938.
11) Donati OF, Zanetti M, Nagy L, et al：Is dynamic gadolinium enhancement needed in MR imaging for the preoperative assessment of scaphoidal viability in patients with scaphoid nonunion? Radiology 2011；260：808-816.

12) Koval KJ, Zuckerman JD：Wrist. Handbook of fractures, 2nd ed. Philadelphia：Lippincot Williams & Wilkins, 2002：139-152.

13) Schubert H：Triquetrum fracture. Can Fam Physician 2000；46：70-71.

14) Gilula LA：Carpal injuries：analytic approach and case exercises. AJR Am J Roentgenol 1979；133：503-517.

15) Burns JE, Tanaka T, Ueno T, et al：Pitfalls that may mimic injuries of the triangular fibrocartilage and proximal intrinsic wrist ligaments at MR imaging. Radiographics 2011；31：63-78.

16) 玉井 誠：手関節鏡視に必要な解剖．別府諸兄・編：スキル関節鏡下手術アトラス　手・肘関節鏡下手術．文光堂，2011：2-8.

17) 三浪明男，大泉尚美：三角線維軟骨複合体(TFCC)損傷．石井清一・編：図説 手の臨床．メジカルビュー社，1998：166-171.

18) Vezeridis PS, Yoshioka H, Han R, et al：Ulnar-sided wrist pain. Part I：anatomy and physical examination. Skeletal Radiol 2010；39：733-745.

19) Ishii S, Palmer AK, Werner FW, et al：An anatomic study of the ligamentous structure of the triangular fibrocartilage complex. J Hand Surg Am 1998；6：977-985.

20) 笹尾三郎，別府諸兄：TFCC のバイオメカニクス　TFCC の解剖と尺骨短縮骨切り術の効果．J MIOS 2004；30：12-18.

21) Ward LD, Ambrose CG, Masson MV, et al：The role of the distal radioulnar ligaments, interosseous membrane, and joint capsule in distal radioulnar joint stability. J Hand Surg Am 2000；25：341-351.

22) Stuart PR, Berger RA, Linscheid RL, et al：The dorsopalmar stability of the distal radioulnar joint. J Hand Surg Am 2000；25：689-699.

23) 森友寿夫：手関節のバイオメカニクス．別府諸兄・編：スキル関節鏡下手術アトラス　手・肘関節鏡下手術．文光堂，2011：20-25.

24) Palmer AK, Werner FW：The triangular fibrocartilage complex of the wrist—anatomy and function. J Hand Surg Am 1981；6：153-162.

25) Smith TO, Drew B, Toms AP, et al：Diagnostic accuracy of magnetic resonance imaging and magnetic resonance arthrography for triangular fibrocartilaginous complex injury：a systematic review and meta-analysis. J Bone Joint Surg Am 2012；94：824-832.

26) 木村 元：手関節三角線維軟骨周辺における退行性変化の検討．日整会誌 1991；1060-1069.

27) Hauck RM, Skahen J 3rd, Palmer AK：Classification and treatment of ulnar styloid nonunion. J Hand Surg Am 1996；21：418-422.

28) 土肥美智子：手関節の疾患．大畠 襄，福田国彦・編：スポーツ外傷・障害の MRI．メディカル・サイエンス・インターナショナル，1999：85-99.

29) Merrell G, Slade JF：Dislocations and ligament injuries in the digits. In：Wolfe SW, Pederson WC, Hotchkiss RN, Kozin SH (eds)：Green's operative hand surgery, 6th ed. Philadelphia：Eisevier Churchill Livingstone, 2010：291-332.

30) Silbermann-Hoffman O, Teboul F：Post-traumatic brachial plexus MRI in practice. Diagn Interv Imaging 2013；94：925-943.

31) Tagliafico A, Calabrese M, Puntoni M, et al：Brachial plexus MR imaging：accuracy and reproducibility of DTI-derived measurements and fibre tractography at 3.0-T. Eur Radiol 2011；21：1764-1771.

腫瘍と腫瘍類似病変

7

7.1 神経原性腫瘍（神経鞘腫，神経線維腫）……………… 164
7.2 脂肪腫 ……………………………………………………… 166
    BOX 7.1 脂肪腫の variant …………………………… 167
7.3 腱鞘線維腫 ……………………………………………… 169
7.4 血管平滑筋腫 …………………………………………… 170
7.5 結節性筋膜炎 …………………………………………… 172
7.6 腱鞘巨細胞腫 …………………………………………… 174
7.7 Glomus 腫瘍 ……………………………………………… 175
7.8 痛風結節 ………………………………………………… 176
7.9 アミロイドーシス ……………………………………… 176
7.10 過誤腫 …………………………………………………… 178
7.11 脈管奇形，血管性腫瘍 ………………………………… 179
7.12 転移性骨腫瘍 …………………………………………… 180

上肢については，転移性骨腫瘍（acrometastasis）のような忘れてはいけない悪性腫瘍がある一方で，それ以外の肉腫をはじめとする原発性悪性腫瘍が発生する頻度は非常に低いといえます．また，実際の臨床では上肢に「何かしこりがある」といったような訴えで MRI 検査となってしまうことも多いのが事実です（それらは基本的には超音波検査をまずは行うべきですが，おのおのの医療機関によって状況が異なるため致し方ない面もあります）．それらに対応するにはむしろ良性疾患に習熟しておくほうが実践的と考えています．

　今回の教科書の編集にあたり，上肢のまれな肉腫の扱いをどうするか，かなり迷いましたが，それらを敢えて上肢に特化した教科書で紹介する意義は低いのではないかと考え，本章ではより実践的な，手指にできる「良性腫瘍」を中心に紹介することとしました．

　良性腫瘍であれば自然と腫瘍のサイズは小さい傾向を示します．すなわち被写体自体が大変小さい可能性が高くなります．したがってコイルの選択が診療放射線技師にとっては重要となります．あまりに広い FOV の中に，"腫瘍がぽつり"，といった画像もみかけることもしばしばあります．

　特に手指では良性腫瘍が多いこと，そのため腫瘍自体が小さいこと，背景の既存構造も小さいこと，などを考慮してなるべく腫瘍およびその周囲構造との関係（既存構造に対する腫瘍の浸潤や破壊）に留意した画像を「適度な FOV に収めること」，を念頭においた検査をす

るよう心がけることが重要です.

　診断では，特に上肢発生であったとしても特別その他の軟部腫瘍と考え方，撮像方法を変える必要はまったくありませんが，多少腫瘍の種類には年齢的な偏りがあります．そのためまずは腫瘍，腫瘍類似病変の，手，上肢における「年齢による鑑別」を行うことをお勧めします.

　検査方法は従来の軟部腫瘍の診断と変わりはありません．関節の画像診断とは使用する画像が異なることには注意が必要です.

　基本的には T2 強調像，T1 強調像，脂肪抑制像などが主体となります．造影検査は腫瘍性病変では必須の検査です．拡散強調画像の有用性に関しては，少なくとも細胞密度に関する情報は得られるので，撮像しておいたほうがベターです．実際の現場では普段整形外科領域では造影剤を必要としない検査が多いため，整形外科医が造影剤の同意書を取っていない場合も見受けられますが，腫瘍性病変の鑑別に，造影検査は大変重要な情報をもたらすことがあるという整形外科医の理解も必要となります．また dynamic contrast study は情報が増えることはあっても減ることはないので，可能なかぎり行うことを推奨します.

岡本嘉一

7.1　神経原性腫瘍（神経鞘腫，神経線維腫）
neurogenic tumor（schwannoma，neurofibroma）

臨 床 的 事 項

神経鞘腫（schwannoma）はすべての年代に発症しうるが，特に 20〜50 歳台に好発する．良性腫瘍の 5％程度を占める．男女差はないといわれている報告が多い[1, 2]．さまざまな部位に発生するが，上肢では肘，手首の特に伸側に発生することが多いと報告されている.

　神経線維腫（neurofibroma）も男女差はなく，20〜30 歳台に好発する[1, 2]．形態的には 3 つの型に分けられる．localized type（限局型），diffuse type（びまん型），plexiform type（蔓状型）で，特に後 2 者は形態学的特徴を示す．また神経線維腫そのものは，60〜90％は神経線維腫症 1 型〔neurofibromatosis type 1（NF-1）〕ではない患者から発生するが，多発性，あるいは plexiform の場合は神経線維腫症 1 型に高率に合併する[3].

　特に「上肢発生のもの」として特記すべきことはないが，診断のポイントは腫瘤の形態，腫瘤の長軸方向，そして内部の変性，である.

　特に神経構造に連続した神経の長軸方向に長い腫瘤の場合はこの腫瘍である確率が俄然高くなる．しかし末梢神経から発生する神経原性腫瘍もまれではないので，腫瘍の所見だけで診断（神経との連続性が確認できない）する場合は腫瘍内部成分への理解が鑑別のポイントとなる.

画像所見

特に Antoni A, B に関する理解が重要である．Antoni A は細胞成分，Antoni B は囊胞成分を反映している．また明瞭な囊胞変性，出血などの有無が鑑別の一助となる[4,5]（図 7.1）．

神経線維腫と神経線維腫症（neurofibromatosis）は深い関係があるため（図 7.2），鑑別に

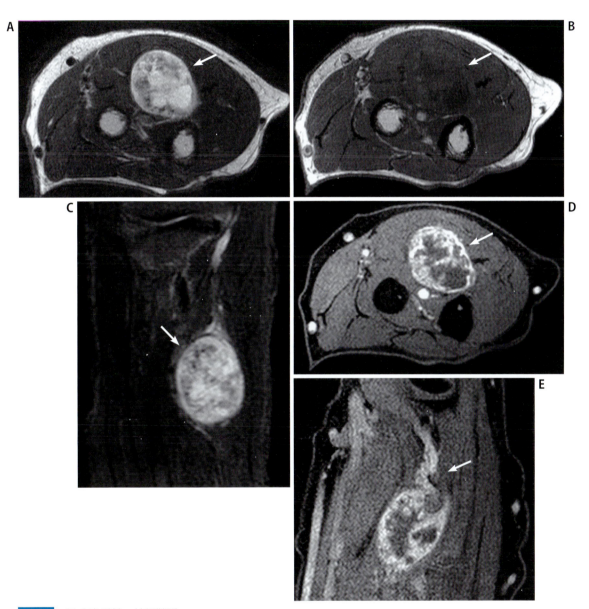

図 7.1 60 歳台男性　神経鞘腫
A：MRI, T2 強調軸位断像，B：T1 強調軸位断像，C：T2*強調矢状断像，D：脂肪抑制造影 T1 強調軸位断像，E：造影 MRI，脂肪抑制 T1 強調像矢状断像　前腕掌側近位部の筋間に楕円体腫瘤が認められる．T2 強調像（A）では，基本的に高信号を示すが，低信号や著明な高信号を示す部位がある（A, →）．T1 強調像（B）では，T2 強調像にて著明な高信号を示していた部位が特に低信号に描出され，囊胞変性を示唆する（B, →）．また，T2*強調像（C）では，低信号を示していた部位がより低信号に描出され，腫瘍内出血を示唆する（C, →）．造影すると，辺縁部主体に増強効果を認める．この造影効果の部位が，神経鞘腫の Antoni A に相当する腫瘍成分と考えられる（D, →）．また矢状断像（E）では，この腫瘤に進入する腫大した正中神経が描出されている（E, →）．

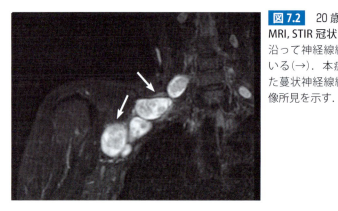

図 7.2 20歳台男性　蔓状神経線維腫
MRI, STIR 冠状断像　STIR像では，右腕神経叢に沿って神経線維腫が数珠状に並んで描出されている(→)．本症例は神経線維腫症1型に合併した蔓状神経線維腫の患者で，非常に特徴的な画像所見を示す．

それほど苦慮することはないが，超音波検査などで神経と腫瘍との関係性などが観察可能であれば，神経鞘腫と神経線維腫との鑑別も可能な場合がある．すなわち既存の神経構造が腫瘍を乗り越えるものが神経鞘腫であり，腫瘍を貫通(involve)するものは神経線維腫とされる[6,7]．しかし散発性(sporadic)のケースではこれらを区別する臨床的意義は少ない．

7.2　脂肪腫
lipoma

臨床的事項と画像所見

頻度の高い良性軟部疾患であり診断に苦慮することはまずない．小さなものは超音波検査が有用であり，MRIでは「腫瘍の範囲をとり逃さない」ようにすることが重要である．また脂肪であることを確認する目的で脂肪抑制像を撮像するが，あくまでも検査の主体はT1強調像やT2強調像である(図7.3)．

　良性の脂肪腫で重要な点として，以下の3点が挙げられる．まずは脂肪腫のvariantが種々あるということである(図7.4，BOX 7.1)．さまざまな組織型や画像の報告があるが，大部分はいずれかに充実性成分があり，画像的に肉腫との鑑別に苦慮したとするケースが多い[8〜10]．軟部腫瘍の良悪性の画像診断の基本から考えると完璧に肉腫と鑑別を行うことはきわめて困難である．また2点目は脂肪腫にしかみえないものの中に高分化型脂肪肉腫(異型脂肪腫様腫瘍)が一定数含まれており，画像的には鑑別ができないことである．そのため画像上良性の脂肪腫にしかみえなくとも「ただし高分化型脂肪腫との画像上の鑑別は困難である」と報告書に付記せざるを得ない[11〜13]．特に悪性腫瘍は深部発生ほど悪性腫瘍の確率が高くなるという基本原則があるので，深部発生のものほど気をつけなければならない[14]．一方深部発生といっても筋肉に発生し，浸潤性の発育を示す良性の脂肪腫も存在し，しばしば浸潤性脂肪腫(infiltrating lipoma)とよばれる[15](図7.5)．これは浸潤性発育で境界不明瞭な脂肪腫であり筋内に発生する良性腫瘍である．このような病態が存在することを知っておく必要がある．CTなどでも偶然目にする機会の多い病態である．

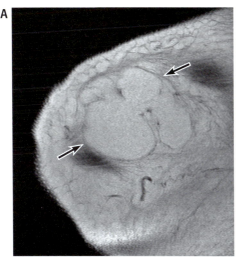
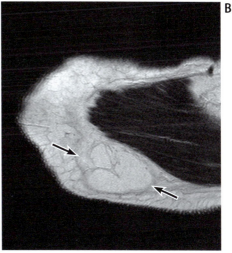
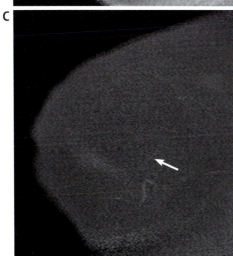

図 7.3 50 歳台男性　脂肪腫

A：MRI, T2 強調冠状断像，B：T1 強調軸位断像，C：脂肪抑制 T1 強調冠状断像　右肩部皮下の脂肪腫の症例である．T2・T1 強調像とも高信号を示し（AB, →），脂肪抑制 T1 強調像では完全に信号が抑制されている（C, →）．周囲皮下脂肪組織とは異なり比較的均質な脂肪を含むが，内部にところどころ隔壁構造が観察される．しかし隔壁構造はきわめて菲薄で 3 mm 未満であり，結節様構造も認められない．良性の脂肪腫であった．

BOX 7.1　脂肪腫の variant

軟骨脂肪腫（chondroid lipoma）
粘液脂肪腫（myxolipoma）
多形性脂肪腫（pleomorphic lipoma）
紡錘細胞性脂肪腫（spindle-cell lipoma）
骨髄脂肪腫（myelolipoma）
骨脂肪腫（osteolipoma）
褐色脂肪腫（hibernoma）
血管脂肪腫（angiolipoma）
脂肪平滑筋腫（lipoleiomyoma）

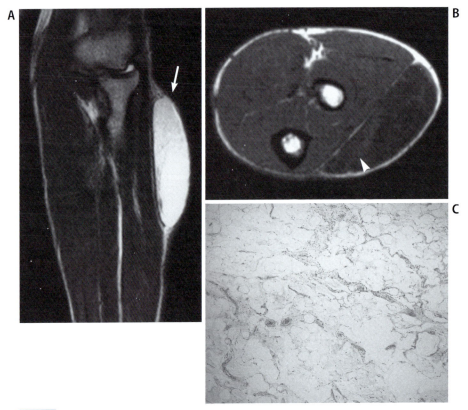

図7.4　70歳台男性　粘液腫状変性をきたした脂肪腫
A：MRI, T2強調矢状断像，B：T1強調軸位断像，C：HE染色　患者は10年来の前腕の大きな腫瘤との訴えで来院し，MRI精査となった．MRIではT2強調像(A)で，全体に著明な高信号を示す大きく非常に境界明瞭な楕円体皮下腫瘤として描出された(A, →)．T1強調像(B)でも若干の淡い高信号成分を含む(B, ►)低信号として描出された．造影検査は行っておらず，超音波画像上血流は認められなかった．経過から悪性腫瘍は考えにくかったが，確定診断がつかずに切除となった．腫瘤はほぼ全体に粘液腫状変性を伴った脂肪腫であった(C)．

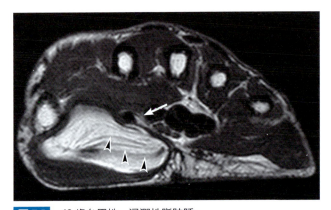

図7.5　40歳台男性　浸潤性脂肪腫
MRI, T2強調軸位断像　手，母指球筋内の良性脂肪腫である(→)．筋線維束が腫瘤内部に描出されており(►)，筋肉内の脂肪腫であることがわかる．深部発生ではあるが，これも良性の脂肪腫であった．このように筋肉内に浸潤性に発育する脂肪腫も存在する．

7.3 腱鞘線維腫
fibroma of tendon sheath

臨床的事項

手指の指節骨周辺の腱鞘に接して発生する良性軟部腫瘍である．新 WHO 分類では良性線維芽細胞腫に分類されている．このカテゴリーには結節性筋膜炎，骨化性筋炎など非腫瘍性線維増殖症も含まれるが，腱鞘線維腫は真の腫瘍と考えられている．

手指の無痛性皮下腫瘤として発症することが多い．手に発生することもある．屈筋腱の近傍に発生することが多いことも知られている[16, 17]．

画像所見

MRI 所見では，線維性成分を反映し，T1・T2 強調像とも筋と同等かやや低い信号強度を示す(図 7.6)．これらは膠原線維の増生を反映した所見と考えられる[18, 19]．手指発生例では腱鞘巨細胞腫との鑑別が重要である．

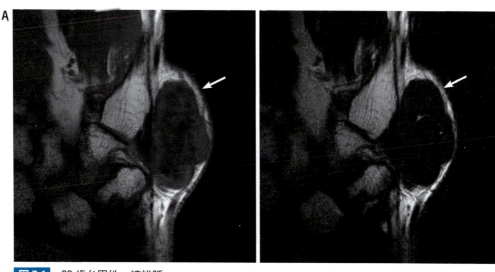

図 7.6　30 歳台男性　線維腫
A：MRI, T1 強調冠状断像，B：T2 強調冠状断像　手部皮下に発生した線維腫の症例である．このように典型的には T1 強調像(A)のみならず，T2 強調像(B)でも著しい低信号を示す(AB, →)．辺縁はごつごつとした分葉状を示している．皮膚面に大きく膨隆している．

7.4 血管平滑筋腫
vascular leiomyoma

臨床的事項

血管平滑筋腫は血管平滑筋，すなわち小血管の中膜に由来する良性腫瘍である．緩徐に発育する．疫学的には四肢に多く，女性は下肢，男性は上肢に生じやすい．男女比は約2：3である．好発年齢は30〜50歳である[20〜23]．通常は単発性であり，2 cm以下が大部分である．病変部位には視覚的特徴はなく，常色で弾性硬である．そのほかの重要な点として，以下の2点が挙げられる．

1) 約70％に自発痛，ないし圧痛がみられる

これは臨床的に非常に鑑別に有用な情報である[21, 23]．この"痛み"を呈する上肢の腫瘍では本腫瘍とGlomus腫瘍が頻度的には高く，Glomus腫瘍が非常に典型的な部位にできることから，この臨床所見から血管平滑筋腫を鑑別に挙げやすくなる．

2) 組織学的に以下の3型に分けられる[21, 23]

①毛細管型(充実型)：毛細血管と平滑筋線維が密集し，血管構造は不明瞭である．3型のうち一番頻度が高く女性に多い．最も疼痛を伴いやすい特徴がある．
②海綿型：血管腔は血液を満たして非常に拡張している．最も頻度が低く男性に多い．
③静脈型：腫瘍内部の血管は壁が厚く，大きな血管腔を有する．

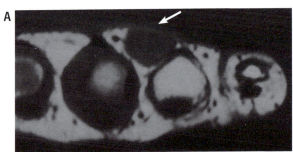

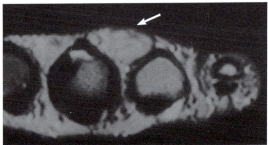

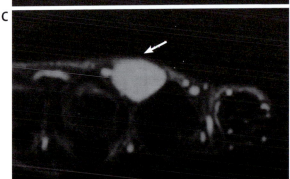

図7.7 20歳台男性　血管平滑筋腫
A：MRI, T1強調軸位断像，B：T2強調軸位断像，C：脂肪抑制造影T1強調軸位断像　手背側の小腫瘤で，本症例では痛みの訴えは認められなかった．画像上はT1強調像で均一な低信号を示し，T2強調像では均一な高信号，造影後は全体にきわめて均一な造影効果を示す．辺縁平滑で境界も明瞭である．T2強調像では内部に隔壁様構造があるようにみえる．腫瘍下縁は骨に接するものの，エロージョンは認めない．画像的には良性腫瘍を示唆したが術前の鑑別診断は困難であった．切除術が施行され，血管平滑筋腫と診断された．なお本症のサブタイプは診断されていない．

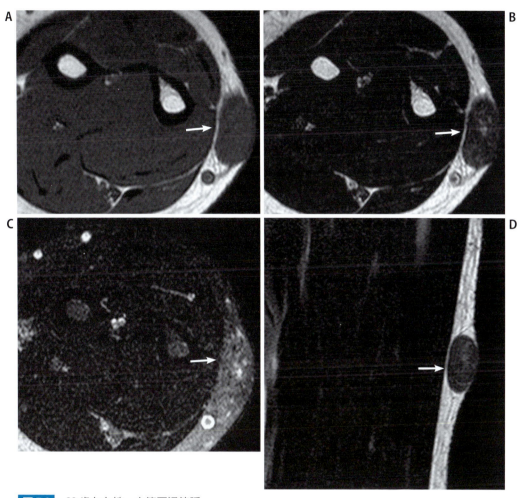

図 7.8 30 歳台女性　血管平滑筋腫
A：MRI, T1 強調軸位断像，B：T2 強調軸位断像，C：脂肪抑制 T2 強調軸位断像，D：T2 強調冠状断像
前腕皮下の比較的浅層を主座とする楕円体腫瘤がある．辺縁はきわめて平滑で境界も明瞭である．T1 強調像（A）で内部は均一な低信号を示し（A, →），T2 強調像（BD）でも内部は低信号を示す（BD, →）．脂肪抑制 T2 強調像（C）では，やはり腫瘤内部の信号は低くやや不均一である（C, →）．手術が行われ，充実型の血管平滑筋腫と診断された．（日本医科大学整形外科 北川泰之先生のご厚意による）

画像所見

画像的には境界明瞭な球形，類球形腫瘤である．内部信号は報告では T1 強調像にて筋と等信号〜低信号，T2 強調像では比較的均一な高信号を呈するとされ[24〜26]，非特異的である（図 7.7，図 7.8）．造影すると，そのパターンは上述の組織型の含有率によって異なるが，一般におおむね強い増強効果を示すとされる[22,23]（図 7.7）．ほかに被膜構造の存在や，周囲の拡張血管などの報告があるが，必ずしもそれらが観察されるとはかぎらず，これらがないといってこの腫瘍の可能性を否定はできない．

7.5 結節性筋膜炎
nodular fasciitis

臨床的事項

結節性筋膜炎は線維芽細胞の増殖を主体とした間葉性病変であり，良性疾患である．発生部位は上肢が46％と最も多く，前腕に発生しやすいほか，体幹，頸部(20％)がある．好発年齢は20〜50歳台である[27, 28]．自覚症状として自発痛または圧痛が多い．実際の診療では"強い痛み"というほどではなく，前述の血管平滑筋腫ほどではないが，痛みを呈する可能性がある疾患として重要な症状である．この疾患の特徴的経過としては病変が急速増大することであり，線維肉腫などの悪性腫瘍(肉腫)との鑑別が当初は困難なことがある[27〜29]．病因についてはまだ確定的なものはない．

本腫瘍も組織学的に myxoid type(粘液性)，cellular type(富細胞性)，fibrous type(線維性)の3亜型に分類される．組織成分と病変の経過との相関が示されており，新しい病変では myxoid subtype が優勢であるが，陳旧化した病変では線維性成分が増加すること，myxoid and fibrous type よりも myxoid and cellular type または cellular and fibrous type の組み合わせが多くみられることから，経過とともに myxoid type から cellular type へ，それから fibrous type に移行することが推測されている[27〜29]．

画像所見

MRI は，上記の経過による成分の変化が MRI の信号強度に反映されるといわれている．すなわち内部信号はさまざまだが，例えば myxoid type や cellular type の場合は T2 強調像にて高信号を示す．さらに cellular type の場合は細胞成分が豊富で capillary network が発達しており強い造影効果を示す．一方で fibrous type ではその組織型を反映した T2 強調像での低信号と，低い造影効果を示す[29, 30]．

また辺縁に関しては「不整」とまではいわないが，「平滑とまではいい難い」パターンが多く，線維性成分を反映した炎症性の病態を示唆する[28〜30]（図 7.9）．

発生部位は病名に「筋膜」との名がついているので筋膜に沿った進展を示すものが多いものの，一方で，筋膜に沿って発生するものばかりでなく，皮下脂肪型，筋間型のほか，筋内型，という発生部位によるサブタイプも存在している．特に深部発生のものは肉腫との鑑別が非常に困難であるとされている[30]．頻度的にも決して深部発生は低いものではないので，深部発生型の結節性筋膜炎は肉腫との画像的な鑑別は非常に困難と考える．

7.5 結節性筋膜炎　173

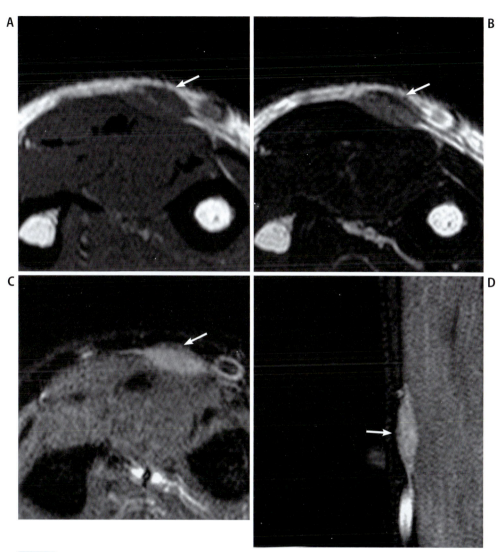

図 7.9　40 歳台男性　結節性筋膜炎
A：MRI, T1 強調軸位断像，B：T2 強調軸位断像，C：STIR 軸位断像，D：STIR 矢状断像　7 か月前より増大傾向を示す前腕部腫瘤のため MRI を施行した．前腕筋に沿って扁平な皮下腫瘤が認められる．内部は T1 強調像で低信号（A, →），T2 強調像でも低信号を示す（B, →）．STIR 像でも全体に内部信号は低い（CD, →）．変性はなく内部均一である．辺縁は一見平滑にみえるが，詳細に観察すると微細鋸歯状にみえ，筋膜に沿って進展しているようにみえる．摘出術が行われ，実際に腫瘤は筋膜に付着しており，結節性筋膜炎と診断された．

7.6 腱鞘巨細胞腫
giant cell tumor of tendon sheath

臨床的事項

比較的まれだが，手指に発生する良性腫瘍としては有名である．好発年齢は30〜40歳台で，女性が男性の2倍多い．外傷との関連性は明らかでない[31〜33]．小関節近傍や腱鞘といった滑膜構造が存在する部位に発生し，この発生部位は鑑別の重要なポイントといえる．

画像所見

MRIでは，非常に境界明瞭な球形，類球形腫瘍として描出される．内部はT1強調像でもT2強調像でも低信号を示す．これはこの疾患が，色素性絨毛性結節性滑膜炎(pigmented villonodular synovitis：PVNS)と組織学的な類似性があるためで，内部にヘモジデリンを含むsusceptibilityが原因と考えられる(図7.10)．したがって，線維性成分との鑑別が難しいが，線維腫とは異なりこの疾患は膠原線維の中に著明な毛細血管網の発達があるため非常に強い造影効果を示し，鑑別に重要な所見である[34, 35]．

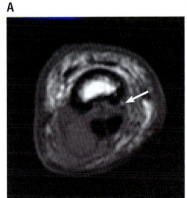
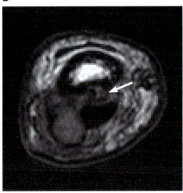
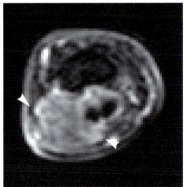

図7.10 20歳台男性　腱鞘巨細胞腫
A：MRI, T1強調軸位断像，B：T2強調軸位断像，C：脂肪抑制造影T1強調軸位断像(早期相)，D：脂肪抑制造影T1強調軸位断像(後期相)　小指の掌側で骨と屈筋腱の間に介在するように伸展する分葉状充実性腫瘤が認められる．内部はT1強調像で低信号(A, →)，T2強調像でも低信号(B, →)を示すが，造影剤投与後，きわめて早期から全体が造影され(C, ►)，造影効果は持続する(D, ►)．腱鞘の存在(屈筋腱周囲)が想定できる部位で，T2強調像では低信号ながら多血性(早期からの造影効果)を示唆する所見が得られた場合は，腱鞘巨細胞腫の可能性が高まる．

7.7 Glomus 腫瘍
Glomus tumor

臨床的事項
Glomus 腫瘍は痛みという臨床症状と，爪下という特徴的な局在で比較的容易に診断しうるが，腫瘍自体は大変小さい．

画像所見
術前に腫瘍の局在あるいは原因不明の痛みの原因精査でMRIの適応となることがある．画像的にはやはり爪下に小結節があり，ほとんどの場合球形で境界明瞭である[36, 37]．dynamic contrast study では早期から造影され，多血性腫瘍を示唆する（図 7.11）．病変が小さいためマイクロスコピーコイルが有用なことがある．内部信号は非特異的で，変性を伴うことはほとんどない．爪下といっても部位は正中，傍正中とさまざまであり，さらに深部で骨のエロージョンを伴う場合もある．

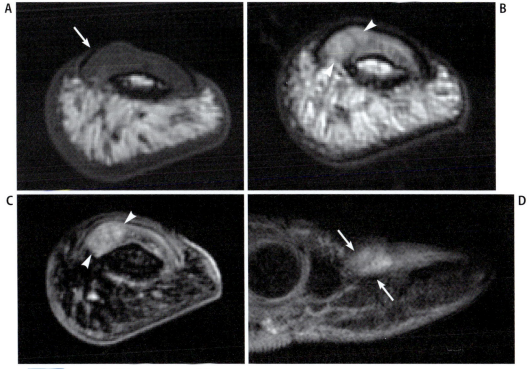

図 7.11 30 歳台男性　Glomus 腫瘍
A：MRI, T1 強調軸位断像，B：T2 強調軸位断像，C：脂肪抑制造影 T1 強調軸位断像（早期相），D：脂肪抑制造影 T1 強調矢状断像（遅延相）　手術で Glomus 腫瘍と確定した症例の MR 画像である．T1 強調像（A）では，爪下部が一部膨隆しているが腫瘤の存在ははっきりしない（A, →）．T2 強調像（B）では，同部に一致して微小結節が集簇したような淡い高信号域を同定しうる（B, →）．造影早期の脂肪抑制像では腫瘤は全体にほぼ均一に造影され（C, ▶），遅延相まで持続する（D, →）．

7.8 痛風結節
gouty tophus

臨床的事項

痛風自体は中年以降の男性と閉経後女性に好発する代謝性疾患である．通常高尿酸血症に起因して発症し，急性または慢性に関節近傍に結節を形成する．尿酸ナトリウム結晶の沈着とされ，腱や耳介，関節軟骨などの軟部組織に沈着する．

画像所見

画像診断にはまず単純X線写真が基本となる．単純X線写真の特徴としては偏在性，関節近傍の腫瘤であり，近傍の関節や骨にエロージョンをきたし，骨棘様の overhanging edge を示すことが知られている[38, 39]．

　痛風結節自体のMRIでのまとまった報告はない．結節自体はT2強調像にて多彩で不均一だが，一般に低信号を呈することが多い(図7.12)．造影効果も辺縁部や内部結節状に認められるとされる．造影効果は他の関節症との画像的な鑑別の一助となる[38, 39]．

　靱帯や関節軟骨近傍に発生し，しばしばエロージョンを伴う．多数の病変がさまざまな形態でびまん性に関節周囲に腫瘤を形成することもまれでない．また関節近傍腫瘤に滑膜炎を呈することもあり，MRIで観察できる．

7.9 アミロイドーシス
amyloidosis

臨床的事項

長期透析患者ではβ_2-ミクログロブリンを前駆蛋白質とするアミロイドが滑膜，骨髄，腱，靱帯，腱鞘のほか筋肉といったさまざまな構造に沈着することが知られており，透析アミロイドーシスとよばれる．

画像所見

画像では，上述のような多彩な構造や組織に不整形腫瘤を形成する．上肢では手関節部や手根管などでみられ，手根管症候群を生じることもある[40~42]．

　単純X線写真でしばしば石灰化することが知られているが，その頻度は明らかでない．また手根管部の腱滑膜に沈着したアミロイドにて手根骨に多数の骨囊胞性変化をきたすことがあることが知られている．

　MRIの報告は少なくさまざまな報告がなされている[43, 44]．一般的に，アミロイドーマはT1強調像，T2強調像にてさまざまな不均一な信号を呈し，さまざまな造影効果がみられる[43~46]．しかし内部のコラーゲンや石灰化，壊死，出血，血管，脂肪の多寡などが信号に

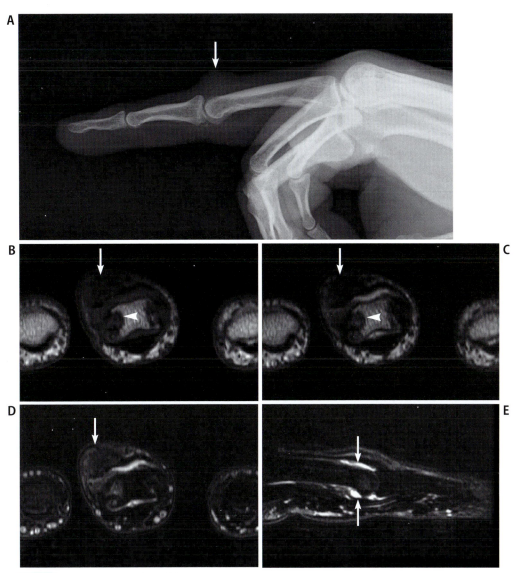

図 7.12 30歳台男性 痛風結節
A：単純 X 線写真側面像，B：MRI, T1 強調軸位断像，C：T2 強調軸位断像，D：STIR 軸位断像，E：STIR 矢状断像　単純 X 線写真（A）では，中指の PIP 関節に一致して腫瘤性病変が認められる（A, →）．中指基節骨レベルの MRI, T1 強調軸位断像（B），T2 強調軸位断像（C），STIR 軸位断像（D）のいずれにおいても指背側皮下に低信号腫瘤を認める（B〜D, →）．さらに基節骨周囲にも低信号域がひろがり基節骨に骨びらんが認められる（BC, ▶）．STIR 矢状断像（E）では，中指 PIP 関節に少量の関節液貯留を認める（E, →）．高尿酸血症 10.2 mg/dL（〜 7.0 mg/dL）があり，生検結果からも痛風結節と診断された．（藤沢湘南台病院放射線科 鈴木卓也先生のご厚意による）

影響を与えているとされているほか，アミロイド蛋白の種類が MRI の信号にさまざまに影響を与えるとする報告もある[45, 46]．また上記のように多彩な組織構造に沈着を示す点も特徴的である（図 7.13）．

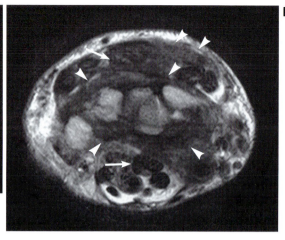

図 7.13 60歳台女性　アミロイドーシス
A, B：MRI, T2強調軸位断像　MRI, T2強調像（A）では，前腕遠位皮下に均一な低信号を示す粗大楕円体結節が認められ（A, →），表層へ膨隆している．手根管レベル（B）では，屈筋腱や伸筋腱が腫大しつつ低信号を示す所見が認められるほか（B, →），腱の周囲や手根骨の周囲にも境界不明瞭な低信号が広がっており（B, ▶），多彩な組織へのアミロイド沈着を反映した所見を呈する．

7.10　過誤腫
fibrolipomatous hamartoma

臨床的事項

まれな上肢の腫瘍だが特徴的な所見を呈し，MRIなどで診断可能な腫瘍である．

前腕正中神経に沿って発生することが多く，全体の80％程度を占める[47]．さらに神経手指の分枝に沿って進展するとの報告もある．

症例報告レベルでは橈骨神経，尺骨神経，腕神経叢，足背などがある[47]．しばしばこれらの神経症状を呈し，痛みや感覚障害，手根管症候群を呈する．神経症状を伴わない例もまれではない．macrodystrophia lipomatosaと高頻度に合併することも知られる[48]．子供から比較的若年の成人に好発する．

画像所見

画像的にはMRIが有用で，冠状断にて神経線維の肥厚を反映した蛇行する構造物の周囲を脂肪信号が取り囲む"spaghetti string"とよばれる特徴的な所見を呈する[49]．また軸位断では"coaxial cable-like"とよばれる．造影効果はない[50]．

幼少のころから存在するやわらかい腫瘍でゆっくりと増大する，という臨床的な特徴がある．病因はまだ明らかでないが，fibrofatty tissueの先天的異常が神経内膜や神経周膜，神経上膜などに浸潤し，神経の紡錘状腫大をきたすとされる（図7.14）．

特徴的な画像を知れば，鑑別に迷うことはないため，上肢にわりと"特異的な"腫瘍として覚えておきたい．

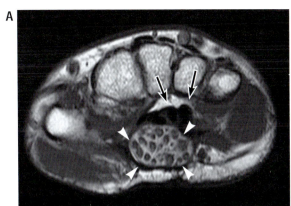
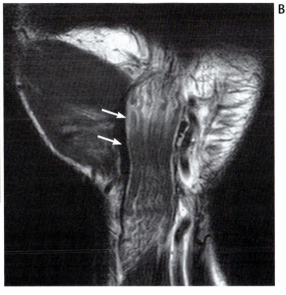

図 7.14 20歳台男性　過誤腫

A：MRI，T1強調軸位断像，B：T2強調冠状断像　MRI，T1強調像（A）で，手根管内の手掌側には脂肪を示唆する高信号を示す背景に，淡い高信号から低信号を示す大小の結節が散在し，1つの楕円形の領域を形成している（A，▶）．この存在により手根管内の正常の腱は手背側に著明に圧排されている（A，→）．

　この構造は T2強調像（B）でも蔓状構造物とその間を介在する構造物として描出されている（B，→）．この結節状，蔓状構造は本来正中神経が存在する部位であり，したがって神経線維束（fascicle）が高信号を示す脂肪構造の介在にてまばらとなっている様子を示している．これにて正中神経は全体が著明に腫大した状態となって手根管内はかなりtight になっている．このように神経線維束をまばらにするように浸潤する脂肪の存在が神経組織内に存在する像はこの腫瘍の特徴である fibrofatty tissue を示唆する所見で，過誤腫に特徴的な所見である．

7.11 脈管奇形，血管性腫瘍
vascular malformation, vascular tumor

臨床的事項

体表・四肢に生じる血管腫（hemangioma）とよばれている病変には血管性腫瘍と脈管奇形が含まれている．両者は治療法が異なるため，分けて扱うことが重要とされる．国際血管腫・血管奇形学会（ISSVA：International Society for Study of Vascular Anomalies）分類はこれらを区別した根本的な分類体系で，ISSVA 分類に基づいて日本形成外科学会，日本IVR 学会より『血管腫・血管奇形診療ガイドライン』[51]が作成された．

　血管性腫瘍は，血管内皮細胞増殖性があるもので，乳児血管腫が最も多い．生後1〜4週に出現し，1年以内に急速に増大した後，多くは5〜7歳までに徐々に自然消退する．表在性病変では画像診断は通常必要ないが，深部に発生した場合に画像検査が行われることがある．病理組織学的には血管内皮細胞が erythrocyte-type glucose transporter-1（GLUT-1）

免疫染色が陽性となるのが特徴である．

　脈管奇形は血管内皮細胞の増殖に乏しく，形態形成の異常であり，自然退縮することはない．成長に伴い増大し，外傷やホルモンの変化(妊娠など)をきっかけとして増悪することがある．GLUT-1免疫染色は陰性である．血管奇形は構成成分により毛細血管奇形，静脈奇形，リンパ管奇形，動静脈奇形に細分化され，これらの混合型もある．また血行動態的に動脈成分のある高流速(fast-flow)と低流速(slow-flow)に分けられる．

　静脈奇形は，拡張した静脈腔の集簇からなり，血液が貯留している．従来海綿状血管腫，筋肉内血管腫とよばれてきた．症状としては疼痛，腫脹，機能障害などがある．動静脈奇形は毛細血管を介さずに動脈と静脈が交通した状態で，動脈血流を認める[51]．

画像所見

単純X線写真で腫瘤自体はみえにくいが，腫瘤内の静脈石は静脈奇形を示すよい指標である[52]．深部発生の場合，近接する骨に骨膜反応や骨皮質肥厚，骨びらんなどを認めることがある[53]．

　超音波検査は拡張した血管腔の集簇を反映して蜂巣状，多嚢胞状の低エコー域を認める．静脈石による音響陰影や周囲に拡張した血管をみることもある．病変内の動脈血流の有無，流出静脈の部位・流速など血流の状態が確認でき，治療方針決定に重要な情報を提供する．

　MRIの脂肪抑制T2強調像やSTIR像では病変の広がりを客観的に把握できる．通常は腫瘤部や軟部組織腫脹部位の撮像を行うが，時に上肢全体など広範囲の撮像が必要な場合もある．辺縁分葉状，多結節状の腫瘤状病変としてみえることが多く，T1強調像にて筋肉と同等もしくはやや高い信号を呈するが，時に内部に出血による高信号域が混在する．また結節の間に脂肪による高信号域が介在することもあり，特徴の1つである．T2強調像では高信号を呈するが，静脈石や速い血流によるflow voidで低信号域が混在する．T2強調像では液面形成をみることも多い[54](図7.15)．

　所見が非典型的でほかの腫瘍性病変が疑われる場合は生検が推奨される[51]．

7.12 転移性骨腫瘍
acrometastasis

臨床的事項

まれだが，手根骨・指節骨・指尖部といった四肢末梢へ悪性腫瘍が転移(acrometastasis)することがある．男性が女性より2倍多い[55]と報告されている．原発巣はほとんどが肺癌(扁平上皮癌)か，あるいは原発不明とされている．なぜこのような末梢組織の骨へ悪性腫瘍が転移するかの原因はわかっていない．手指の外傷に伴った血流増加が原因であるという報告もある．手指のあらゆる骨や中手骨，手根骨にみられるが，74%が単発である[55]という報告もある．

7.12 転移性骨腫瘍　181

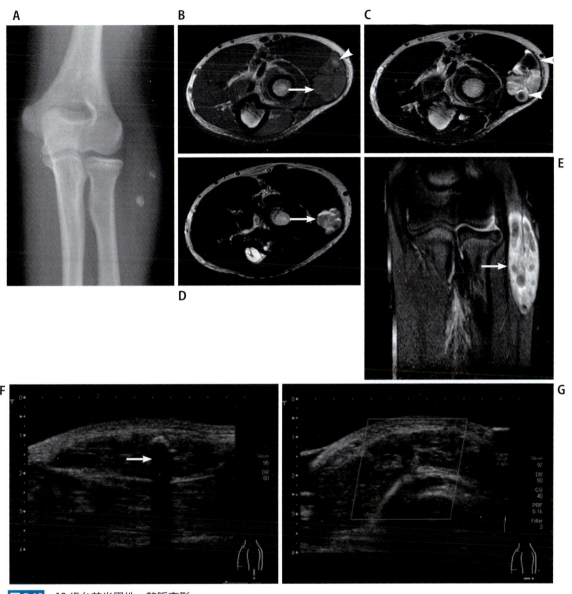

図 7.15 10歳台前半男性　静脈奇形
A：単純X線写真正面像，B：MRI, T1強調軸位断像，C：T2強調軸位断像，D：T2強調軸位断像，E：STIR冠状断像，F, G：超音波検査　単純X線撮影（A）で，橈骨橈側の軟部組織腫脹と複数の石灰化を認める．MRI, T1強調像（B）では，右腕橈骨筋内部に，筋肉よりやや高い信号を呈する辺縁分葉状の腫瘤を認める（B, →）．一部高信号域が認められる（B, ▶）．T1強調像と同じレベルのT2強調像（C）では，病変は高信号を呈し，一部結節状低信号域を認める（C, ▶）．さらに尾側のT2強調軸位断（D）では，液面形成を認める（D, →）．STIR像（E）では，病変は高信号を呈し，病変の広がりが明瞭に把握できる．超音波検査（F）では静脈石を示す音響陰影を認める（F, →）．ドプラ法（G）では病変内の血流は乏しい．

画像所見

画像所見についてまとまった報告はないが，血行性転移を反映し，中心性に著明な骨破壊性病変であることが多い（図7.16）．

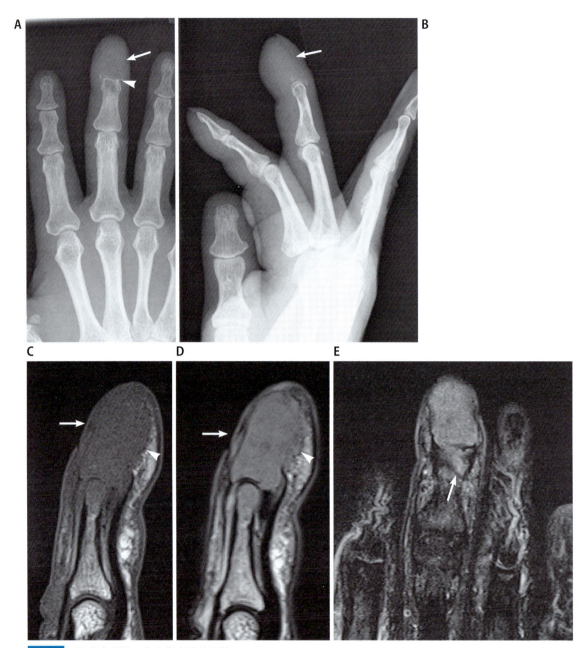

図 7.16 50 歳台男性　右中指末節骨転移
A：単純 X 線写真正面像，B：単純 X 線写真側面像，C：MRI, T1 強調矢状断像，D：T2 強調矢状断像，E：STIR 冠状断像　単純 X 線写真（AB）では，第 3 指末節骨には全体に著明な骨破壊があり，ほぼ透亮像となっている（AB，→）．関節をまたいで中節骨遠位にも骨破壊が認められる（A，▶）．MRI で同部は T1 強調像（C）で低信号，T2 強調像（D）で淡い均一な高信号を呈する（CD，→）．STIR 像（E）では，同部は若干淡い不均一な高信号を示す．この腫瘤性病変は骨皮質を一部破壊して皮下脂肪組織に進展しているのみならず（CD，▶），関節腔をまたいで中節骨の末梢の骨髄にも浸潤している（E，→）．肺癌で経過観察中の患者であり，細胞診にて肺癌の転移と診断された症例である．（日本医科大学整形外科 北川泰之先生のご厚意による）

■文　献

1) Pilavaki M, Chourmouzi D, Kiziridou A, et al : Imaging of peripheral nerve sheath tumors with pathologic correlation : pictorial review. Eur J Radiol 2004 ; 52 : 229–239.

2) Murphey MD, Smith WS, Smith SE, et al : From the archives of the AFIP. Imaging of musculoskeletal neurogenic tumors : radiologic–pathologic correlation. Radiographics 1999 ; 19 : 1253–1280.

3) Resnick D, Niwayama G : Soft tissues. In : Resnick D (ed) : Diagnosis of bone and joint disorders, 3rd ed. Philadelphia : Saunders, 1995 : 4552–4554.

4) Suh JS, Abenoza P, Galloway HR, et al : Peripheral (extracranial) nerve tumors : correlation of MR imaging and histologic findings. Radiology 1992 ; 183 : 341–346.

5) Stull MA, Moser RP Jr, Kransdorf MJ, et al : Magnetic resonance appearance of peripheral nerve sheath tumors. Skeletal Radiol 1991 ; 20 : 9–14.

6) Scheithauer BW, Woodruff JM, Erlandson RA : schwannoma. In : Rosai J (ed) : The atlas of tumor pathology 3rd series, fascicle24. Washington DC : Armed Forces Institute of Pathology, 1996 : 105–175.

7) Okamoto Y, Minami M, Tohno E, et al : Multifocal peripheral nerve involvement associated with multiple myeloma. Skeletal Radiol 2007 ; 36 : 1191–1193.

8) Gavriilidis P, Panselinas G, Zafiriou G : Hibernoma of the thigh : a lipoma–like variant rare tumour mimicking soft tissue sarcoma. BMJ Case Rep 2012 Nov 30 ; 2012.

9) Vassos N, Lell M, Hohenberger W, et al : Deep–seated huge hibernoma of soft tissue : a rare differential diagnosis of atypical lipomatous tumor/well differentiated liposarcoma. Int J Clin Exp Pathol 2013 ; 6 : 2178–2184.

10) Gaskin CM, Helms CA : Lipomas, lipoma variants, and well–differentiated liposarcomas (atypical lipomas) : results of MRI evaluations of 126 consecutive fatty masses. AJR Am J Roentgenol 2004 ; 182 : 733–739.

11) O'Donnell PW, Griffin AM, Eward WC, et al : Can Experienced Observers Differentiate between Lipoma and Well–Differentiated Liposarcoma Using Only MRI? Sarcoma 2013 ; 2013 : 982784.

12) Ohguri T, Aoki T, Hisaoka M, et al : Differential diagnosis of benign peripheral lipoma from well–differentiated liposarcoma on MR imaging : is comparison of margins and internal characteristics useful? AJR Am J Roentgenol 2003 ; 180 : 1689–1694.

13) Enzinger FM, Weiss SW : Soft tissue tumours, 4th ed. St Louis : Mosby, 2001 : 641–670.

14) Sim FH, Frassica FJ, Frassica DA : Soft–tissue tumors : Diagnosis, evaluation, and management. J Am Acad Orthop Surg 1994 ; 2 : 202–211.

15) Ohguri T, Aoki T, Hisaoka M, et al : Differential diagnosis of benign peripheral lipoma from well–differentiated liposarcoma on MR imaging : is comparison of margins and internal characteristics useful? AJR Am J Roentgenol 2003 ; 180 : 1689–1694.

16) Humphreys S, McKee PH, Fletcher CD : Fibroma of tendon sheath : a clinicopathologic study. J Cutan Pathol 1986 ; 13 : 331–338.

17) Pulitzer DR, Martin PC, Reed RJ : Fibroma of tendon sheath. A clinicopathologic study of 32 cases. Am J Surg Pathol 1989 ; 13 : 472–479.

18) Fox MG, Kransdorf MJ, Bancroft LW, et al : MR imaging of fibroma of the tendon sheath. AJR Am J Roentgenol 2003 ; 180 : 1449–1453.

19) Sookur PA, Saifuddin A : Indeterminate soft–tissue tumors of the hand and wrist : a review based on a clinical series of 39 cases. Skeletal Radiol 2011 ; 40 : 977–989.

20) Hachisuga T, Hashimoto H, Enjoji M : Angioleiomyoma. A clinicopathologic reappraisal of 562 cases. Cancer 1984 ; 54 : 126–130.

21) Lawson GM, Salter DM, Hooper G : Angioleiomyomas of the hand. A report of 14 cases. J Hand Surg Br 1995 ; 20 : 479–483.

22) Freedman AM, Meland NB : Angioleiomyomas of the extremities : report of a case and review of the Mayo Clinic experience. Plast Reconstr Surg 1989 ; 83 : 328–331.

23) Duhig JT, Ayer JP : Vascular leiomyoma. A study of sixtyone cases. Arch Pathol 1959 ; 68 : 424–430.

24) Yoo HJ, Choi JA, Chung JH, et al : Angioleiomyoma in soft tissue of extremities : MRI findings. AJR Am J Roentgenol 2009 ; 192 : W291–294.

25) Vanhoenacker FM, Camerlinck M, Somville J : Imaging findings of a subcutaneous angioleiomyo-

ma. JBR–BTR 2009 ; 92 : 80–82.

26) Gupte C, Butt SH, Tirabosco R, Saifuddin A : Angioleiomyoma : magnetic resonance imaging features in ten cases. Skeletal Radiol 2008 ; 37 : 1003–1009.

27) Price EB Jr, Silliphant WM, Shuman R : Nodular fasciitis : a clinicopathologic analysis of 65 cases. Am J Clin Pathol 1961 ; 35 : 122–136.

28) Leung LY, Shu SJ, Chan AC, et al : Nodular fasciitis : MRI appearance and literature review. Skeletal Radiol 2002 ; 31 : 9–13.

29) Wang XL, De Schepper AM, Vanhoenacker F, et al : Nodular fasciitis : correlation of MRI findings and histopathology. Skeletal Radiol 2002 ; 31 : 155–161.

30) Coyle J, White LM, Dickson B, et al : MRI characteristics of nodular fasciitis of the musculoskeletal system. Skeletal Radiol 2013 ; 42 : 975–982.

31) De Beuckeleer L, De Schepper A, De Belder F, et al : Magnetic resonance imaging of localized giant cell tumour of the tendon sheath(MRI of localized GCTTS). Eur Radiol 1997 ; 7 : 198–201.

32) Kitagawa Y, Ito H, Amano Y, et al : MR imaging for preoperative diagnosis and assessment of local tumor extent on localized giant cell tumor of tendon sheath. Skeletal Radiol 2003 ; 32 : 633–638.

33) Karasick D, Karasick S : Giant cell tumor of tendon sheath : spectrum of radiologic findings. Skeletal Radiol 1992 ; 21 : 219–224.

34) Jelinek JS, Kransdorf MJ, Shmookler BM, et al : Giant cell tumor of the tendon sheath : MR findings in nine cases. AJR Am J Roentgenol 1994 ; 162 : 919–922.

35) Balsara ZN, Stainken BF, Martinez AJ : MR image of localized giant cell tumor of the tendon sheath involving the knee. J Comput Assist Tomogr 1989 ; 13 : 159–162.

36) Gandon F, Legaillard P, Brueton R, et al : Forty–eight glomus tumours of the hand. Retrospective study and four–year follow–up. Ann Chir Main Memb Super 1992 ; 11 : 401–405.

37) Ham KW, Yun IS, Tark KC : Glomus tumors : symptom variations and magnetic resonance imaging for diagnosis. Arch Plast Surg 2013 ; 40 : 392–396.

38) Khoo JN, Tan SC : MR imaging of tophaceous gout revisited. Singapore Med J 2011 ; 52 : 840–846.

39) Yu JS, Chung C, Recht M, et al : MR imaging of tophaceous gout. AJR Am J Roentgenol 1997 ; 168 : 523–527.

40) Kopeć J, Gadek A, Drozdz M, et al : Carpal tunnel syndrome in hemodialysis patients as a dialysis–related amyloidosis manifestation––incidence, risk factors and results of surgical treatment. Med Sci Monit 2011 ; 17 : CR505–509.

41) Sekijima Y, Uchiyama S, Tojo K, et al : High prevalence of wild–type transthyretin deposition in patients with idiopathic carpal tunnel syndrome : a common cause of carpal tunnel syndrome in the elderly. Hum Pathol 2011 ; 42 : 1785–1791.

42) Kodaira M, Sekijima Y, Tojo K, et al : Non–senile wild–type transthyretin systemic amyloidosis presenting as bilateral carpal tunnel syndrome. J Peripher Nerv Syst 2008 ; 13 : 148–150.

43) 望月隆弘, 三戸部倫大, 三船尚子, 高橋元洋：透析アミロイドーシス早期診断における手根骨 MRI の有用性. 日腎会. 1999 ; 41(1) : 14–20.

44) Maheshwari AV, Muro–Cacho CA, Kransdorf MJ, Temple HT : Soft–tissue amyloidoma of the extremities : a case report and review of literature. Skeletal Radiol 2009 ; 38 : 287–292.

45) Gean–Marton AD, Kirsch CF, Vezina LG, Weber AL : Focal amyloidosis of the head and neck : evaluation with CT and MR imaging. Radiology 1993 ; 181 : 521–525.

46) Murata H, Kusuzaki K, Hashiguchi S, et al : Bilateral metachronous periosteal tibial amyloid tumors. Skeletal Radiol 2000 ; 29 : 346–348.

47) Silverman TA, Enzinger FM : Fibrolipomatous hamartoma of nerve : A clinicopathologic analysis of 26 cases. Am J Surg Pathol 1985 ; 9 : 7–14.

48) Brodwater BK, Major NM, Goldner RD, Layfield LJ : Macrodystrophia lipomatosa with associated fibrolipomatous hamartoma of the median nerve. Pediatr Surg Int 2000 ; 16 : 216–218.

49) Nilsson J, Sandberg K, Dahlin LB, et al : Fibrolipomatous hamartoma in the median nerve in the arm–an unusual location but with MR imaging characteristics : a case report. J Brachial Plex Periphar Nerve Inj 2010 ; 5 : 1. doi : 10.1186/1749-7221-5-1.

50) Marom EM, Helms CA : Fibrolipomatous hamartoma : pathognomonic on MR imaging. Skeletal

Radiol 1999 ; 28 : 260-264.

51）血管腫・血管奇形診断ガイドライン.《http://www.dicomcast.com/va/_userdata/vascular%20 anomalies%20practice%20guideline%202013.pdf》

52）Nozaki T, Nosaka S, Miyazaki O, et al : Syndromes associated with vascular tumors and malformations : a pictorial review. Radiographics 2013 ; 33 : 175-195.

53）Ly JQ, Sanders TG, Mulloy JP, et al : Osseous change adjacent to soft-tissue hemangiomas of the extremities : correlation with lesion size and proximity to bone. AJR Am J Roentgenol 2003 ; 180 : 1695-1700.

54）Ehara S, Sone M, Tamakawa Y, et al : Fluid-fluid levels in cavernous hemangioma of soft tissue. Skeletal Radiol 1994 ; 23 : 107-109.

55）Flynn CJ, Danjoux C, Wong J, et al : Two cases of acrometastasis to the hands and review of the literature. Curr Oncol 2008 ; 15 : 51-58.

炎症性疾患，変性性疾患，その他の疾患

8

8.1	関節リウマチおよび関連疾患	188
	関節リウマチ	188
BOX 8.1	手関節の略語	188
	乾癬性関節炎	194
	RS3PE 症候群	196
8.2	感染症	199
	化膿性感染	199
	結核性感染	203
	猫ひっかき病	204
8.3	変形性関節症	206
8.4	手根不安定症	208
8.5	Kienböck 病	213
8.6	尺骨突き上げ症候群	217
8.7	骨表面に発生する反応性骨病変	219
8.8	腱鞘炎	221

上肢のうち，特に手関節・手は MRI が行われる頻度が比較的高い部位です．手には小さな関節が多数あり，関節の痛みや腫脹の原因検索のため MRI が施行されます．関節リウマチを代表とする炎症性関節疾患と変形性関節症の鑑別には，病変の分布や単純 X 線写真の所見が診断を導く重要な鍵となるため，可能なかぎり確認するようにします．

病変の広がりを調べる目的で行う MRI では片側もしくは両側の手関節から DIP 関節を撮像範囲とします．この場合，空間分解能が下がり関節内構造の評価までは難しくなることが多いため，関節構造について細かい評価が必要な場合は小径コイルを使用して関心領域を絞った撮像とします．滑膜炎，感染症の精査では造影剤使用が望まれます．

MRI は骨びらん出現前の活動性滑膜炎を客観的に検出可能であり，早期関節リウマチの診断に重要な役割を果たしています．関節リウマチの治療薬として疾患修飾性抗リウマチ薬（disease modifying antirheumatic drugs：DMARDs）は関節リウマチの進行を阻止する可能性のある薬物です．tumor necrosis factor-α（TNF-α）は関節リウマチの関節炎や骨の破壊に関連するサイトカインであり，生物学的製剤のうち TNF-α と結合してその作用を阻害するものは関節炎の症状を改善するだけでなく，骨破壊を抑制する効果があります．早

期に関節リウマチを診断し適切な治療を開始することで予後の改善が期待でき，MRI，超音波検査の臨床的重要性が高まっています[1, 2]．

橘川　薫

8.1 関節リウマチおよび関連疾患

関節リウマチ　rheumatoid arthritis

臨床的事項

手は関節リウマチのほぼすべての症例で症状を訴える部位である．関節リウマチは全身性慢性炎症性疾患で，自己免疫が関連するとされているが原因は不明である．膠原病では最多で30歳以上の人口の1％が罹患するといわれており，女性に多い．発症は緩徐潜行性で，左右対照的に滑膜関節の腫脹や痛みをきたす．上肢ではPIP関節，MP関節，手関節，肘関節，肩関節，肩鎖関節が好発部位である．左右対称的にみられるのが特徴とされているが，病初期では単関節炎として認められることや，左右非対称分布のことがある[3, 4]．診断には臨床症状と検査値を合わせた関節リウマチ分類基準(表8.1)が使用される．

病理組織学的変化は総称して"増殖性滑膜炎(hyperplastic synovitis)"とよばれ，関節リウマチや膠原病に伴う関節炎に認められる．滑膜の絨毛状・乳頭状の増殖がみられ，滑膜の間質の毛細血管や細静脈の増生と拡張，充血，うっ血を認める．炎症性滑膜組織パンヌスは炎症性肉芽様組織に変化した滑膜をいい，関節リウマチに特徴的な所見である．パンヌスは関節辺縁の滑膜付着部から関節表面へ侵入し，種々のサイトカイン〔TNF–αやインターロイキン–6(IL–6)など〕やタンパク質分解酵素を放出する．また多核巨細胞やマクロファージは関節軟骨を溶解・吸収する(chondrolysis)．さらに軟骨消失部分や関節辺縁の滑膜付着部より骨内にパンヌスが侵入する．病期が進行すると二次性変形性関節症としての軟骨下骨硬化や強直(関節表面や関節腔が線維性組織で充填)をきたす．滑液包や腱鞘にも炎症をきたし，滑液包炎や腱鞘炎・腱断裂をみることがある．腱断裂部には腱の膠原線維のフィブリノイド変性を認める[5]．

BOX 8.1　手関節の略語

DIP関節：distal interphalangeal joint(遠位指節間関節)

PIP関節：proximal interphalangeal joint(近位指節間関節)

MP関節：metacarpophalangeal joint(中手指節関節)

IP関節：interphalangeal joint(指節間関節)

CM関節：carpometacarpal joint(手根中手関節)

表 8.1 ACR/EULAR 関節リウマチ新分類基準
（日本リウマチ学会ウェブサイト《http://www.ryumachi-jp.com/info/120115_table3.pdf》より）

腫脹または圧痛関節数(0〜5 点)	
1 個の中〜大関節**	0
2〜10 個の中〜大関節**	1
1〜3 個の小関節*	2
4〜10 個の小関節**	3
11 関節以上(少なくとも 1 つは小関節*)	5
血清学的検査(0〜3 点)	
RF も抗 CCP 抗体も陰性	0
RF か抗 CCP 抗体のいずれかが低値の陽性	2
RF か抗 CCP 抗体のいずれかが高値の陽性	3
滑膜炎の期間(0〜1 点)	
6 週間未満	0
6 週間以上	1
急性期反応(0〜1 点)	
CRP も赤沈も正常値	0
CRP か赤沈が異常値	1

スコアー 6 点以上ならば関節リウマチと分類される.

*：MP，PIP，MTP(中足趾節関節) 2〜5，第 1 IP，手首を含む
**：肩・肘・膝・股関節，足首を含む
***：DIP，第 1 CM，第 1 MTP は除外

低値の陽性：基準値上限より大きく上限の 3 倍以内の値
高値の陽性：基準値の 3 倍より大きい値

表 8.2 関節リウマチにおける単純 X 線写真の異常所見と病理組織学的所見

単純 X 線所見	病理組織学的所見
軟部組織腫脹	滑膜炎および関節液貯留
骨陰影減弱 (関節周囲骨粗鬆症)	血流増加
関節裂隙狭小化	パンヌスによる関節軟骨の破壊
関節辺縁の骨びらん	パンヌスによる関節辺縁の骨破壊
骨びらんおよび軟骨下骨嚢胞	パンヌスによる軟骨下骨破壊
骨性強直	線維性および骨性の強直
関節包や靱帯の緩み，筋収縮の異常	関節変形，亜脱臼，脱臼

画像所見

単純 X 線写真の異常所見は前述の病理学的所見を反映している(**表 8.2**)[6]．関節内の炎症性滑膜増生と関節液増加により，関節包腫脹，軟部組織腫脹がみられる．滑膜の充血・うっ血により関節近傍の骨梁が吸収され，関節周囲骨粗鬆症(periarticular osteoporosis)をみる(**図 8.1**)[5]．炎症を起こした滑膜が関節軟骨を破壊し，関節裂隙狭小化をきたす．変形性関節症が非対称的，局所的関節裂隙狭小化を起こすのに対し，関節リウマチではびまん性に認められる．軟骨下骨のびらんは関節辺縁の関節軟骨の存在しない部分(bare area)から生じ，"marginal erosion" といわれ，PIP 関節，MP 関節，手関節に好発する[3](**図 8.2**)．示指，中指の MP 関節橈側と中指 PIP 関節橈側および尺側は最も早く異常が現れるとされている[3]．骨びらんは関節リウマチの診断に重要な所見で多くは病初期の 2 年間の間に生じる[7]．関節軟骨の破壊が進行するとともに複数の骨びらんが認められ，大きな嚢胞が形成されることもある．手では特徴的な変形がみられる．スワンネック変形(PIP 関節過伸展，DIP 関節屈

曲), ボタン穴変形 (PIP 関節屈曲, DIP 関節過伸展), 母指のヒッチハイカー変形もしくは Z 変形 (MP 関節屈曲, IP 関節過伸展) が知られている (図 8.3). 終末像として, 二次性変形性関節症や強直をきたす. 単純 X 線写真の異常所見は主として関節破壊が進行していることを示している.

MRI は単純 X 線写真で異常が明らかになる以前の病期で滑膜炎の検出が可能で, 治療に対するモニタリングにも使用される. 滑膜炎では関節包の腫脹, 関節内に液体や肥厚した滑膜を認める. パンヌスは T1 強調像にて低信号～中等度信号, T2 強調像にて中等度～高信号を呈し, 関節腔内は T2 強調像にて不均一な信号を呈する. 早期滑膜炎の診断には造影 MRI が有用で手・指の対称性造影効果を認める[8]. 滑膜炎は造影早期より著明な造影効果がみられる (図 8.4). 造影剤は時間経過とともに関節液に拡散するため[9]滑膜辺縁が不明瞭となり, 滑膜肥厚の過大評価をもたらす可能性がある. 造影剤投与後 10 分[10], 可能であれば 5 分以内の撮像が望ましいとされる[1]. 骨病変として重要な MRI 所見には骨びらんと骨髄浮腫がある. 骨髄浮腫はその後の骨びらん発生を予見する重要な所見である[11～13]. 骨びらん, 骨髄浮腫は T1 強調像で低信号, STIR 像や脂肪抑制 T2 強調像では高信号を呈し, 造影効果も認められる (図 8.5). 骨髄浮腫は境界不明瞭であるが, 骨びらんが生じると比較的境界明瞭な異常信号域として描出されるようになる. OMERACT (the Outcome Measures in

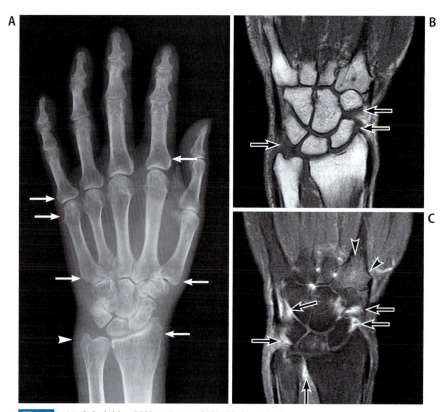

図 8.1 80 歳台女性　関節リウマチ (手関節痛と腫脹)
A : 単純 X 線写真正面像, B : MRI, T1 強調冠状断像, C : 脂肪抑制造影 T1 強調冠状断像　単純 X 線写真 (A) では, 手関節, 手根中手関節, 中手指関節に periarticular osteoporosis を認める (A, →). 手関節周囲軟部組織の腫脹がみられる (A, ▶). 明らかな骨びらんはない. MRI, T1 強調像 (B) では, 橈骨手根関節, 手根中央関節の関節包の軽度腫脹を認める (B, →). 脂肪抑制造影 T1 強調冠状断像 (C) では, 橈骨手根関節, 手根中央関節に加え, 遠位橈尺関節に造影効果を認める (C, →). 第 2 中手骨基部にも造影効果があり, 骨髄への炎症波及を反映している (C, ▶).

Rheumatoid Arthritis Clinical Trials)によるMRIにおける骨びらんの定義は，少なくとも2方向で認められる関節近傍の境界明瞭な骨病変で，骨皮質の断裂が少なくとも1方向でみられるもの，とされている[14]．軟骨下骨嚢胞内には関節液とともに炎症滑膜を認める[6]．MRIでは関節軟骨の菲薄化や欠損，腱鞘滑膜炎，手や手関節の腱断裂(図8.6)，TFCC損傷などの関節構造の破壊を直接観察可能である．膝窩部，肘頭，肩峰下/三角筋下，アキレス腱滑液包などに滑液包炎をみることもある(図8.7)．

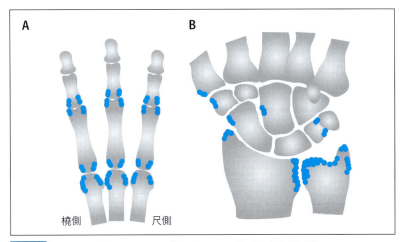

図8.2 手・手関節における関節リウマチの骨びらん好発部位
A：示指，中指，環指の模式図．指では中手指節関節，近位指節間関節に好発する．示指，中指の中手指節関節では初期の骨びらんは橈側優位に認められる．
B：手関節では初期には遠位橈尺関節，橈骨手根関節と手根骨橈側尺側に生じる．尺骨茎状突起の骨びらんはprestyloid recessと尺側手根伸筋腱腱鞘の滑膜炎からの炎症波及により，橈側では橈骨茎状突起とそれに相対する舟状骨遠位に生じる．三角骨の尺側，豆状三角関節，有頭骨橈側，大菱形骨橈側と第1中手骨基部も初期に骨びらんがみられる部位である．

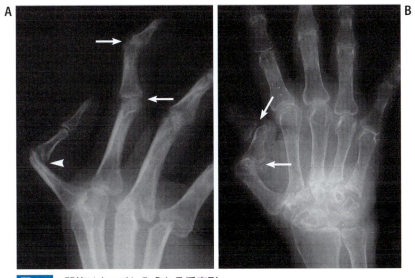

図8.3 関節リウマチにみられる手変形
A：単純X線写真斜位像，B：正面像　単純X線写真斜位像(A)で，環指のスワンネック変形(A, →)と小指PIP関節の過屈曲(A, ▶)を認める．正面像(B)では，母指のヒッチハイカー変形を認める(B, →)．

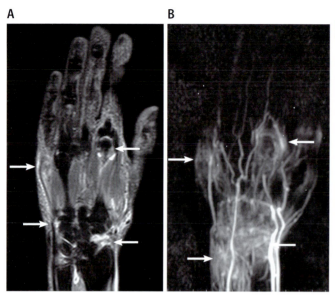

図 8.4 50歳台女性　関節リウマチ(早期濃染)(多発関節痛)

A：MRI, STIR 冠状断像, B：ダイナミック MRI　MRI, STIR 冠状断像(A)では，手関節と示指および小指の中手指節関節に高信号域を認める(A, →)．ダイナミック MRI(B)では，A と同部位に早期より著明な造影効果を認め(B, →)，活動性の高い関節炎であることを示す．

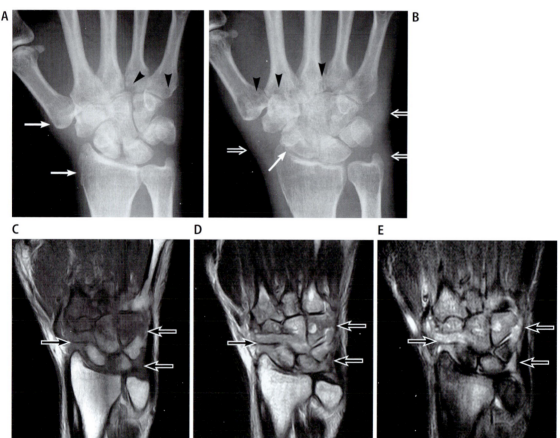

図 8.5 40歳台女性　関節リウマチ
〔左手関節腫脹，RA 因子 91(基準値 0〜30)，抗 CCP 抗体 100 以上(基準値〜5)と高値〕
A：単純 X 線写真正面像　B：A から 4 か月後の単純 X 線写真正面像，C〜E：A と同時期の MRI，冠状断像(C：T1 強調像，D：T2 強調像，E：STIR 像)　単純 X 線写真正面像(A)では，手関節関節周囲骨萎縮(A, →)，第 4，5 中手骨基部の骨びらんを認める(A, ▶)．4 か月後(B)，骨びらんの増加(B, ▶)，橈骨手根関節(B, →)，手根骨間関節などに関節裂隙狭小化の進行をみる．手関節周囲軟部組織腫脹が増悪している(B, ⇒)．A と同時期の MRI，冠状断像(C〜E)では，橈骨手根関節，手根中央関節の関節包腫脹がみられ，内部は T1 強調像(C)では低信号，T2 強調像(D)では淡い高信号，STIR 像(E)では高信号を呈し，滑膜肥厚が疑われる(C〜E, →)．手根骨，橈骨遠位端に T1 強調像(C)で低信号，STIR 像(E)では高信号域を呈する骨髄浮腫が広がっている．活動性滑膜炎と考えられる．

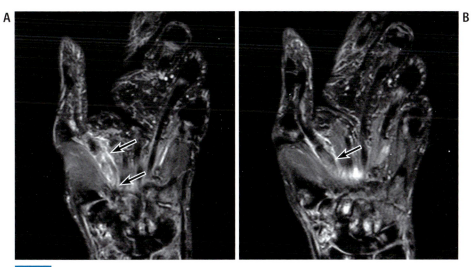

図 8.6 60歳台男性　関節リウマチ（長母指屈筋腱断裂）
（30年以上の関節リウマチ罹患歴，右母指が曲げられない）

A, B：MRI, STIR 冠状断像　長母指屈筋は手掌レベルで腫大し，信号上昇とたわみを認め，断裂と考えられた（AB, →）．手術にて長母指屈筋腱の完全断裂がみられ，近位断端は手根管近位部まで退縮していた．

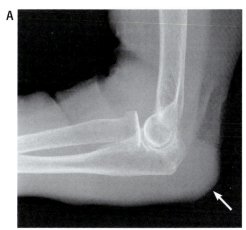

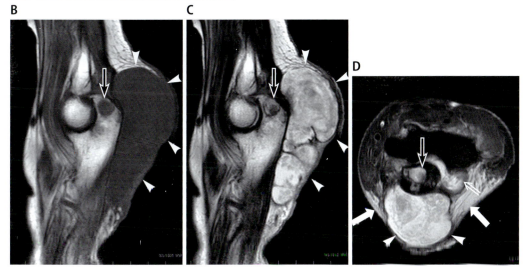

図 8.7 70歳台女性　関節リウマチ（肘頭滑液包炎）
（関節リウマチ治療中，左肘腫瘤）

A：単純X線写真側面像，B：MRI, T1強調矢状断像，C：T2強調矢状断像，D：STIR軸位断像　単純X線写真側面像（A）では，肘関節伸側の軟部組織腫脹を認める（A, →）．肘関節伸側にMRI, T1強調矢状断像（B）では低信号，T2強調矢状断像（C）では不均一な高信号を呈する境界明瞭，辺縁分葉状の腫瘤を認める（BC, ▶）．肘頭には腫瘤と類似した信号パターンを示す円形病変があり，関節リウマチの骨びらんと考えられる（BC, →）．STIR軸位断像（D）では，腫瘤（D, ▶），肘頭骨びらん（D, →），関節包腫脹（D, ⇒）がみられ，腫瘤周囲皮下脂肪組織の浮腫も認められる（D, ⇨）．

乾癬性関節炎　psoriatic arthritis

臨床的事項

リウマチ因子陰性脊椎関節症の 1 つである．乾癬は鱗屑を伴う境界明瞭な紅斑が全身にみられる原因不明の皮膚疾患であるが，10％ほどに関節炎が合併する．皮膚病変の病歴があって関節症を発症する場合が多いが，皮膚病変に先行して関節症状を発症することもある．皮膚症状が中等症ないし重症の患者に多い．関節病変の分布はしばしば非対称性である．手は最も頻度が高く，DIP，PIP，MP 関節が侵される．爪の異常は関節症を合併する乾癬では皮膚症状のみの場合より高い頻度で認められ，特に DIP 関節病変と関連する．手指にソーセージ様の指全体の腫脹をみることがあり，指節関節と腱鞘の炎症による液体貯留，軟部組織の浮腫による．HLA–B27 は仙腸関節炎を合併する場合に陽性となることがある[15]．炎症は関節滑膜，腱，靱帯，筋肉の付着部にあり，関節滑膜の炎症である関節リウマチとは異なる病態である[16]．

画像所見

単純 X 線写真における最も早期の異常は軟部組織の腫脹である．指全体がソーセージ様に腫脹すること〔sausage digit，指炎(dactylitis)〕や，1 肢全体が腫脹することがある．複数の DIP 関節に病変がみられる row pattern とある指の複数の関節に病変を認める ray pattern がある．関節裂隙は狭小化するが，手指では軟骨下骨の著しい破壊のため関節裂隙の拡大を認めることがある．骨びらんは初期には関節辺縁，進行すると中央部にみられる．骨増殖性変化は乾癬性関節炎に特質的な所見で，骨びらんの周囲に綿毛状，刷毛状の骨増殖を認める．骨幹端や骨端では骨膜に沿った骨増殖がみられ，腱鞘炎に関連するとされている．骨増殖性変化は関節リウマチでは認められず，また関節リウマチにみられるような関節周囲骨萎縮は乾癬性関節炎ではみられない．骨全体の硬化性変化をみることがある．関節破壊が進行すると，亜脱臼や脱臼，骨のフラグメンテーション(分節化)，強直がみられる[15, 17, 18](図 8.8〜図 8.10)．

　MRI では早期に病変を検出可能で，炎症部位が明確になるため他の関節炎との鑑別に役立つ．早期の乾癬性関節炎は単関節もしくは寡関節炎の形で起こる．屈筋腱腱鞘滑膜炎とそれに伴う軟部組織の腫脹(sausage digit)は乾癬性関節症に特徴的である．関節包外の側副靱帯や腱付着部などの軟部組織，骨膜の炎症と骨皮質の肥厚を認める(図 8.11)．指炎では側副靱帯や伸筋腱付着部，滑車(pulley)の造影効果の頻度が高い[19]．爪に炎症がある場合には，爪床部軟部組織の肥厚と造影効果が認められる[20](図 8.12)．骨髄浮腫は指節骨の辺縁の関節包の付着する部位より始まり，骨全体に広がっていく．骨びらんも関節辺縁の bare area から起こり，中心に広がっていく[18]．関節リウマチと異なり，骨髄浮腫は骨びらんの予測因子とはならないとされている[21]．

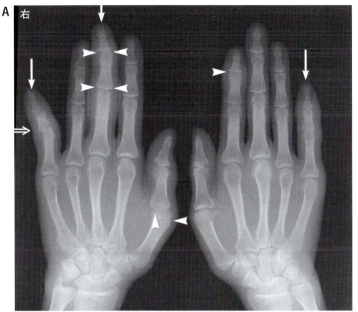

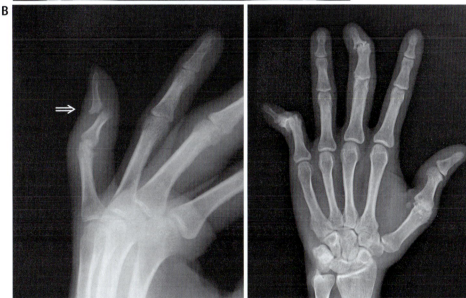

図 8.8 30歳台男性 乾癬性関節炎

A：両手単純X線写真正面像，B：右手単純X線写真斜位像，C：AB から10年後の右手単純X線写真正面像　両手単純X線写真正面像（A）では，右中指，小指，左小指全体の軟部組織腫脹を認める（sausage digit：A, →）．右中指 DIP，PIP 関節，右母指 MP 関節，左示指 DIP 関節の関節裂隙狭小化，骨びらんを認める（A, ▶）．右小指 PIP 関節のアライメント異常が認められる（A, ⇒）．左母指，右示指，両側環指の異常は乏しい（ray pattern）．右手単純X線写真斜位像（B）では小指 DIP 関節は脱臼している（B, ⇒）．10年後の右手単純X線写真正面像（C）では中指 DIP 関節，小指 PIP 関節の破壊進行と脱臼，母指 MP 関節の骨びらん，関節裂隙狭小化が進行している．

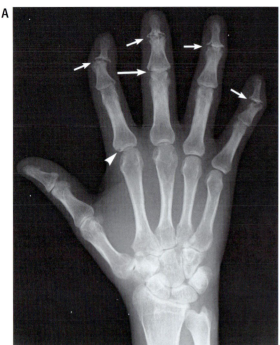
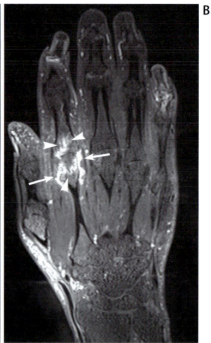
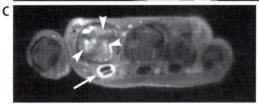

図 8.9 30 歳台男性　乾癬性関節炎
A：単純 X 線写真正面像，B：MRI，脂肪抑制造影 T1 強調冠状断像，C：脂肪抑制造影 T1 強調軸位断像（中手骨頭レベル）　単純 X 線写真正面像（A）では示指，中指，環指，小指 DIP 関節の骨びらんを認める（row pattern）（A, 小矢印）．関節裂隙は狭小化している．中指 PIP 関節にも関節裂隙狭小化，辺縁の骨びらんを認める（A, 大矢印）．示指中手指節関節橈側には骨びらんをみる（A, ▶）．MRI，脂肪抑制造影 T1 強調冠状断像（B）および中手骨頭レベルの軸位断像（C）では，示指中手指節関節の関節包に沿った造影効果（BC, →）と骨髄の造影効果を認める（BC, ▶）．軸位断像（C）では示指屈筋腱腱鞘に造影効果があり，腱鞘滑膜炎を示す（C, →）．（自治医科大学とちぎ子ども医療センター小児画像診断部　中田和佳先生のご厚意による）

RS3PE 症候群

臨床的事項

remitting seronegative symmetrical synovitis with pitting edema（RS3PE）症候群は突然発症する両上肢の腫脹，痛みを主訴とし，両上肢の対称性滑膜炎に両手背，時に両足背に圧痕性浮腫を認める疾患である[22, 23]．60 歳以上の高齢者に多くリウマチ因子は陰性であり，少量ステロイドの短期間投与が奏効する予後のよい疾患である．悪性腫瘍の随伴症状として認められたという報告がある[24]．腱鞘炎，関節炎，骨破壊の有無など，関節リウマチとの鑑別・精査目的で画像診断が施行されることがある．

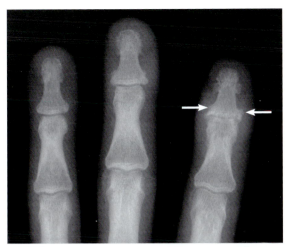

図 8.10 40歳台男性　乾癬性関節炎（乾癬で治療中）
単純X線写真正面像　示指DIP関節の腫脹があり，骨びらんと周囲の骨増殖像が認められる（→）．

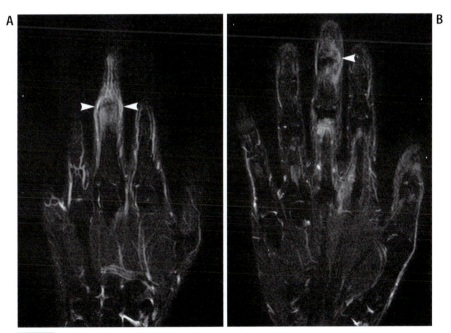

図 8.11 20歳台女性　乾癬性関節炎
A, B：MRI，STIR冠状断像　中指PIP関節，DIP関節周囲の側副靱帯や腱付着部に沿った高信号域を認める（AB, ►）．（自治医科大学とちぎ子ども医療センター小児画像診断部 中田和佳先生のご厚意による）

画像所見

単純X線写真，MRIで骨びらんなどの関節破壊を認めない．MRIでは腱鞘に液体貯留を認め，屈筋腱より伸筋腱に優位にみられる．関節液貯留を認めることもある[25]（図8.13）．

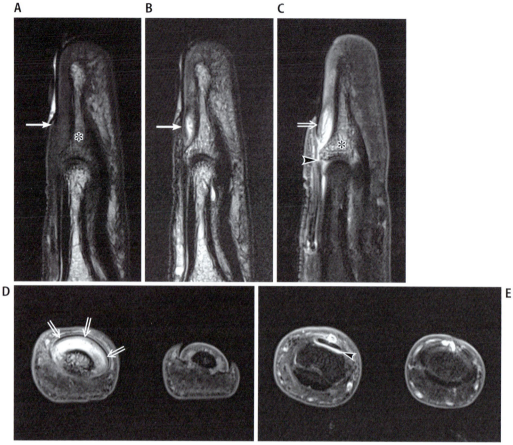

図 8.12 40 歳台男性　乾癬性関節炎
A：MRI, T1 強調矢状断像, B：T2 強調矢状断像, C：脂肪抑制造影 T1 強調矢状断像, D, E：脂肪抑制造影 T1 強調軸位断像（D：爪レベル, E：中節骨遠位レベル）　MRI, T1 強調矢状断像（A）では爪下部（爪母から爪床）軟部組織腫脹を認め（A, →），同部は T2 強調像（B）では高信号を呈する（B, →）．末節骨骨髄信号は T1 強調像にて低下している（A, *）．脂肪抑制造影 T1 強調矢状断像（C），爪レベルの脂肪抑制造影軸位断像（D）では肥厚した爪下部軟部組織に造影効果が認められる（CD, ⇒）．指伸筋腱末節骨付着部にも造影効果を認める（C, ▶）．末節骨骨髄に造影効果を認める（C, *）．中節骨遠位レベルの脂肪抑制造影軸位断像（E）では指伸筋腱周囲の造影効果がみられる（E, ▶）．（自治医科大学とちぎ子ども医療センター小児画像診断部 中田和佳先生のご厚意による）

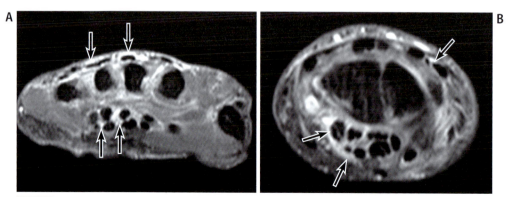

図 8.13 70 歳台男性　RS3PE 症候群（両側対称性多関節炎，手背と下肢に浮腫，リウマチ因子陰性，抗 CCP 抗体陰性．少量ステロイド投与にて速やかに改善）
A, B：MRI, STIR 軸位断像　伸筋腱，屈筋腱の腱鞘に液体貯留を認める（AB, →）．

8.2 感染症

化膿性感染 pyogenic infection

手の感染性炎症の進展には一定のパターンがあり、これを知るには解剖の理解が必要である[26, 27]．指屈筋腱は関節を横切る場所で周囲の組織と擦れ合うのを防ぐために滑液包により覆われている．腱鞘は腱に接着している"visceral layer"とpulley mechanismに接触している"parietal layer"の2層からなり、指屈筋腱ではDIP関節から中手骨頸部まで存在する．指屈筋腱腱鞘の感染により腱鞘内圧が上昇すると、腱の栄養血管が圧迫され閉塞をきたし、腱壊死や断裂をきたすことがある[28]．手根部掌側には橈側滑液鞘(radial bursa)と尺側滑液鞘(ulnar bursa)があり、橈側滑液鞘は長母指屈筋腱腱鞘と、尺側滑液鞘は小指屈筋腱腱鞘と連続しており、近位では第3, 第4中手骨基部に重なるように幅広く存在する(図8.14)．示指、中指、環指の腱鞘は通常手根部滑液鞘と連続していないが、変異が多く約15％の頻度で交通を認める．また橈側滑液鞘と尺側滑液鞘が交通している場合がある．手掌側深層には母指球部間腔(thenar space)、手掌中央間腔(midpalmar space)、hypothenar spaceの3つの腔がある．Parona腔は前腕遠位掌側で方形回内筋の筋膜と深指屈筋腱腱鞘の間に存在する潜在性の間隙で、橈側もしくは尺側腱鞘腔と直接の連続性はないが感染によりこれらの腔へ穿破する(図8.15)．

滑液鞘は感染が拡大する経路となり、これらの解剖を知っておくことが感染症の正確な評価に必要で、外科治療の適応評価につながる．

臨床的事項

手の感染には蜂窩織炎、壊疽性筋膜炎、爪周囲炎、瘭疽、指屈筋腱腱鞘炎、深部感染(筋肉間腔炎)、化膿性関節炎、骨髄炎などがある．指先の感染症が最も多く、同部の外傷により直接感染し、血行性感染は少ない．糖尿病や経静脈性薬剤常用者、アルコールやステロイド使用、痛風、関節リウマチ、腎不全などが危険因子となる．起因菌としてはブドウ球菌、溶連菌が多い．咬傷では通常混合感染をきたす[27](表8.3)．

蜂窩織炎は皮下組織の感染による炎症であり、膿瘍形成や、より深部組織への進展をみることがある．

爪周囲炎は手の感染症では最も多く、爪周囲組織からの細菌感染により起こる．瘭疽は指尖部皮下組織の化膿性炎症で、指尖部の指腹側に膿瘍ができる．指腹皮下脂肪組織は末節骨骨膜から皮膚に達する隔壁により格子状のコンパートメントに分けられている．これらのコンパートメントに感染が生じるとコンパートメント症候群をきたし、強い疼痛を生じる．皮膚に到達して壊死や瘻孔を形成することや、深部に広がって骨髄炎を併発することもある[26, 27](図8.16)．

指屈筋腱の化膿性腱鞘炎では腱鞘内圧の上昇により腱の壊死や断裂のほか、癒着による可動域制限を起こすことがある．母指や小指の化膿性腱鞘炎は橈側滑液鞘〜Parona腔〜尺側

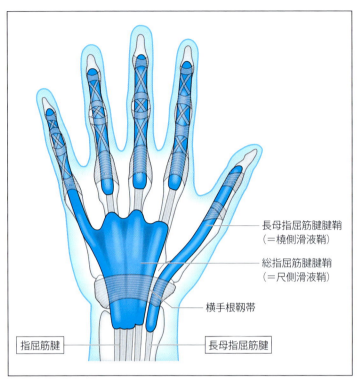

図 8.14 手掌側の滑液鞘
（文献 26 をもとに作成）

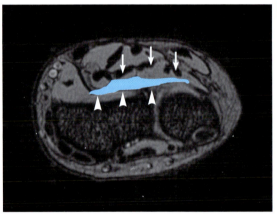

図 8.15 Parona 腔（文献 27 をもとに作成）
Parona 腔は，方形回内筋筋膜（►）と深指屈筋腱（腱鞘）（→）の間にある潜在的空隙である．

表 8.3 感染症のタイプと主たる起炎菌（文献 27 より，一部改変）

感染症のタイプ	おもな起炎菌
蜂窩織炎	黄色ブドウ球菌，レンサ球菌種
壊死性筋膜炎	レンサ球菌種，複数菌種
膿　瘍	黄色ブドウ球菌
屈筋腱腱鞘炎	黄色ブドウ球菌，嫌気性菌
骨髄炎	黄色ブドウ球菌
ヒトによる咬傷	黄色ブドウ球菌，レンサ球菌種，*Eikenella corrodens*，嫌気性菌
動物による咬傷	*Pasteurella multocida*，黄色ブドウ球菌，レンサ球菌種

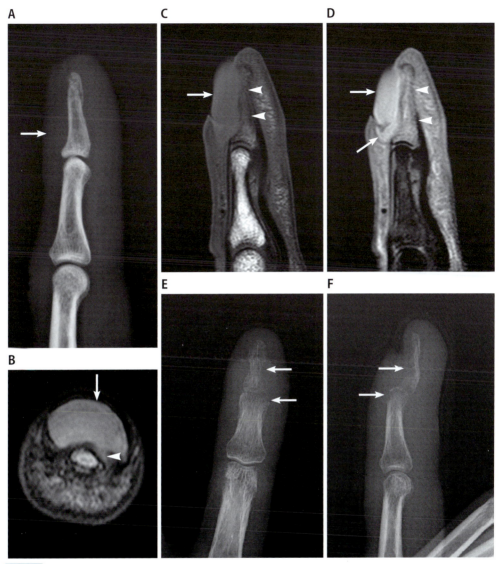

図 8.16 40歳台男性 爪周囲炎,骨髄炎
(2週感前から誘因なく右示指の痛み,元来ささくれがあり,出血を繰り返していた)
A:単純X線写真側面像,B:Aより4週間後のMRI,T2強調軸位断像,C:Aより4週間後のT1強調矢状断像,D:Aより4週間後のSTIR矢状断像,E:Aより6週間後の単純X線写真正面像,F:Aより6週間後の単純X線写真側面像 単純X線写真側面像(A)では,指末節部指背側に軟部組織腫脹を認める(A,→).骨・関節には異常を認めない.Aより4週間後のMRI,T2強調軸位断像(B)では,爪床に高信号を呈する液体貯留を認める(B,→).一部末節骨に接している(B,►).Aより4週間後のMRI,T1強調矢状断像(C)では,創傷部の膿瘍(C,→)に加え,末節骨の骨髄信号の低下がみられる(C,►).STIR矢状断像(D)では,膿瘍(D,→),末節骨全体の骨髄信号上昇がみられ(D,►),骨髄炎が疑われる.MRI撮像後に抜爪術が行われ,膿汁が排出された.Aより6週間後の単純X線写真正面像(E)および側面像(F)では,末節骨背側かつ橈骨側の骨破壊がみられ,DIP関節を越えて中節骨にも破壊が及んでいる(EF,→).

滑液鞘への進展をきたしうる(horseshoe abscess).

深部感染症として最も多いのは母指球部間腔への感染である.穿通性外傷のほか,隣接する屈筋腱鞘炎の波及,皮下脂肪組織の感染からの波及が原因となる[27].

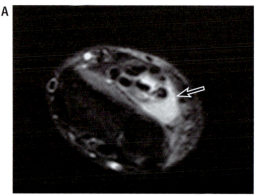
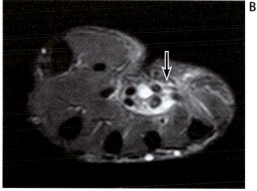
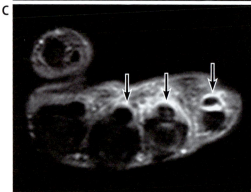

図8.17 20歳台女性 化膿性腱鞘炎〔10日前より右手関節痛があり急激に悪化，指の自動運動が不能となる．38℃台の発熱，白血球増多(12600/μL)あり〕
MRI, STIR 軸位断像(A：遠位橈尺関節レベル，B：中手骨近位レベル，C：中手骨遠位レベル)
遠位橈尺関節レベル(A), 中手骨近位レベル(B)の軸位断像では指屈筋腱腱鞘の尺側優位の高信号域がみられ(AB, →), 尺側滑液鞘の液体貯留(膿)と考える．中手骨遠位レベル(C)では小指屈筋腱腱鞘の液体貯留がみられ，環指，中指の屈筋腱腱鞘の信号上昇(C, →), 手掌屈側軟部組織に高信号域が広がっている．

画像所見

最も重要なことは感染の存在，場所，広がりについて正確に捉えることである．

単純X線写真では，異物や化膿性関節炎，骨髄炎，骨折の有無をみる．骨髄炎は早期には軟部組織の腫脹のみ認められ，発症後1〜2週間後に単層もしくは多層の骨膜反応，境界不明瞭な骨破壊を認めるようになる．化膿性関節炎では関節包の腫脹がみられ，進行すると関節裂隙狭小化，関節の両側に骨びらんを認めるようになる(図8.16)[29]．

超音波検査は，皮下組織や深部滑液鞘，腱鞘，関節液貯留，膿瘍の検出に優れる．急性骨髄炎では骨膜の肥厚と骨膜下膿瘍が検出されることがある．液体貯留の検出は起炎菌同定のためのサンプル採取のガイドとなる[27, 30]．

MRIでは，病変はT1強調像にて低信号，STIR像/脂肪抑制T2強調像にて高信号域として認められる．蜂窩織炎ではT1強調像にて線状，網目状，不整形低信号域がみられ，STIR像/脂肪抑制T2強調像にて高信号域として認められる．この所見は浮腫と同様であるが，蜂窩織炎では造影効果がみられる．膿瘍が形成されると，T1強調像にて低信号〜中等度信号，STIR像/脂肪抑制T2強調像にて高信号域として認められ，辺縁に造影効果を認める．化膿性腱鞘炎や化膿性関節炎では滑膜の造影効果，滑膜周囲の浮腫がみられ，内部の液体貯留(膿)がみられる(図8.17)．骨髄炎の検出に有用であり，T1強調像にて信号低下，STIR像/脂肪抑制T2強調像にて信号上昇，造影効果を認める[31](図8.16)．慢性骨髄炎で腐骨が形成されると，T1, T2強調像にて低信号を呈し，造影効果を認めない[29, 32]．

結核性感染　tuberculous infection

臨床的事項

結核は免疫不全患者や発展途上国で問題となっており，HIV 感染，末期腎不全，移植後，免疫抑制剤による治療などで特に注意が必要である．肺外結核症のうち筋骨格系結核症は25％を占める．骨関節結核は脊椎が約半数で最も多く，四肢では上肢より下肢(股関節や膝)に多い．診断は遅れることがしばしばで，その理由として症状が非特異的であること，肺結核の合併が30〜60％ほどしかないこと，滲出液の染色による結核菌証明が難しいこと，単純 X 線像が関節リウマチに類似すること，などが挙げられる[33]．手関節は上肢のなかでは最も頻度が高い．

　化膿性関節炎と同様に通常単関節炎で，血行性に骨幹端に感染をきたす．小児では骨幹端の感染巣が成長板を越えて骨端へ進展する(transphyseal spread)が，これは化膿性関節炎にはみられず結核感染に特徴的である．関節滑膜，腱鞘や滑液包などの滑膜に感染することもある[34]．手関節では屈筋腱腱鞘炎から手関節を横切って手背伸筋腱腱鞘炎をきたす．結核性関節炎には 3 つの病期(ステージ)がある．ステージ 1 は関節滑膜への感染で，痛み，腫脹，可動域制限を訴える．ステージ 2 では感染した滑膜が軟骨下骨を侵食，関節軟骨の破壊，骨びらん，囊胞性変化を生じる．適切な治療が行われない場合，関節周囲軟部組織に進展し，寒冷膿瘍や瘻孔形成を認めるようになる．瘻孔形成が生じると細菌感染も合併する．ステージ 3 では関節の変形，脱臼，部分的強直を認める．診断には滑膜の生検や関節液の吸引による結核菌の証明を行う[34, 35]．しばしば診断に生検が必要になるが，中心部は乾酪壊死で菌の証明が難しいので，骨病変の外縁からサンプルを取得することが重要である[34]．

画像所見

結核性関節炎の単純 X 線所見である Phemister's triad とは，関節周囲骨粗鬆症，関節辺縁の骨びらん，関節裂隙の緩徐な狭小化である．結核菌はタンパク質分解酵素をもたず関節軟骨が破壊を免れるため，化膿性関節炎と異なり関節裂隙が後期まで保たれやすい．また早期では骨破壊の辺縁は境界明瞭で小児を除き骨膜反応に乏しい．骨硬化や強直，関節構造の破壊は終末期にみられる[33, 34]．

　MRI は滑膜炎，肉芽腫，骨びらん，関節周囲膿瘍などの描出に優れ，病変を早期より検出可能である．滑膜切除術のための術前検査として施行される．関節液は T2 強調像にて高信号を呈するが，乾酪壊死部位，線維化，debris や関節内遊離体，石灰化，隔壁構造などが低信号〜中等度信号を呈しうる．骨髄浮腫や周囲軟部組織へ炎症の波及もみられる(図8.18)．瘻孔は T2 強調像で線状高信号域として認められ，辺縁に造影効果がみられる(tram-track enhancement)[33, 34]．結核性腱鞘滑膜炎は手・手関節に多く，屈筋腱腱鞘と橈尺骨滑液鞘が侵されやすい．

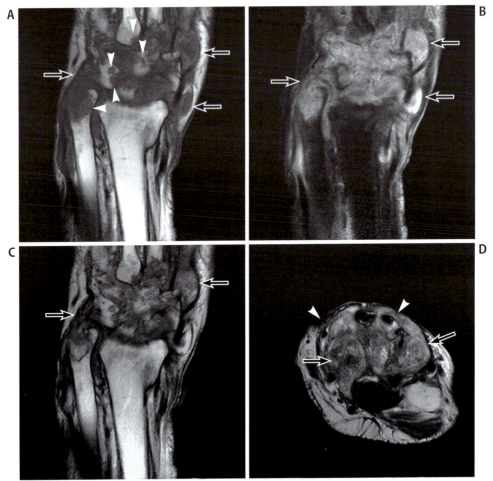

図 8.18 60歳台女性 結核性関節炎
(8か月前より手関節痛と腫脹が徐々に悪化．6か月前に蜂窩織炎，膿瘍形成の診断で穿刺培養をするも細菌は検出されず，皮膚に瘻孔が形成された．創部滲出液より結核菌検出)
A：MRI，T1強調冠状断像，B：STIR冠状断像，C：T2強調冠状断像，D：T2強調軸位断像　MRI，T1強調冠状断像(A)では，手関節に関節包腫脹がみられ(A,→)，尺骨遠位端，手根骨，中手骨基部に骨びらんと思われる比較的境界明瞭な低信号域が多発している(A,▶)．手根骨の輪郭は不明瞭で骨びらんによる破壊と考えられる．STIR冠状断像(B)では，手関節腔とともに手根骨や橈尺骨遠位端，中手骨基部も高信号を呈している(B,→)．T2強調冠状断像(C)，T2強調軸位断像(D)では腫脹した関節包内部が低信号～中等度信号を呈している(CD,→)．軸位断像(D)では病変は皮膚に達し，皮膚の欠損がみられる(D,▶)．

猫ひっかき病　cat scratch disease

臨床的事項

猫の掻傷，咬傷によりバルトネラ菌(*Bartonella henselae*)に感染し発症する．20歳以下に多い．受傷から3～10日目に受傷部位に初期病変となる丘疹ができる．皮疹は数日から数週で消失する．その1～2週後に疼痛を伴う領域リンパ節腫大が現れる．リンパ節腫大は一側性で，肘関節近傍，腋窩や頸部，鼠径部などに現れる．発熱，倦怠感，頭痛などを伴う．リンパ節腫大は数週から数か月持続し，自然に治癒することが多い．非定型的症状として，

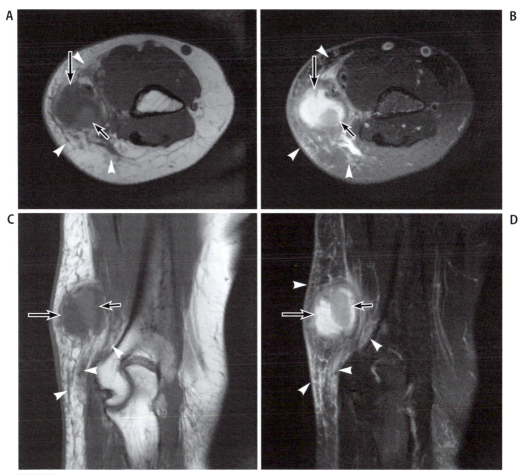

図 8.19 50 歳台女性　猫ひっかき病
（左肘皮下に腫瘤を触れ，数日後に腫脹と疼痛出現．飼い猫に噛まれた既往あり）
A：MRI，T1 強調軸位断像，B：脂肪抑制 T2 強調軸位断像，C：T1 強調冠状断像，D：脂肪抑制 T2 強調冠状断像　MRI，T1 強調軸位断像（A）と脂肪抑制 T2 強調軸位断像（B），T1 強調冠状断像（C）と脂肪抑制 T2 強調冠状断像（D）において，上腕遠位内側皮下脂肪組織内に，腫瘤を認める．内部は T1 強調像では低信号，脂肪抑制 T2 強調像では高信号を呈する部分（A〜D，大矢印）と T1 強調像では筋肉よりやや高い中等度信号，脂肪抑制 T2 強調像では淡い高信号を呈する部分が認められ（A〜D，小矢印），前者は壊死と考えられる．腫瘤周囲脂肪組織に隔壁構造の顕著化と脂肪抑制 T2 強調像における信号上昇があり，浮腫と考えられる（A〜D，▶）．（沼津市立病院放射線科　藤本 肇先生のご厚意による）

脳炎，髄膜炎，神経炎，骨髄炎，心内膜炎，肝炎，血小板減少症紫斑病，肺炎などがみられることがある．リンパ節生検からは菌の分離ができないことが多く，診断確定には血清学的診断や PCR 法によるバルトネラ菌の遺伝子の検出などがある．

画像所見

菌が入った部位の局所リンパ節腫大と周囲の広範な浮腫が認められる．MRI ではリンパ節腫大は T1 強調像にて低信号，T2 強調像にて淡い高信号域を呈する境界不明瞭な領域としてみられる．壊死をきたすと T2 強調像にて腫瘤内部に高信号域がみられ，壊死部以外の部分に造影効果を認める[36]（図 8.19）．

8.3 変形性関節症
osteoarthritis

臨床的事項

手は変形性関節症の好発部位で，母指の CM 関節，示指から小指の DIP 関節，PIP 関節に頻度が高い．母指 CM 関節は大菱形骨と第 1 中手骨からなる鞍状関節で掌屈・背屈，橈屈・尺屈，内転・外転，対立，回旋など，可動域が大きい．母指 CM 関節症ではひねる，握るなどで痛みが増悪し，可動域制限や不安定性をみる．DIP 関節，PIP 関節の変形性関節症は中高年の女性，閉経後女性で，複数の指，両側性に認められることが多い．時に関節の腫脹，疼痛を伴って関節リウマチなどの炎症性疾患と似た臨床所見を呈する(炎症性変形性関節症)．外見上関節は肥大し結節を形成する．DIP 関節の結節を "Heberden 結節"，PIP 関節の結節を "Buchard 結節" とよぶ[37](図 8.20)．時に小さなゼラチン様囊胞が DIP 背側にみられることがあり(mucous cyst)，爪の変形や痛みの原因となる[38](図 8.21)．関節リウマチとの鑑別目的で MRI が行われることがあるが，変形性関節症であれば単純 X 線写真のほうが病変の分布や骨棘などがわかりやすく，診断が容易である．

画像所見

顕著な骨棘形成，関節裂隙狭小化，軟骨下骨骨囊胞，軟骨下骨硬化を認める．DIP・PIP 関節の炎症性変形性関節症では指節骨軟骨下骨中心部に骨びらんを認めるために，関節面が波打った形状を呈し，"the seagull sign (gull wing deformity)" とよばれる(図 8.22)．時に強直を認めることがある．母指 CM の関節症では中手骨の橈側亜脱臼や軟骨下骨の囊胞形成，骨棘や分節化した骨片をみる[37](図 8.23)．

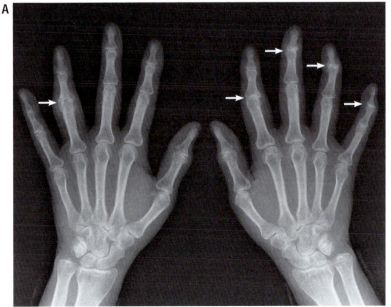

図 8.20 50 歳台女性 変形性関節症
(Heberden 結節と Buchard 結節) 2 年前より右環指 PIP 関節，1 年前より左示指 PIP 関節の腫脹と疼痛(関節リウマチ否定を目的とした精査)
A：単純 X 線写真正面像　単純 X 線写真(A)では，右環指 PIP，左示指 PIP，左中指/環指/小指の DIP 関節の腫大があり，関節裂隙狭小化，骨棘形成を認める(A，→)．(次頁につづく)

8.3 変形性関節症　207

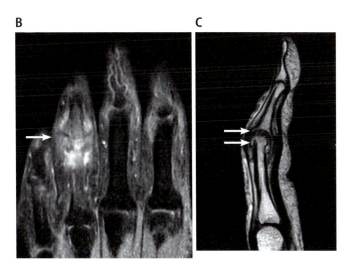

図 8.20 のつづき
B：MRI, STIR 冠状断像，C：T2 強調矢状断像
MRI, STIR 冠状断像（B）では，右環指 PIP 関節を中心として骨髄と周囲軟部組織に高信号域を認める（B, →）．T2 強調矢状断像（C）では，PIP の基節骨，中節骨に骨棘形成を認める（C, →）．

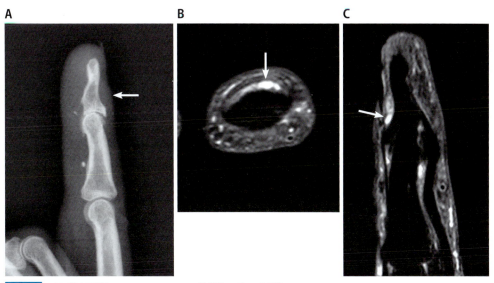

図 8.21　60 歳台男性　mucous cyst（環指の爪の変形）
A：単純 X 線写真側面像，B：MRI, STIR 軸位断像，C：STIR 矢状断像　環指の単純 X 線写真側面像（A）では，DIP 関節の関節裂隙狭小化と骨棘形成を認める．爪床には軽度の軟部組織腫脹をみる（A, →）．指腹側軟部組織内に小石灰化を認める．MRI, STIR 軸位断像（B）および矢状断像（C）では，爪母に囊胞と思われる高信号域を認める（BC, →）．

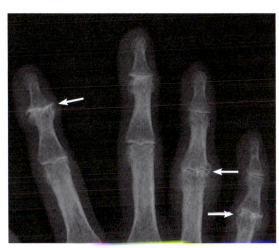

図 8.22　60 台女性　the seagull sign
単純 X 線写真正面像　示指 DIP 関節，環指および小指の PIP 関節の関節裂隙狭小化，骨棘形成を認める．それぞれ関節遠位の指節骨基部はカモメが羽を広げているような形をしている（gull wing deformity, →）．

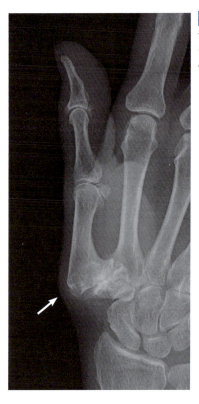

図 8.23 60歳台女性　母指 CM 関節変形性関節症
母指単純 X 線写真正面像　母指 CM 関節の関節裂隙狭小化，軟骨下骨の硬化，骨棘形成を認める．中手骨は大菱形骨に対し橈側へ亜脱臼している（→）．

8.4 手根不安定症
carpal instability

解剖と病態[39]

手関節の靱帯には前腕骨と手根骨を連結する外在靱帯と，手根骨どうしを連結する内在靱帯がある．内在靱帯には同じ手根列を連結する比較的短い掌側および背側の骨間靱帯と2つの手根列を連結する靱帯がある（図 8.24）．舟状月状骨靱帯（scapholunate ligament）は掌側・背側舟状月状骨靱帯と proximal fibrocartilaginous membrane より構成される．このうち，背側舟状月状骨靱帯は背側かつ遠位で舟状骨と月状骨を連結する厚い靱帯線維の集合体で，舟状月状骨関節の安定性に最も重要な構造である．proximal fibrocartilaginous membrane は舟状骨と月状骨の近位縁に沿って存在し，橈骨手根関節と手根中央関節を分けている．月状三角骨靱帯も掌側と背側の2つに分けられ，掌側靱帯が厚く強靱である．掌側・背側月状三角骨靱帯の最も遠位の線維は舟状月状骨靱帯とも連結し，掌側・背側舟状三角骨靱帯を形成する．

手根中央関節では掌側に多数の靱帯が存在する．尺側では三角骨と有鉤骨，有頭骨を連結する厚い靱帯（三角有鉤有頭骨靱帯，ulnar arm of the arcuate ligament）が存在する．外側では舟状骨結節と遠位手根列の間に前内側舟状有頭骨靱帯と背外側舟状大菱形小菱形骨靱帯

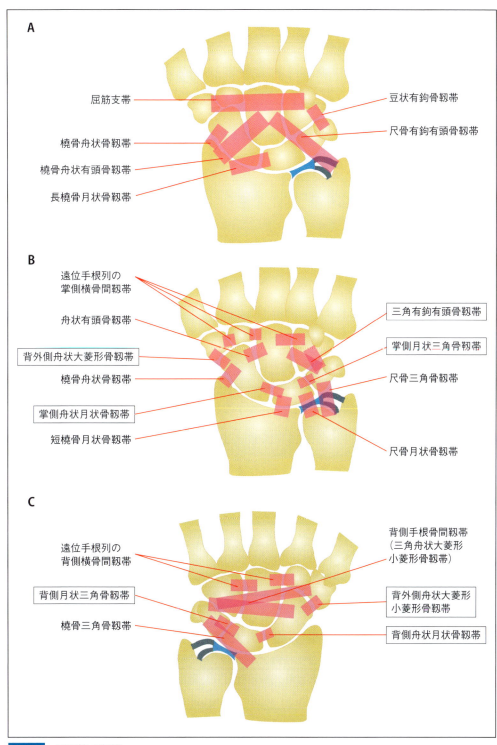

図 8.24 手関節の靱帯
A：手関節掌側浅層の靱帯，B：手関節掌側深層の靱帯，C：手関節背側の靱帯
舟状月状骨靱帯，月状三角骨靱帯，舟状大菱形骨靱帯，三角有頭骨靱帯に損傷があると手根不安定症が発生する．(Green's operative hand surgery, 6th ed. Philadelphia：Elsevier Churchill Livingstone, 2010. および，手外科用語集. 改訂第4版. NAP, 2012. をもとに作成)

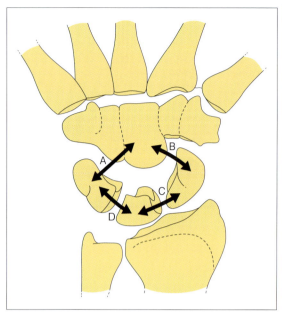

図 8.25 oval ring concept
手根骨のキネマティクスでは遠位手根列は固定した1つのユニットであり，尺側では三角骨，橈側では舟状骨と連結する(link A, B)．舟状骨と月状骨(link C)，三角骨と月状骨(link D)の連結により4つの構成体が1つのリングを形成する．この連結のいずれかの破綻により手根骨の運動，力の伝導に支障をきたし，手根不安定症をきたす．
(Green's operative hand surgery, 6th ed. Philadelphia : Elsevier Churchill Livingstone, 2010. をもとに作成)

が存在する．これらは舟状骨の正常アライメントを維持するために重要である．月状骨と有頭骨を連結する靱帯はない．

　遠位手根列にも多数の強靱な骨間靱帯が存在するが，特に横手根列を維持することにより手根管を保護することに重要な役割を果たす．

　近位手根列は腱付着部位をもたず，筋肉の収縮は最初遠位手根列に伝わり，近位手根列は手根中央関節関節包の緊張がある一定レベルに達すると受動的に動く．遠位手根列は強固に連結され，機能的には1つの機能体として動くが，近位手根列の連結は遠位手根列ほど強固ではなく，それぞれの動き方には差がある．Lichtmanらは手根骨の機能を oval ring concept で説明している[40]（図 8.25）．遠位手根列は橈側では舟状骨，尺側では三角骨と連結している．舟状骨と三角骨は月状骨と連結している．これらの4つの連結のいずれかが破綻すると，運動や前腕からの力の伝わり方に変化をもたらす．軸方向の圧迫力が加わると，前腕骨の長軸に対して斜めに存在する舟状骨は掌屈し回内する傾向にある．この掌屈の動きは舟状月状骨靱帯，月状三角骨靱帯を介して月状骨，三角骨にも伝わり，さらに舟状大菱形小菱形骨関節や舟状有頭骨靱帯（外側）および三角有鉤有頭骨靱帯（内側）を介して，月状骨，三角骨が掌屈する．もし舟状月状骨靱帯が断裂すると舟状骨は他の近位手根列との連結がなくなり，異常な掌屈・回内位となり，月状骨と三角骨は遠位手根列に圧迫され異常に背屈する．この状態が dorsal intercalated segment instability (DISI) である．DISI では舟状骨近位部は橈骨関節面に対し背側・橈側亜脱臼の状態となり，手関節における力学的ストレスが橈骨手根関節の背側・橈側部にかかるようになり，同部にしばしば変形性変化が発生する（図 8.26）．DISI は臨床的には舟状骨骨折偽関節でみることが多い（図 8.27）．もし月状三角骨靱帯が断裂すると舟状骨と月状骨は異常に掌屈し，三角骨は遠位手根列と固く連結しているため，そのままの位置に留まる．この状態が volar intercalated segment instability (VISI) である．

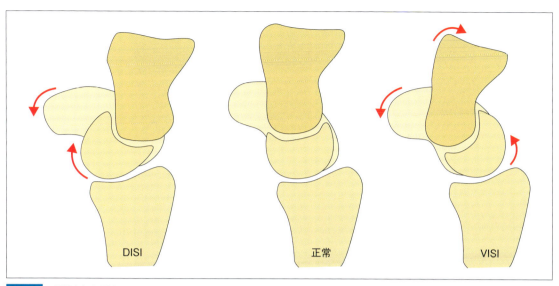

図 8.26　DISI と VISI
舟状月状骨靱帯の損傷が起こると舟状骨は掌屈，月状骨は背屈し，DISI（dorsal intercalated segment instability）となる．月状三角骨靱帯の損傷では舟状骨と月状骨が掌屈，有頭骨は背屈する VISI（volar intercalated segment instability）となる．

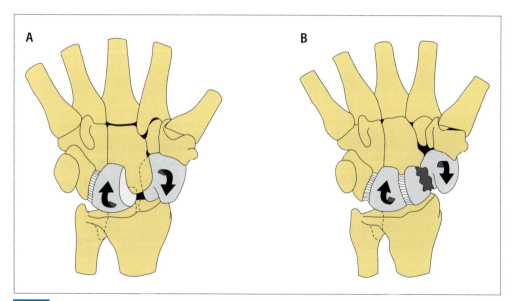

図 8.27　舟状月状骨解離と舟状骨骨折後の手根骨不安定症
A：舟状月状骨靱帯による連結が消失すると，舟状骨は掌屈かつやや回内，三角骨と月状骨は回外かつ背屈位（DISI）をとる．
B：舟状骨骨折が癒合せず偽関節となった場合，遠位骨片は掌屈し，遠位骨片は月状骨とともに動いて背屈する．（Green's operative hand surgery, 6th ed. Philadelphia : Elsevier Churchill Livingstone, 2010. をもとに作成）

　手根不安定症は外傷のほか，先天異常，Kienböck 病などの骨壊死，炎症性関節疾患でもみられることがある．Scapholunate advanced collapse（SLAC）wrist[41]は，手関節変形性関節症で DISI を認める（図 8.28）．

212　第8章　炎症性疾患，変性性疾患，その他の疾患

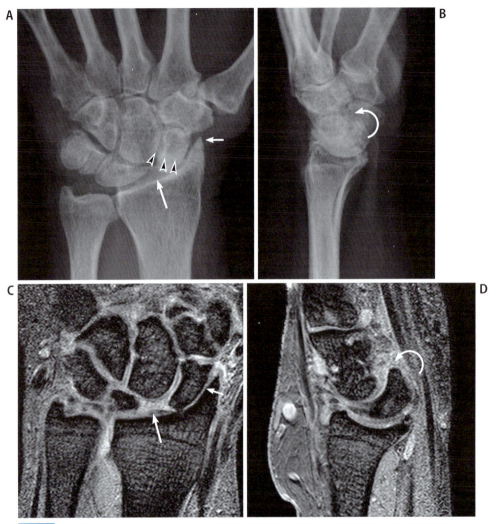

図 8.28　70歳台女性　SLAC wrist, 舟状月状骨解離, DISI（右手関節痛，外傷歴不明）
A：単純X線写真正面像，B：側面像，C：MRI，T2*強調冠状断像，D：T2*強調矢状断像　単純X線写真正面像(A)では，舟状月状骨間の離開をみる(A, 大矢印). 舟状骨は短縮し，ring sign を認める(A, ▶). 橈骨手根関節橈側の関節裂隙狭小化，骨棘を認める(A, 小矢印). 側面像(B)では，月状骨が背屈している(B, ↻). MRI，T2*強調冠状断像(C)では，舟状月状骨靱帯は同定できない(C, 大矢印). 橈骨手根関節の橈側で関節軟骨の菲薄化を認める(C, 小矢印). T2*強調矢状断像(D)では，月状骨が背屈している(D, ↻).

画像所見

舟状月状骨靱帯が断裂すると舟状月状骨解離を生じる．

　単純X線写真正面像では，舟状月状骨関節間の距離が反対側と比較し開大する(Terry Thomas sign). 舟状骨尺側の平坦な部分で舟状骨と月状骨の距離を計測し，5 mm 以上の開大は異常である．また舟状骨が掌屈するため，舟状骨は正面像で短く，舟状骨結節（遠位部）が円形にみえる(ring sign). 側面像にて月状骨は背屈する．

　MRIでは，舟状月状骨靱帯の損傷が確認できる(図 8.28). 舟状骨骨折の癒合不全では，骨折とともに DISI をみることがある[39](図 8.29).

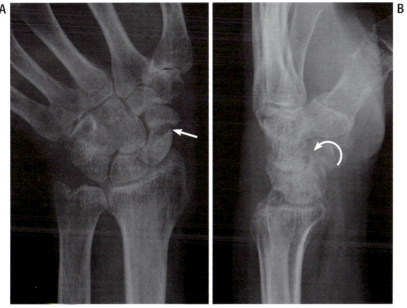

図 8.29 60歳台男性　舟状骨骨折癒合不全(9か月前に手関節外傷後,痛みが持続)
A：単純X線写真正面像，B：側面像　単純X線写真正面像(A)では,舟状骨腰部に骨折を認める(A, →).骨折線に沿った硬化があり,時間の経過した骨折と考えられる.側面像(B)では,月状骨が背屈し,DISIの状態である(B, ↻).

8.5 Kienböck 病
Kienböck's disease

臨床的事項

Kienböck病(キーンベック病)は月状骨に骨壊死をきたす病態である.原因は不明であるが解剖学的および生体力学的背景として,①正常月状骨内圧が隣接する有頭骨より高く手関節背屈によりさらに上昇し動静脈血流を障害すること,②月状骨の橈側は固い橈骨遠位端と有頭骨の間にあるが,尺側は比較的弾性のある線維軟骨(TFCC)で前腕から手根骨への力学的負荷が均等でないことより月状骨に過剰な不可がかかること[42],などが挙げられている.過大な力学的負荷が月状骨に微小骨折を生じ,骨壊死と圧潰をきたすという仮説がある[43].しばしば外傷の既往がある.月状骨背側部の痛みや握力低下をきたす.ulnar minus variantが関連するとする説もある.

　20〜40歳台の男性で手をよく使う仕事に多く,通常は片側性である.左右差はない.

214　第 8 章　炎症性疾患，変性性疾患，その他の疾患

表8.4　Kienböck 病の病期分類

	単純 X 線写真	MRI
ステージ I	異常なし	T1 強調像では月状骨全体もしくは橈側の近位部に低信号域
ステージ II	硬化性変化	T1 強調像では低信号．STIR 像もしくは脂肪抑制 T2 強調像では高信号
ステージ III A	月状骨圧潰，アライメント正常	月状骨は分節化，T1 強調像および STIR 像で低信号
ステージ III B	月状骨圧潰，舟状月状骨間離開，舟状骨掌屈	
ステージ IV	月状骨および周囲手根骨の変形性関節症	

画 像 所 見

単純 X 線写真により診断され，Lichtman 分類によりステージングが行われる[44]（表8.4）．早いステージでは単純 X 線写真よりも MRI の検出感度が高く，病変の局在評価にも優れる[42]．

　MRI は月状骨の骨髄信号と形態をチェックするため，冠状断 T1・T2 強調像および STIR 像を撮像する．冠状断 GRE T2*強調像やプロトン密度強調像は月状骨関節面の状態の評価に優れる．病期分類のステージ I では単純 X 線写真で月状骨の骨陰影や形状に異常はみられないが，MRI では T1 強調像にて月状骨の近位橈骨側[45]もしくはびまん性の信号低下を認める．ステージ II では単純 X 線写真にて月状骨に硬化を認めるが月状骨の形状は保たれており，MRI では T1 強調像にて低信号，STIR 像にて早期は高信号・後期は低信号を呈する（図 8.30）．ステージ III は月状骨の圧潰がみられ，さらに IIIA，IIIB の 2 つに分けられる．IIIA では手根骨アライメントは正常であるが，IIIB では舟状月状骨間離開，有頭骨の近位への変位，舟状骨の掌屈が生じる．ステージ IIIA とステージ IIIB の鑑別は時に困難であるが，scapholunate angle が 60°以上になっている場合はステージ IIIB となる．月状骨の分節化は近位手根列の動的連結の破綻，つまり舟状月状骨靱帯や月状三角骨靱帯付着部の機能消失を意味する．ステージ IV は月状骨および周囲手根骨の変形性関節症で，MRI のすべてのシーケンスで月状骨が低信号を呈し，分節化を認める．発症時はステージ III であることが多い．

　治療効果があると，MRI にて骨髄信号の回復をみることがある（図 8.31）．

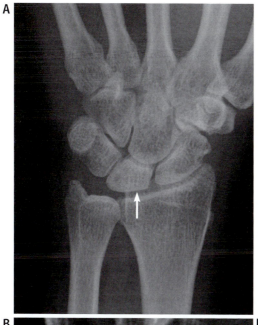
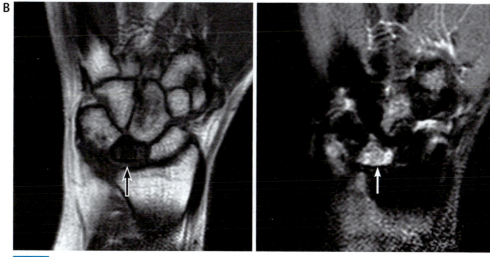

図 8.30 50歳台男性　Kienböck 病 ステージⅡ（手関節痛）
A：単純 X 線写真正面像，B：MRI，T1 強調冠状断像，C：STIR 冠状断像　単純 X 線写真（A）では，月状骨のびまん性硬化を認めるが，変形はない（A，→）．MRI，T1 強調冠状断像（B）では月状骨はほぼ全体が低信号（B，→），STIR 冠状断像（C）では高信号（C，→）を呈する．

216 第8章 炎症性疾患，変性性疾患，その他の疾患

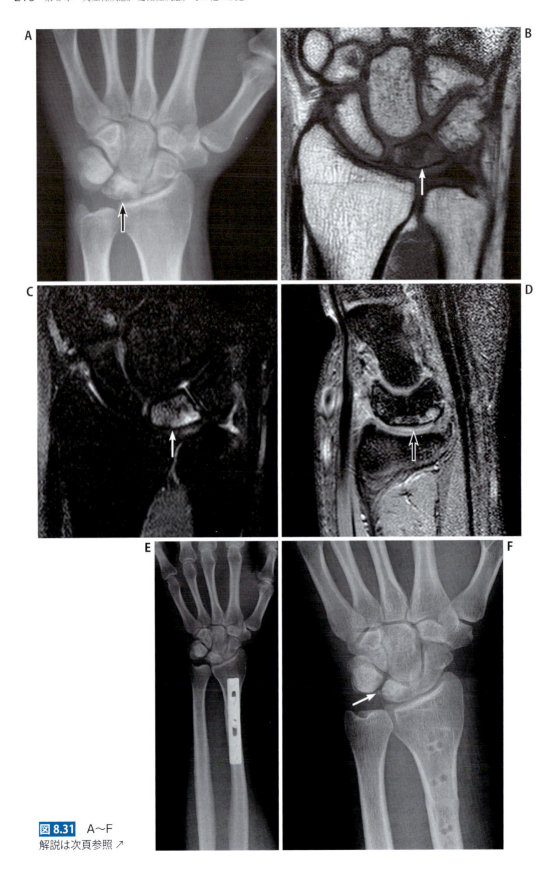

図 8.31 A〜F
解説は次頁参照 ↗

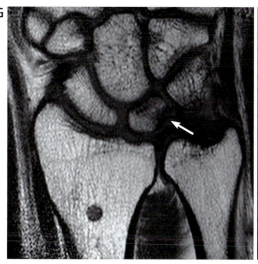
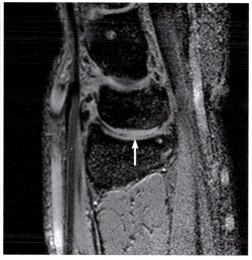

図 8.31 10歳台後半男性　Kienböck病 ステージⅢA（手関節痛）
A：単純X線写真正面像，B：MRI，T1強調冠状断像，C：STIR冠状断像，D：T2*強調矢状断像，E：橈骨短縮骨切り術後の単純X線写真正面像，F：プレート除去術後の単純X線写真正面像，G：Fから3週間後のMRI，T1強調冠状断像，H：Fから3週間後のT2*強調矢状断像

単純X線写真正面像（A）では，月状骨の不均一な硬化に加え高さの減少がみられる（A，→）．手根骨のアライメントには異常を認めない．MRI，T1強調冠状断像（B）では，月状骨ほぼ全体が不均一な低信号を示す（B，→）．STIR冠状断像（C）では，月状骨ほぼ全体が不均一な高信号を示す（C，→）．T2*強調矢状断像（D）では，月状骨骨皮質の軽度変形（関節面の陥凹），軟骨下骨の信号上昇がみられる（D，→）．橈骨短縮骨切り術が施行された（E）．プレート除去術後の単純X線前後像（F）では，月状骨の硬化性変化と尺側の骨皮質不整，小骨片を認める（F，→）．Fから3週間後のMRI，T1強調冠状断像（G）では，月状骨尺側で低信号を示す（G，→）が，橈側では骨髄脂肪の信号が回復している．T2*強調矢状断像（H）では，月状骨の形状に変化なく，軟骨下骨の信号異常は消失している（H，→）．

8.6 尺骨突き上げ症候群
ulnar impaction syndrome, ulnar abutment syndrome

臨床的事項

尺骨頭とTFCC，尺側手根骨の間の慢性的衝突により発生する変性疾患である．TFCC関節円板の変性断裂，月状骨，三角骨，尺骨遠位端の軟骨損傷，月状三角骨靱帯損傷などから尺側手根部や遠位橈尺関節の変形性関節症をきたす．positive ulnar variantが関係するといわれているが，neutralもしくはnegative variantにも発生する．

症状は慢性的な手関節尺側部痛で，腫脹や回内外制限をみることがある．positive ulnar variantを助長する動き（拳を握る，回内する，尺屈する）などで増悪する．橈骨遠位端骨折後の橈骨短縮により発症することがある．

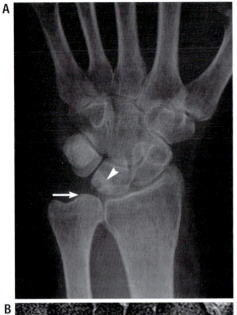
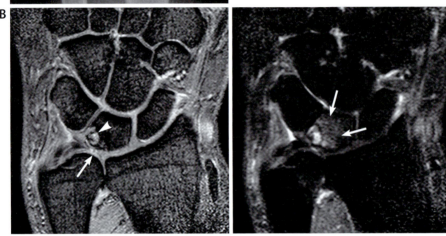

図 8.32 70歳台女性　尺骨突き上げ症候群(手関節痛)
A：単純X線写真正面像，B：MRI, T2*強調冠状断像，C：STIR冠状断像　単純X線写真(A)では，尺骨は橈骨よりやや長い(A, →)．月状骨尺側の橈骨手根関節面に硬化と囊胞形成を認める(A, ▶)．MRI, T2*強調冠状断像(B)ではTFCC関節円板の大きな穿孔(B, →)を認める．月状骨尺側には囊胞形成がみられ(B, ▶)，STIR冠状断像(C)ではその周囲に高信号域を認める(C, →)．

画像所見

　単純X線写真では，尺側手根骨の硬化性変化，囊胞形成が月状骨尺側や三角骨橈側の近位関節面にみられることがある．病期が進行すると遠位橈尺関節，橈骨手根関節の変形性関節症に伴う変化をみる．
　MRIでは，病変初期は月状骨，三角骨の関節軟骨損傷，浮腫を認め，より進行すると硬化性変化を認める．月状三角骨靱帯の損傷をみることがある．Kienböck病も月状骨の異常を認めるが，鑑別点としてKienböck病では尺骨突き上げ症候群より病変分布がびまん性もしくは月状骨の橈側にみられ，また三角骨や尺骨頭は異常を認めない(図8.32)[46]．

骨表面に発生する反応性骨病変
reactive lesions of the bone surface

臨床的事項

florid reactive periostits (FRP) と bizarre parosteal osteochondromatous proliferation (BPOP) は骨表面に発生し，骨髄炎や腫瘍と紛らわしい反応性病変である．FRP は 20〜40 歳，女性に多く基節骨，中節骨に多くみられる．局所の腫脹，疼痛が主訴で，時に数日から数週間で急激に増大する．病理組織学的には骨折時の仮骨とよく似た骨軟骨組織が不規則に分布し，類骨や軟骨形成，紡錘形線維芽細胞の増生などがみられる．病変の周囲が不規則な軟骨組織で覆われ骨軟骨腫に類似することもあるが，病変と骨髄腔との連続性は認めない[47]．自然退縮することがある．

画像所見

単純 X 線写真では軟部組織の腫脹と骨膜反応，骨性隆起を認める．骨表面に発生するが，骨皮質には変化がなく，隆起と骨髄腔の連続性もないところが骨髄炎や腫瘍との違いである．急激に傍骨性の骨形成が進行するのも特徴で，悪性腫瘍と類似する．

　MRI では軟部組織と骨の浮腫を認めるが，近傍の関節には異常を認めない（図 8.33）．通常 MRI は診断に不可欠ではないが，化膿性関節炎が疑われる場合は施行すべきである[48]．

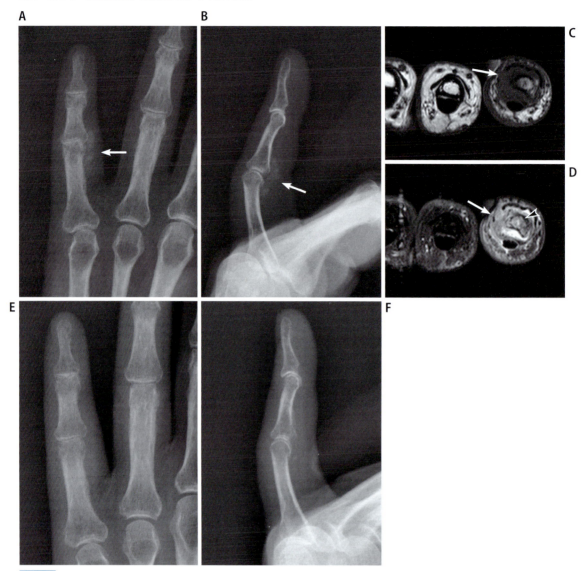

図 8.33 50歳台女性　florid reactive periostitis（1か月前より小指 PIP 関節の腫脹と疼痛，屈曲制限）
A：手指単純 X 線写真正面像，B：側面像，C：MRI（小指基節骨遠位レベル），T1 強調軸位断像，D：STIR 軸位断像，E：AB から 1 か月後の単純 X 線写真正面像，F：AB から 1 か月後の単純 X 線写真側面像　単純 X 線写真正面像（A）および側面像（B）で，小指 PIP 関節橈側・掌側に不定形石灰化を認める（AB, →）．PIP 関節の関節裂隙は保たれており，骨破壊も認められない．MRI，T1 強調軸位断像（C）では小指橈側・屈側に低信号域（C, →），STIR 像（D）では高信号域（D, →）を認める．小指基節骨の骨髄信号も上昇している（D, ▶）．NSAIDs で症状は軽減した．AB の 1 か月後の単純 X 線写真正面像（E）および側面像（F）では，小指 PIP 関節橈側・掌側の石灰化は著明に縮小している．

8.8 腱鞘炎
tenosynovitis

臨床的事項

de Quervain 病（ドケルバン病）は，手関節橈側の伸筋腱第1区画の狭窄性腱鞘炎である．第1区画では橈骨茎状突起のレベルで長母指外転筋腱と短母指伸筋腱が伸筋支帯により固定されている．30～50歳台の女性に多く，腫脹と痛みを訴える[49]（図8.34）．intersection syndrome は前腕遠位で伸筋腱第2区画の長・短橈側手根伸筋健と第1区画の長母指外転筋・短母指伸筋腱が交差する部分に生じる，腱交差部位の機械的刺激による腱鞘炎・腱周囲炎である[50]（図8.35）．スキー，乗馬，ラケットスポーツなどスポーツと関連する場合がある．伸筋腱第2区画の腱と第3区画の長母指伸筋腱が交差する部分に発生する腱鞘炎を distal intersection syndrome という[51]．

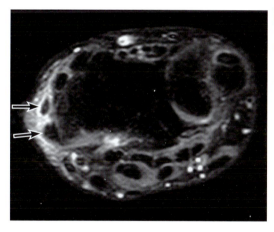

図8.34 50歳台女性 de Quervain 病（母指の伸展，外転時の疼痛）
MRI，STIR 軸位断像 第1コンパートメントの長母指外転筋，短母指伸筋腱周囲に高信号域を認める（→）．

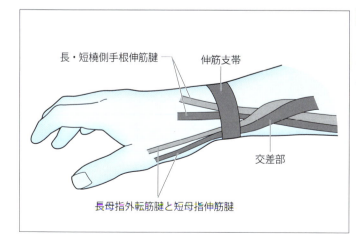

図8.35 intersection syndrome
（文献49をもとに作成）
長・短橈側手根伸筋健と長母指外転筋・短母指伸筋腱は前腕遠位伸側橈側で約60°の角度をもって交差している．

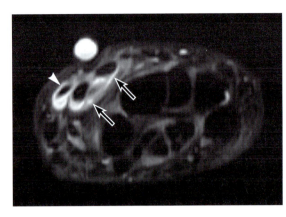

図 8.36 50歳台男性
distal intersection syndrome
（右手．手作業する）
MRI，脂肪抑制 T2 強調軸位断像　長母指伸筋（▶）と長・短橈側手根伸筋腱鞘（→）の交差部に腱鞘の腫脹，液体貯留が認められる（マーカーは腫脹部位）．〔稲岡 努，髙田陽子，高橋康二，大橋健二郎：手関節の靱帯．画像診断 2009；29(7)；720-729．より〕

画像所見

STIR 像が有用で，腱を取り巻く高信号域を認める．腱の腫大や信号上昇がある場合には腱症を考える．腱周囲の皮下組織に浮腫を認めることもある（図 8.34）[52, 53]．intersection syndrome では Lister 結節より 4〜8 cm 近位部を中心に第 2 および第 1 区画の腱周囲に浮腫を認めるが，遠位では橈骨手根関節レベルを越えて進展したり，より近位で筋肉の浮腫をみることもあるので，撮像範囲は前腕中央まで含めるとよい[53]．第 1 区画の解剖学的変異として長母指外転筋腱が複数みられることや区画内に隔壁が存在することがあるという報告があり，注意が必要である[54]．distal intersection syndrome では，Lister 結節の近位・遠位で第 2 および第 3 区画の腱鞘に液体貯留や腱の信号上昇をみる（図 8.36）．

■ 文 献

1) Farrant JM, O'Connor PJ, Grainger AJ：Advanced imaging in rheumatoid arthritis. Part 1：synovitis. Skeletal Radiol 2007；36：269-279.
2) Farrant JM, Grainger AJ, O'Connor PJ：Advanced imaging in rheumatoid arthritis：Part 2：erosions. Skeletal Radiol 2007；36：381-389.
3) Resnick D, Kransdorf MJ：Rheumatoid arthritis. In：Resnick D, Kransdorf MJ (eds)：Bone and joint imaging, 3rd ed. Philadelphia：Elsevier, 2005：226-254.
4) Halla JT, Fallahi S, Hardin JG：Small joint involvement：a systematic roentgenographic study in rheumatoid arthritis. Ann Rheum Dis 1986；45：327-330.
5) 石田 剛, 今村哲夫：慢性関節リウマチとその関連疾患．非腫瘍性骨関節疾患の病理．文光堂，2003：21-34.
6) Resnick D, Kransdorf MJ：Rheumatoid arthritis and related diseases. In：Resnick D, Kransdorf MJ, eds：Bone and joint imaging, 3rd ed. Philadelphia：Elsevier, 2005：209-225.
7) van der Heijde DM：Joint erosions and patients with early rheumatoid arthritis. Br J Rheumatol 1995；34 Suppl 2：74-78.
8) Sugimoto H, Takeda A, Hyodoh K：Early-stage rheumatoid arthritis：prospective study of the effectiveness of MR imaging for diagnosis. Radiology 2000；216：569-575.
9) Winalski CS, Aliabadi P, Wright RJ, et al：Enhancement of joint fluid with intravenously administered gadopentetate dimeglumine：technique, rationale, and implications. Radiology 1993；187：179-185.
10) Ostergaard M, Klarlund M：Importance of timing of post-contrast MRI in rheumatoid arthritis：what happens during the first 60 minutes after IV gadolinium-DTPA? Ann Rheum Dis 2001；60：1050-1054.
11) McQueen FM, Stewart N, Crabbe J, et al：Magnetic resonance imaging of the wrist in early rheu-

matoid arthritis reveals a high prevalence of erosions at four months after symptom onset. Ann Rheum Dis 1998 ; 57 : 350–356.

12) McQueen FM, Stewart N, Crabbe J, et al : Magnetic resonance imaging of the wrist in early rheumatoid arthritis reveals progression of erosions despite clinical improvement. Ann Rheum Dis 1999 ; 58 : 156–163.

13) Hetland ML, Ejbjerg B, Horslev-Petersen K, et al : MRI bone oedema is the strongest predictor of subsequent radiographic progression in early rheumatoid arthritis. Results from a 2-year randomised controlled trial(CIMESTRA). Ann Rheum Dis 2009 ; 68 : 384–390.

14) Ostergaard M, Peterfy C, Conaghan P, et al : OMERACT Rheumatoid Arthritis Magnetic Resonance Imaging Studies. Core set of MRI acquisitions, joint pathology definitions, and the OMERACT RA-MRI scoring system. J Rheumatol 2003 ; 30 : 1385–1386.

15) Resnick D, Kransdorf MJ : Psoriatic arthritis. In : Resnick D, Kransdorf MJ(eds) : Bone and joint imaging, 3rd ed. Philadelphia : Elsevier, 2005 : 288–297.

16) McGonagle D : Imaging the joint and enthesis : insights into pathogenesis of psoriatic arthritis. Ann Rheum Dis 2005 ; 64 Suppl 2 : ii58–60.

17) El-Khoury GY, Ehara S : Seronegative spondyloarthropathies. In : El-Khoury GY (ed) : Essentials of musculoskeletal imaging. Philadelphia : Churchill Livingstone, 2003 : 193–211.

18) Spira D, Kotter I, Henes J, et al : MRI findings in psoriatic arthritis of the hands. AJR Am J Roentgenol 2010 ; 195 : 1187–1193.

19) Tan AL, Fukuba E, Halliday NA, et al : High-resolution MRI assessment of dactylitis in psoriatic arthritis shows flexor tendon pulley and sheath-related enthesitis. Ann Rheum Dis 2015 ; 74 : 185–189.

20) Tan AL, Benjamin M, Toumi H, et al : The relationship between the extensor tendon enthesis and the nail in distal interphalangeal joint disease in psoriatic arthritis — a high-resolution MRI and histological study. Rheumatology(Oxford) 2007 ; 46 : 253–256.

21) Cimmino MA, Parodi M, Zampogna G, et al : Magnetic resonance imaging of the hand in psoriatic arthritis. J Rheumatol Suppl 2009 ; 83 : 39–41.

22) McCarty DJ, O'Duffy JD, Pearson L, et al : Remitting seronegative symmetrical synovitis with pitting edema. RS3PE syndrome. JAMA 1985 ; 254 : 2763–2767.

23) Russell EB, Hunter JB, Pearson L, et al : Remitting, seronegative, symmetrical synovitis with pitting edema—13 additional cases. J Rheumatol 1990 ; 17 : 633–639.

24) Cantini F, Salvarani C, Olivieri I : Paraneoplastic remitting seronegative symmetrical synovitis with pitting edema. Clin Exp Rheumatol 1999 ; 17 : 741–744.

25) Cantini F, Salvarani C, Olivieri I, et al : Remitting seronegative symmetrical synovitis with pitting oedema (RS3PE) syndrome : a prospective follow up and magnetic resonance imaging study. Ann Rheum Dis 1999 ; 58 : 230–236.

26) 石井清一, 三波三千男：化膿性疾患. 石井清一・編：図説 手の臨床. メジカルビュー社, 1998：242–247.

27) Patel DB, Emmanuel NB, Stevanovic MV, et al : Hand infections : anatomy, types and spread of infection, imaging findings, and treatment options. RadioGraphics 2014 ; 34 : 1968–1986.

28) Schnall SB, Vu-Rose T, Holtom PD, et al : Tissue pressures in pyogenic flexor tenosynovitis of the finger. Compartment syndrome and its management. J Bone Joint Surg Br 1996 ; 78 : 793–795.

29) Resnick D, Kransdorf MJ : Osteomyelitis, septic arthritis, and soft tissue infection : mechanisms and situations. In : Resnick D, Kransdorf MJ (eds) : Bone and joint imaging, 3rd ed. Philadelphia : Elsevier, 2005 : 713–742.

30) Bureau NJ, Chhem RK, Cardinal E : Musculoskeletal infections : US manifestations. Radiographics 1999 ; 19 : 1585–1592.

31) Karchevsky M, Schweitzer ME, Morrison WB, et al : MRI findings of septic arthritis and associated osteomyelitis in adults. AJR Am J Roentgenol 2004 ; 182 : 119–122.

32) Gold RH, Hawkins RA, Katz RD : Bacterial osteomyelitis : findings on plain radiography, CT, MR, and scintigraphy. AJR Am J Roentgenol 1991 ; 157 : 365–370.

33) Pattamapaspong N, Muttarak M, Sivasomboon C : Tuberculosis arthritis and tenosynovitis. Semin Musculoskelet Radiol 2011 ; 15 : 459–469.

34) De Vuyst D, Vanhoenacker F, Gielen J, et al : Imaging features of musculoskeletal tuberculosis,

Eur Radiol 2003；13：1809–1819.

35) Patel MR, Malaviya GN：Chronic infections. In：Wolfe SW, Pederson WC, Hotchkiss RN, Kozin SH (eds)：Green's operative hand surgery, 6th ed. Philadelphia：Elsevier Churchill Livingstone, 2010：85–140.

36) Dong PR, Seeger LL, Yao L, et al：Uncomplicated cat–scratch disease：findings at CT, MR imaging, and radiography. Radiology 1995；195：837–839.

37) Resnick D, Kransdorf MJ：Degenerative diseases of extraspinal locations. In：Resnick D, Kransdorf MJ (eds)：Bone and joint imaging, 3rd ed. Philadelphia：Elsevier, 2005：357–393.

38) Drape JL, Idy–Peretti I, Goettmann S, et al：MR imaging of digital mucoid cysts. Radiology 1996；200：531–536.

39) Garcia–Elias M：Carpal instability. In：Wolfe SW, Pederson WC, Hotchkiss RN, Kozin SH (eds)：Green's operative hand surgery, 6th ed. Philadelphia：Elsevier Churchill Livingstone, 2010：465–522.

40) Lichtman DM, Wroten ES：Understanding midcarpal instability. J Hand Surg Am 2006；31：491–498.

41) Watson HK, Ballet FL：The SLAC wrist：scapholunate advanced collapse pattern of degenerative arthritis. J Hand Surg Am 1984；9：358–365.

42) Sundberg SB, Linscheid RL：Kienböck's disease. Results of treatment with ulnar lengthening. Clin Orthop Relat Res 1984；(187)：43–51.

43) Schuind F, Eslami S, Ledoux P：Kienböck's disease. J Bone Joint Surg Br 2008；90：133–139.

44) Lichtman DM, Mack GR, MacDonald RI, et al：Kienböck's disease：the role of silicone replacement arthroplasty. J Bone Joint Surg Am 1977；59：899–908.

45) Schmitt R, Christopoulos G, Kalb K, et al：Differential diagnosis of the signal–compromised lunate in MRI. Rofo 2005；177：358–366.

46) Cerezal L, del Pinal F, Abascal F, et al：Imaging findings in ulnar–sided wrist impaction syndromes. Radiographics 2002；22：105–121.

47) 中島久弥，高木正之：手・足の骨にみられる反応性骨病変の鑑別診断 病理と臨床．1999；17：1071–1074.

48) Sundaram M, Wang L, Rotman M, et al：Florid reactive periostitis and bizarre parosteal osteochondromatous proliferation：pre-biopsy imaging evolution, treatment and outcome. Skeletal Radiol 2001；30：192–198.

49) 土肥美智子：手関節の疾患．：大畠 襄，福田国彦・編：スポーツ外傷・障害の MRI．メディカル・サイエンス・インターナショナル，1999：85–99.

50) Costa CR, Morrison WB, Carrino JA：MRI features of intersection syndrome of the forearm. AJR Am J Roentgenol 2003；181：1245–1249.

51) Parellada AJ, Gopez AG, Morrison WB et al：Distal intersection tenosynovitis of the wrist：a lesser–known extensor tendinopathy with characteristic MR imaging features. Skeletal Radiol 2007；36：203–208.

52) Glajchen N, Schweitzer M：MRI features in de Quervain's tenosynovitis of the wrist. Skeletal Radiol 1996；25：63–65.

53) Lee RP, Hatem SF, Recht MP：Extended MRI findings of intersection syndrome. Skeletal Radiol 2009；38：157–163.

54) Choi SJ, Ahn JH, Lee YJ, et al：de Quervain disease：US identification of anatomic variations in the first extensor compartment with an emphasis on sub compartmentalization. Radiology 2011；260：480–486.

和文索引

あ

アミロイド　176
アミロイドーシス　124, 176
アミロイドーマ　176

い・う

異型脂肪腫様腫瘍　166

烏口突起　3, 12
烏口腕筋　2, 12-14

え

腋窩神経　13
腋窩動脈　12, 13
液面形成　180, 181
壊疽性筋膜炎　199
遠位指節間関節　188
遠位手根列　137
遠位橈尺関節　137
遠位橈尺関節不安定症　148
円回内筋　6, 17, 18, 22-26, 29, 30, 33, 34
　　上腕頭　33
炎症性変形性関節症　206

お

横斜走線維　80
横靱帯　124

か

回外筋　6, 17-19, 22, 23, 29-31, 35-37
回外筋稜　83
外在靱帯　137
介在部分　137
外側顆上稜　16, 27, 31, 37
外側尺側側副靱帯　83, 134
外側上顆　25, 26, 31, 37
外側上顆炎　86
外側側副靱帯　24, 25, 30, 31, 83
　MR 画像　84
　解剖　83

回内筋付着部炎　86
外反力　87
海綿状血管腫　180
寡関節炎　194
鉤爪変形　115, 127
拡散強調画像　164
過誤腫　178
過伸展損傷　134
下垂指　120
加速期　86
滑車　194
滑車上肘靱帯　115
滑車切痕　34, 35
褐色脂肪腫　167
化膿性関節炎　199
関節円板　148
関節窩
　肩関節　12
　肘関節　31, 36, 37
関節環状面　84
関節腔　37
関節周囲骨粗鬆症　189
関節内遊離体　70, 71
関節リウマチ　188
関節リウマチ分類基準　188
乾癬性関節炎　194

き

偽関節　138
偽性神経腫　126
基節骨　57, 59-65, 67
棘下筋　4, 12, 13
棘上筋　4, 12
棘上筋腱　12
近位指節間関節　188
近位手根列　137
近位橈尺関節　30, 31, 84, 134
筋肉内血管腫　180
筋皮神経　14
キーンベック病　213

く

屈筋支帯　42, 43, 50-52, 55, 56, 124

け

結核性感染　203
血管脂肪腫　167
血管腫　179
血管性腫瘍　179
血管平滑筋腫　170
　海綿型——　170
　静脈型——　170
　毛細管型(充実型)——　170
月状骨　40, 45, 46, 49-51, 59, 60, 62
月状骨周囲脱臼　144
月状骨脱臼　144
月状三角骨靱帯　45, 46, 210
結節間溝　12
結節性筋膜炎　172
　筋間型——　172
　筋内型——　172
　線維性——　172
　粘液性——　172
　皮下脂肪型——　172
　富細胞性——　172
肩甲下筋　2, 12, 13
肩甲下筋腱　12
肩甲棘　12
肩甲頸　12
肩甲骨　12
肩甲上神経　12
腱鞘炎　221
腱鞘巨細胞腫　169, 174
腱鞘線維腫　169

こ

後外側回旋不安定症　135
後期コッキング期　86
膠原線維　169
後骨間神経　111, 120
後骨間神経麻痺　120
後斜走線維　80
鉤状突起　17, 34, 35, 134
鉤状結節部　81
鉤突窩　35, 134
高尿酸血症　176
広背筋　2, 13, 14
高分化型脂肪肉腫　166

後方衝突症候群　86, 98
骨壊死　139
骨化性筋炎　169
骨間筋　59
骨挫傷　135
骨脂肪腫　167
骨髄脂肪腫　167
骨髄炎　199
骨びらん　180, 189
骨膜反応　180, 203, 219
ゴルフ肘　104
　　画像所見　105

さ

最大外旋　86
細胞密度　164
撮像視野　72
猿手変形　124
三角筋　4, 12-14
三角筋粗面　14
三角骨　41, 42, 44-46, 48, 49, 55, 59-61
三角骨骨折　142
三角線維軟骨　45, 148
三角線維軟骨複合体　49, 148
　　——損傷　148

し

指炎　194
色素性絨毛性結節性筋膜炎　174
指屈筋腱　57, 58, 60-63
示指伸筋　8, 20, 21
示指伸筋腱　21, 57, 58
示指深指屈筋　117
指節間関節　188
疾患修飾性抗リウマチ薬
　（DMARDs）　187
指背腱膜腱帽　65
脂肪腫　166
脂肪平滑筋腫　167
斜位 45° 像　89
尺屈位　139
尺骨　20, 22, 23, 39, 44-46, 48, 49, 55, 59, 61
　　近位後面　9
　　近位前面　7
尺骨回外筋稜　84

尺骨茎状突起　40, 45, 61, 142, 148
尺骨月状骨靱帯　148
尺骨三角骨靱帯　46, 148
尺骨小窩　45, 148
尺骨静脈　17-22, 29, 41-43, 47, 55
尺骨神経　14-28, 39-43, 55, 115
尺骨神経溝　33
尺骨切痕　148
尺骨粗面　22, 35
尺骨体　35
尺骨突き上げ症候群　217
尺骨動脈　17-22, 29, 41-43, 47, 55
尺骨動脈瘤　128
尺側滑液鞘　199
尺側手根屈筋　6, 17-24, 32-34, 39, 40, 48, 49, 55, 115
　　尺骨頭　33
尺側手根屈筋腱　21, 39-42, 48, 55, 61
尺側手根伸筋　8, 17-23, 32, 37, 48
尺側手根伸筋腱　21, 39-45, 48, 55
尺側側副靱帯　59, 67
尺側皮静脈　15, 16, 19, 20
斜索　30
終止伸筋腱　66
舟状月状骨靱帯　45, 46, 208
舟状骨　41, 42, 45-47, 51-53, 55, 59, 60, 62, 63
舟状骨骨折　138
手関節の靱帯　209
手根管　124
　　——撮影　142
手根間関節　137
手根管症候群　111, 124
手根中手関節　188
手根不安定症　208
手掌腱膜　62
手掌中央間腔　199
小円筋　4, 13
小胸筋　2, 12, 13
小結節　12
小指外転筋　6, 42, 43, 48, 49, 56, 57, 60, 61
小指外転筋腱　57

小指伸筋　8, 18-20
小指伸筋腱　21, 39-44, 48, 49, 55-58, 61
小指対立筋　6, 48, 49, 56, 57, 60, 61
掌側骨間筋　8, 56, 57, 60-63
掌側橈尺靱帯　46
掌側板　67
静脈奇形　180
静脈石　180
小菱形骨　42, 44-46, 52, 53, 59, 60, 63
上腕筋　2, 14-16, 24-31, 33-37, 120
上腕筋腱　17, 23, 24, 30
上腕骨　3, 5, 37
上腕骨顆　30, 31, 34-37
上腕骨外側上顆炎　101
上腕骨滑車　24, 25, 30, 34, 35
上腕骨小頭　24, 25, 30, 31, 37, 87
上腕骨体　14, 16, 31, 35, 36
上腕骨頭　12
上腕骨内側上顆炎　103
上腕三頭筋　4, 25-28, 32-35
　　外側頭　13-16, 27, 28, 32, 35-37
　　長頭　13-16, 27, 28, 31, 32, 34
　　内側頭 深頭　13-16, 27, 28, 31, 32, 34-36
上腕三頭筋腱　26-28, 32, 34, 35
上腕三頭筋腱炎　86
上腕静脈　13-17, 22-28, 34
上腕動脈　13-17, 22-28, 34
上腕二頭筋　2, 13-16, 27, 28, 34 36
　　短頭　13
　　長頭　12
上腕二頭筋腱　17, 22-27, 29, 30, 35
神経血管束　58
神経原性腫瘍　164
神経絞扼　111
　　診断方法　112
神経周膜　178
神経鞘腫　164
神経上膜　178
神経線維腫　164
　　限局型——　164
　　蔓状型——　164

和文索引　227

びまん型―　164
神経線維腫症1型　164
神経線維束　111, 113
神経内膜　178
深指屈筋　6, 17-24, 31, 32, 34, 35, 48-50, 117, 154
深指屈筋腱　21, 39, 40-43, 46, 47, 49-52, 55-57, 61, 62, 65-67
浸潤性脂肪腫　166

す

スポーツ障害　79
スワンネック変形　189

せ

正中神経　13-28, 39-43, 52, 55, 56
生物学的製剤　187
線維芽細胞　172
線維骨性輪　84
線維肉腫　172
遷延治癒　138
前鋸筋　2
前骨間神経　18-20, 111, 117
前骨間神経麻痺　117
前骨間動脈　18, 19
浅指屈筋　6, 17-25, 30, 31, 47, 50-52, 62, 154
　上腕尺骨頭　33, 34
浅指屈筋腱　21, 39-43, 47, 50-52, 55-57, 62, 65, 67
浅指屈筋テスト　155
前斜走線維　80
剪断骨折　142
仙腸関節炎　194

そ

造影剤　164
早期コッキング期　86
総屈筋腱　24, 25, 33
爪甲　66
総指屈筋腱　103
総指伸筋　8, 17-25, 31, 38, 50
総指伸筋腱　39-44, 49-52, 55-57, 59, 62, 63, 67, 101
爪床　66

叢状神経線維腫　166
増殖性滑膜炎　188
総伸筋腱　24, 25, 30, 31, 37, 84, 85
僧帽筋　2
側索　58, 65, 66
側副靱帯　65, 66

た

大円筋　2, 13
大胸筋　2, 12, 13
大結節　12
ダイナミックMRI　70, 139, 192
大菱形骨　42, 43, 45-47, 53, 54, 60, 63
多形性脂肪腫　167
多チャンネルコイル　72
脱神経　111
短小指屈筋　6, 49, 56, 57, 61
短橈側手根伸筋　8, 17-20, 22-24, 29, 30, 38, 101
短橈側手根伸筋腱　20, 21, 39-43, 52, 53, 55
短母指外転筋　43, 52-54, 56, 63, 64
短母指屈筋　6, 53, 54, 56, 60, 63, 64
短母指伸筋　8, 20
短母指伸筋腱　20, 21, 39-42, 45, 46, 54, 55

ち

中央索　58, 65
肘関節筋　36
肘関節脱臼　134
肘筋　4, 17, 18, 22-26, 32, 35-37
中手骨
　第1―　43, 46, 47, 54, 56, 57, 59, 60, 64
　第2―　43-45, 52-54, 56, 59, 60, 63
　第3―　43-45, 51, 52, 56, 59, 62
　第4―　43-46, 49, 50, 56, 59, 62
　第5―　43-45, 48, 49, 56, 59-61

中手指節関節　188
中節骨　60-63, 65-67
肘頭　17, 23-26, 32, 34, 35
肘頭窩　16, 26, 34, 35
肘頭窩インピンジメント　98
肘頭疲労骨折　86
肘部管　115
肘部管症候群　86, 111, 115
虫様筋　8, 57
長掌筋　6
長掌筋腱　39-43, 52, 55, 56
長橈側手根伸筋　2, 16-20, 22-31, 37, 38, 101
長橈側手根伸筋腱　20, 21, 39-44, 53-55
長母指外転筋　8, 18-20, 54
長母指外転筋腱　20, 21, 39-42, 45-47, 55
長母指屈筋　6, 18-20, 47, 117
長母指屈筋腱　21, 39-43, 47, 55-57, 60, 63, 64
長母指伸筋　8, 19-21
長母指伸筋腱　21, 39-44, 55-57, 64

つ

痛風結節　176
使い過ぎ(overuse)　104, 108
爪周囲炎　199

て

テニス肘　101
　外側型テニス肘　101
　　画像所見　101
　上級者テニス肘　103
　初心者テニス肘　101
　内側型テニス肘　103
　　画像所見　103
転移性骨腫瘍　163, 180

と

橈骨　22, 23, 39-41, 44-46, 50-55, 59, 62, 63
　近位後面　9
　近位前面　7
橈骨遠位端骨折　127, 134

橈骨頸　23, 30, 36
橈骨舟状有頭骨靱帯　137
橈骨手根関節　137
橈骨静脈　17-22, 40
橈骨神経　14-16, 26-30
　深枝　17, 18, 22-25, 29, 30
　浅枝　17, 18, 22-25
橈骨神経管　120
橈骨切痕　22, 24, 31, 84
橈骨側副靱帯　83
橈骨粗面　30
橈骨体　30, 36
橈骨頭　17, 23, 30, 31, 36, 87
橈骨動脈　17-22, 40, 46, 47
橈骨輪状靱帯　23, 24, 30, 31, 36,
　37
橈尺靱帯　45, 148
豆状骨　41, 42, 46-49, 55, 60, 61
豆状三角関節　137
動静脈奇形　180
豆状有頭骨靱帯　48
透析アミロイドーシス　176
橈側滑液鞘　199
橈側手根屈筋　6, 17-20, 22, 29,
　33
橈側手根屈筋腱　20, 21, 31,
　39-42, 53, 55, 63
橈側正中皮静脈　22-26
橈側側副靱帯　59, 67
橈側皮静脈　12-15, 20
ドケルバン病　221
トミージョン手術　97

な

内在靱帯　137
内側顆上稜　16, 27, 33, 34
内側上顆　25, 26, 31, 33, 34
内側上顆炎　86
内側上顆骨端離開　86
内側側副靱帯　24, 30, 31, 33
　MR 画像　82
　解剖　80
　――損傷　85, 86
軟骨撮像法　71
軟骨脂肪腫　167

に

二次性変形性関節症　188
乳児血管腫　179
尿酸ナトリウム結晶　176

ね

猫ひっかき病　204
粘液脂肪腫　167
粘液腫状変性　168

は

背側骨間筋　8, 56, 57, 59, 61-64
バルトネラ菌　204
パンヌス　188

ひ

引き抜き損傷　157
ヒッチハイカー変形　190
表面コイル　70, 73

ふ

フォロースルー期　86
フレックスコイル　72

へ

ヘモジデリン　174
　――沈着　70
変形性関節症　206
変性性疾患　187

ほ

蜂窩織炎　199
方形回内筋　6, 21, 39, 46, 49-52,
　117
方形靱帯　30, 31
紡錘細胞性脂肪腫　167
母指球筋　168
母指球部間腔　199
母指屈筋腱　53
ポジショニング　69
　TFCC　76
　上肢　72

　肘関節　73
　手・手関節　75
母指対立機能障害　124
母指対立筋　6, 43, 47, 52-54, 56,
　60, 63, 64
母指内転筋　6, 56, 57, 60, 63, 64
ボタン穴変形　190

ま

マイクロスコピーコイル　74, 99,
　121, 175
マーカー　70
末節骨　60, 62-64, 66, 67

み・め・も

脈管奇形　179

メニスカス類似体　148

毛細血管奇形　180

や

野球の投球動作　86
野球肘　85
　外側型――　85, 88
　　画像所見　89
　後方型――　85, 98
　内側型――　85, 94
　　画像所見　95

ゆ

有鉤骨　42-46, 49, 50, 59, 60, 62
有鉤骨鉤　46, 47, 49, 50, 142
有鉤骨鉤骨折　127
有鉤骨骨折　142
有頭骨　41, 42, 44-46, 50-52, 55,
　59, 60, 62
遊離体除去術　94

り

リウマチ因子　196
リウマチ因子陰性脊椎関節症
　194
リストコイル　74

離断性骨軟骨炎　85, 86, 88
　　透亮期　88
　　分離期　88
　　分離期後期　89
　　分離期前期　89
　　遊離期　88
リトルリーグ肘　86, 100
菱形筋　4
輪状靱帯　83, 84
リンパ管奇形　180

れ・ろ

裂離骨折　86

ロッキング　89

わ

ワインドアップ期　86
鷲手変形　115, 127

腕尺関節　30, 31, 34, 35, 134
腕神経叢　12
　　──損傷　157
腕橈関節　30, 31, 36, 37, 102, 134
腕橈骨筋　2, 15-19, 21-30, 35-38,
　120
腕橈骨筋腱　21

欧文索引

数字・ギリシャ文字

3D isotropic 撮像　70
β_2-ミクログロブリン　176

A

abductor digiti minimi muscle
　6, 42, 43, 48, 49, 56, 57, 60, 61
abductor digiti minimi tendon
　57
abductor pollicis brevis muscle
　43, 52, 53, 54, 56, 63, 64
abductor pollicis longus muscle
　8, 18-20, 54
abductor pollicis longus tendon
　20, 21, 39-42, 45-47, 55
ACR/EULAR 関節リウマチ新分
　類基準　189
acrometastasis　163, 180
adductor pollicis muscle　6, 56,
　57, 60, 63, 64
amyloidosis　176
anatomical snuff box　138
anconeus muscle　4, 17, 18,
　22-26, 32, 35-37
angiolipoma　167
anterior bundle　80
anterior interosseous artery　18,
　19
anterior interosseous nerve
　18-20
anterior interosseous nerve palsy
　117
Antoni A　165
Antoni B　165
anular ligament of radius　23, 24,
　30, 31, 36, 37
aponeurosis palmaris　62
articular cavity　37
articular fossa　31, 36, 37
articularis cubiti　36
axillary artery　12, 13
axillary nerve　13
axillary vein　12

B

Bartonella henselae　204
baseball elbow　85
basilic vein　15, 16, 19, 20
biceps brachii muscle　2, 13-16,
　27, 28, 34-36
　long head of ——　12
　short head of ——　13
biceps brachii tendon　17, 22-27,
　29, 30, 35
bicipital groove　12
bizarre parosteal
　osteochondromatous
　proliferation(BPOP)　219
brachial artery　13-17, 22-28, 34
brachial vein　34
brachial plexus　12
brachial plexus injury　157
brachial vein　13-17, 22-28, 34
brachialis muscle　2, 14-16,
　24-31, 33-37
brachialis tendon　17, 23, 24, 30
brachioradialis muscle　2, 15-19,
　22-30, 35-38
brachioradialis tendon　21
Buchard 結節　206

C

capitate　41, 42, 44-46, 50-52, 55,
　59, 60, 62
capitellum　24, 25, 30, 31, 37
carpal arcs　144
carpal instability　208
carpal tunnel　124
carpal tunnel syndrome　124
cat scratch disease　204
central slip　58, 65
cephalic vein　12-15, 20
chondroid lipoma　167
CM 関節(carpometacarpal joint)
　188
coaxial cable-like　178
collateral ligament　65, 66
commom extensor tendon　24,
　25, 30, 31, 37

common flexor tendon　24, 25,
　33
condyle of humerus　31, 34-37
coracobrachialis muscle　2,
　12-14
coracoid process　12
coronoid fossa　35
coronoid process　17, 34, 35
CT angiography　128
cubital tunnel　115
cubital tunnel syndrome　115

D

dactylitis　194
de Quervain 病　221
deltoid muscle　4, 12-14
deltoid tuberosity　14
denervation　111
DIP 関節(distal interphalangeal
　joint)　188
disease modifying antirheumatic
　drugs(DMARDs)　187
dislocations of the elbow　134
distal phalanx　66
distal radioulnar joint instability
　148
dorsal intercalated segment
　instability(DISI)　210
dorsal interosseous muscle　8,
　56, 57, 59, 61-64
drop finger　120
dynamic contrast study　164

E

erythrocyte-type glucose
　transporter 1(GLUT1)　180
extensor carpi radialis brevis
　muscle　8, 17-20, 22-24, 29, 30,
　38
extensor carpi radialis brevis
　tendon　20, 21, 39-43, 52, 53,
　55
extensor carpi radialis longus
　muscle　2, 16-20, 22-31, 37, 38
extensor carpi radialis longus

tendon　20, 21, 39-44, 53-55
extensor carpi ulnaris muscle　8,
　17-23, 32, 37, 48
extensor carpi ulnaris tendon
　21, 39-45, 48, 55, 61
extensor digiti minimi muscle　8,
　18-20
extensor digiti minimi tendon
　21, 39-44, 48, 49, 55-58, 61
extensor digitorum muscle　8,
　17-25, 31, 38, 50
extensor digitorum tendon　21,
　39-44, 49-52, 55-57, 59, 62, 63,
　67
extensor hood　65
extensor indicis proprius muscle
　8, 20, 21
extensor indicis proprius tendon
　21, 57, 58
extensor pollicis brevis muscle
　8, 20
extensor pollicis brevis tendon
　20, 21, 39-42, 45, 46, 54, 55
extensor pollicis longus muscle
　8, 19-20
extensor pollicis longus tendon
　21, 39-44, 55-57, 64

F

fascicles　111
fibrofatty tissue　178
fibrolipomatous hamartoma　178
fibroma of tendon sheath　169
fifth distal phalanx　60
fifth metacarpal　43-45, 48, 49,
　56, 59-61
fifth middle phalanx　60, 61
fifth proximal phalanx　60, 61
first distal phalanx　60, 64
first metacarpal　43, 46, 47, 54,
　56, 57, 59, 60, 64
first proximal phalanx　57, 59,
　64
flexor carpi radialis brevis
　39-41, 47, 53, 55
flexor carpi radialis muscle　6,
　17-20, 31, 33
flexor carpi radialis tendon　20,

21, 39-42, 53, 55, 63
flexor carpi ulnaris muscle　6,
　17-24, 32-34, 39, 40, 48, 49, 55
　ulnar head of ――　33
flexor carpi ulnaris tendon　21,
　39-42, 48, 55, 61
flexor digiti minimi brevis
　muscle　6, 49, 56, 57, 61
flexor digitorum profundus
　muscle　6, 17-24, 31, 32, 34, 35,
　48-50
flexor digitorum profundus
　tendon　21, 39-43, 46, 47,
　49-52, 55-57, 61, 62, 65-67
flexor digitorum superficialis
　muscle　6, 17-25, 30, 31, 47,
　50-52, 62
　humeroulnar head of ――　33,
　34
flexor digitorum superficialis
　tendon　21, 39-43, 47, 50-52,
　55-57, 62, 65, 67
flexor digitorum tendon　57, 58,
　60-63
flexor pollicis brevis muscle　6,
　53, 54, 56, 60, 63, 64
flexor pollicis longus muscle　6,
　18-20, 47
flexor pollicis longus tendon　21,
　39-43, 47, 53, 55-57, 60, 63, 64
flexor retinaculum　42, 43, 50-52,
　55, 56
florid reactive periostits (FRP)
　219
fourth distal interphalangeal
　joint　67
fourth distal phalanx　62, 67
fourth metacarpal　43-46, 49, 50,
　56, 59, 62
fourth middle phalanx　62, 67
fourth proximal interphalangeal
　joint　67
fourth proximal phalanx　62, 67
FOV (field of view)　72
fovea　45
Frohse の arcade　121

G

gamekeeper's thumb　156
giant cell tumor of tendon sheath
　174
glenoid fossa　12
Glomus 腫瘍　175
golfer's elbow　104
gouty tophus　176
greater arc injury　144
greater tubercle　12
gull wing deformity　206
Guyon 管　127
　――症候群　127, 128

H

hamate　42-46, 49, 50, 59, 60, 62
　fractures of the ――　142
head of humerus　12
head of radius　23, 30, 31, 36
hemangioma　179
hibernoma　167
HLA-B27　194
hook of hamate　46, 47, 49, 50
horseshoe abscess　201
humeroradial joint　30, 31, 36, 37
humeroulnar joint　30, 31, 34, 35
humerus　37
hypothenar space　199

I

infiltrating lipoma　166
infraspinatus muscle　4, 12, 13
intercalated segment　137
interosseous muscle　59
intersection syndrome　221
IP 関節 (interphalangeal joint)
　188
isotropic MRI　155
ISSVA 分類　179

K

Kienböck 病　213
　病期分類　214

L

lateral collateral ligament　24, 25, 30, 31
lateral epicondyle　25, 26, 31, 37
lateral slip　58, 65, 66
lateral supracondylar ridge　16, 27, 31, 37
latissimus dorsi muscle　2, 13, 14
lesser arc injury　144
lesser tubercle　12
Lichtman 分類　214
ligmentum subcruetum　148
lipoleiomyoma　167
lipoma　166
Lister 結節　52
lumbrical muscle　8, 57
lunate　40, 45, 46, 49-51, 59, 60, 62
lunate dislocation　144
lunotriquetral ligament　45, 46

M

macrodystrophia lipomatosa　178
magic angle effect　70, 150
marginal erosion　189
medial collateral ligament　24, 30, 31, 33
medial epicondyle　25, 26, 31, 33, 34
medial supracondylar ridge　16, 27, 33, 34
median cephalic vein　22-26
median nerve　13-28, 39-43, 52, 55, 56
middle phalanx　65, 66
midpalmar spacc　199
Monteggia 骨折　120
MPR(multiplanar reformation reconstruction)　132
MP 関節(metacarpophalangeal joint)　188
MRI 検査法　69
MRI 撮像シーケンス　71
MRI 撮像プロトコール　77
MRI 撮像法　72
　手関節　74

手指　74
上腕　72
前腕　72
肘関節　72
mucous cyst　206
musculocutaneous nerve　14
myelolipoma　167
myxolipoma　167

N

nail bed　66
nail plate　66
neck of radius　23, 30, 36
neck of scapula　12
neurofibroma　164
　diffuse type —— 164
　localized type —— 164
　plexiform type —— 164
neurofibromatosis type 1(NF-1)　164
neurogenic tumor　164
neurovascular bundle　58
nodular fasciitis　172
　cellular type —— 172
　fibrous type —— 172
　myxoid type —— 172

O

oblique cord　30
olecranon　17, 23-26, 32, 34, 35
olecranon fossa　16, 26, 34, 35
OMERACT(the Outcome Measures in Rheumatoid Arthritis Clinical Trials)　190
opponens digiti minimi muscle　6, 48, 49, 56, 57, 60, 61
opponens pollicis muscle　6, 43, 47, 52-54, 56, 60, 63, 64
Osborne バンド　115
osteoarthritis　206
osteolipoma　167
oval ring concept　210
overhanging edge　176
overuse　104, 108

P

palmar interosseous muscle　8
palmaris longus muscle　6
palmaris longus tendon　39-43, 52, 55, 56
Palmer 分類　150
Parona 腔　199
pectoralis major muscle　2, 12, 13
pectoralis minor muscle　2, 12, 13
periarticular osteoporosis　189
perilunate dislocation　144
Phemister's triad　203
pigmented villonodular synovitis (PVNS)　174
PIP 関節(proximal interphalangeal joint)　188
pisiform　41, 42, 46-49, 55, 60, 61
pisohamate ligament　48
pleomorphic lipoma　167
posterior bundle　80
posterior interosseous nerve palsy　120
pronator quadratus muscle　6, 21, 39, 46, 49, 50-52
pronator teres muscle　6, 17, 18, 22-26, 29, 30, 33, 34
proximal phalanx　65
proximal radioulnar joint　30, 31
PRP 療法　97
pseudomeningocele　159
pseudopneuroma　124
psoriatic arthritis　194
pulley　194
pyogenic infection　199

Q・R

quadrate ligament　30, 31

radial artery　17-22, 40, 46, 47
radial vein　40
radial bursa　199
radial collateral ligament　59, 67
radial head　17
radial nerve　14-16, 26-30
　deep branch of —— 17, 18,

22-25, 29, 30
superficial branch of —— 17,
18, 22-25
radial notch   22, 24, 31
radial tuberosity   30
radial vein   17-22
radioulnar ligament   45, 46
radius   22, 23, 39-41, 44-46,
50-55, 59, 62, 63
rheumatoid arthritis   188
rhomboid muscle   4
ring sign   212
RS3PE 症候群   196

S

sausage digit   194
scaphoid   41, 42, 45-47, 51-53,
55, 59, 60, 62, 63
fractures of the —— 138
scapholunate ligament   45, 46,
208
scapula   12
schwannoma   164
seagull sign   206
second distal phalanx   63
second metacarpal   43-45,
52-54, 56, 59, 60, 63
second middle phalanx   63
second proximal phalanx   63
serratus anterior muscle   2
shaft of humerus   14, 16, 31, 35,
36
skier's thumb   156
SLAC(Scapholunate advanced
collapse)   211
space of Poirier   137, 144
spaghetti string   178
spilled tea cup sign   144
spinator muscle   6, 17-19, 22, 23,
29-31, 35-37
spindle-cell lipoma   167
spine of scapula   12
Stener 損傷   156

subscapularis muscle   2, 12, 13
subscapularis tendon   12
sulcus nervi ulnaris   33
suprascapular nerve   12
supraspinatus muscle   4, 12
supraspinatus tendon   12
susceptibility   174

T

tear drop sign   117
tennis elbow   101
tenosynovitis   221
teres major muscle   2, 13
teres minor muscle   4, 13
terminal extensor tendon   66
Terry Thomas sign   212
TFCC(triangular fibrocartilage
complex)   49, 148
thenar space   199
third metacarpal   43-45, 51, 52,
56, 59, 62
third middle phalanx   62, 63
third proximal phalanx   62, 63
Tinel 徴候   115
TNF-α(tumor necrosis factor-
α)   187
tram-track enhancement   203
transphyseal spread   203
transverse bundle   80
trapezium   42, 43, 45-47, 53, 54,
60, 63
trapezius muscle   2
trapezoid   42, 44-46, 52, 53, 59,
60, 63
triangular fibrocartilage   45, 148
triceps brachii muscle   4, 26-28,
32-35
lateral head of —— 13-16,
27, 28, 32, 35-37
long head of —— 12,
13-16, 27, 28, 31, 32, 34
medial(deep) head of ——
13-16, 27, 28, 31, 32, 34-36

triceps brachii tendon   26-28,
32, 34, 35
triquetrum   41, 42, 44-46, 48, 49,
55, 59-61
fractures of the —— 142
trochlea   24, 25, 30, 34, 35
trochlear notch   34, 35
tuberculous infection   203

U

ulna   20, 22, 23, 39, 44-46, 48, 49,
55, 59, 61
ulnar abutment syndrome   217
ulnar artery   17-22, 29, 35,
41-43, 47, 55
ulnar bursa   199
ulnar collateral ligament   59, 67
ulnar impaction syndrome   217
ulnar nerve   14-28, 39-43, 55
ulnar styloid process   40, 45, 61
ulnar tuberosity   22, 35
ulnar variance   150
ulnar vein   17-22, 29, 35, 41-43,
47, 55
ulnotriquetral ligament   46

V・Z

valgus stress   87
vascular leiomyoma   170
vascular malformation   179
vascular tumor   179
volar intercalated segment
instability(VISI)   210
volar interosseous muscle   56,
57, 60-63
volar plate   67
volar radioulnar ligament   46
volume rendering(VR)   132
vulnerable zone   144

Z 変形   190

上肢の画像診断　　　　　定価：本体 7,000 円＋税

2017 年 4 月 11 日発行　第 1 版第 1 刷 ©

著　者　岡本嘉一・橘川　薫

発行者　株式会社 メディカル・サイエンス・インターナショナル
　　　　代表取締役　金子　浩平
　　　　東京都文京区本郷 1-28-36
　　　　郵便番号 113-0033　電話(03)5804-6050

　　　　印刷：横山印刷
　　　　表紙装丁：公和図書デザイン室／本文デザイン：トライアンス

ISBN 978-4-89592-870-0　C3047

本書の複製権・翻訳権・上映権・譲渡権・公衆送信権(送信可能化権を含む)
は(株)メディカル・サイエンス・インターナショナルが保有します.
本書を無断で複製する行為(複写, スキャン, デジタルデータ化など)は,「私
的使用のための複製」など著作権法上の限られた例外を除き禁じられていま
す. 大学, 病院, 診療所, 企業などにおいて, 業務上使用する目的(診療, 研
究活動を含む)で上記の行為を行うことは, その使用範囲が内部的であっても,
私的使用には該当せず, 違法です. また私的使用に該当する場合であっても,
代行業者等の第三者に依頼して上記の行為を行うことは違法となります.

JCOPY　〈(社)出版者著作権管理機構 委託出版物〉
本書の無断複写は著作権法上での例外を除き禁じられています.
複写される場合は, そのつど事前に, (社)出版者著作権管理機構
(電話 03-3513-6969, FAX 03-3513-6979, info@jcopy.or.jp)の
許諾を得てください.